역사를 바꾼 질병과 치료

재미있는 병(病)과 약(藥) 이야기

아오키 쿠니오 지음 / 최인봉 옮김

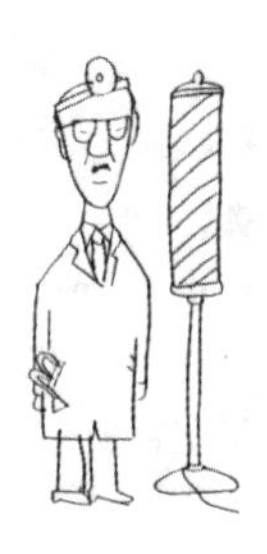

역사를 바꾼 질병과 치료

재미있는 병(病)과 약(藥) 이야기

초판 1쇄 인쇄 · 2001년 10월 20일
초판 1쇄 발행 · 2001년 10월 31일
저자 · 青木國雄 / 역자 · 崔仁鳳
발행인 · 許 萬 逸
발행처 · 華山文化
주소 · 서울 종로구 통인동 6, 효자상가 Apt 201호
전화 02) 736-7411~2 팩스 02) 736-7413
등록 · 제 2-1880 호(1994, 12,18)
ISBN 89 - 86277 - 43 - 3 03510
※ 잘못된 책은 바꾸어 드립니다

역사를 바꾼 질병과 치료

재미있는 병(病)과 약(藥) 이야기

아오키 쿠니오 지음 / 최인봉 옮김

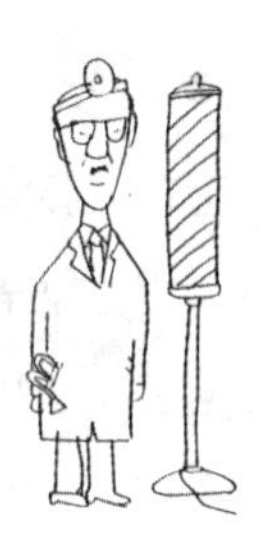

華山文化

■ 머리말

의과대학을 다니던 학생 시절, 논리 정연한 차가운 강의보다도 따뜻한 인간미 넘치는 의술과 치료에 관한 역사적 일화가 학생들에게 더 깊은 인상과 감동을 주어 그들의 일생과 방향을 결정하는 데 중요한 길잡이가 된 적이 있다.

요즘은 장수시대(長壽時代)가 되어 생(生)과 사(死)의 문제가 중요한 인생 문제가 되었다. 어느날 메이호꾸 노동기준협회(名北勞動基準協會)의 아까스카 구니오(赤塚邦夫) 이사장으로부터 "세계적으로 훌륭한 명사(名士)들이 어떤 질병으로 시달렸으며 어떻게 최후를 맞았는가?" 하는 것을 안다면 매우 유익한 자료가 될 터이니 글을 써달라는 부탁을 받았다. 많은 의료 관계자들과 접촉하며 예방의료(豫防醫療)를 지원하고 있는 존경하는 분의 요청이고, 그 기관지에 실겠다는데 대한 고마운 생각도 들어 동·서양의 의학 자료를 수집, 조사하여 쓰기 시작하였다.

세계적 유명 인사의 사인(死因)만을 늘어 놓아서는 재미가 없기에 의학외적(醫學外的)인 인간의 모습을 그려 보면 어떨까 하는 생각을 하였다. 요즘의 젊은이들에게 옛날의 남기고 싶은 이야기를 해줘야 하는 차례가 나에게 온 것 같기도 하였다. 심각한 이야기는 빼고 흥미 깊은 것만 골라도 약 1년을 버틸 수 있을 것 같았다.

질병(疾病), 의학(醫學), 의료(醫療)의 역사는 곧 인간의 역사 그 자체이기 때문이다. 옛날에는 참으로 수많은 사람들이 병 때문에 젊은 나이에 죽었다. 잘 갖춰지지 않은 엉성한 의료 시설이었지만 그 덕분에 살아난 사람도 있어 그 당시의 이야기가 오늘날 기적처럼 전해 내려온다. 그러나 한편 대부분의 사람들은 치료법이나 약이 없어서 죽어갔는데 아무

효력 없는 의학, 의료에 대한 원망과 한탄의 소리가 높았다. 각 시대마다 새로운 질병이 나타나 당시의 의술로는 도저히 고칠 수 없는 것이 많았으며, 그나마 대책도 '사후약방문' 격이었다. 하지만 그런 시절에도 명의(名醫)는 있어 참으로 기적 같은 일도 많았다.

그런 분은 오늘날에도 절실하게 요구된다. 옛날에는 전문 의사만이 아니고 민간 요법(民間療法) 치료도 큰 역할을 하였다. 그런 이야기들도 찾아 모으다 보니, 병아 았을 때는 반드시 치료약이 있었으며, 세상의 병과 치료에는 또 환자의 운(運)도 따른다는 것을 알았다. 같은 의약 이야기도 전해 주는 사람에 따라 조금씩 차이가 나는 것에 놀랐다. 어쨌든 진실은 이야기 속에 있겠지만 그것을 글로 써 놓으면 보다 더 사람의 마음에 호소하게 된다는 것을 알았다. 옛날 의술과 수명과 건강에 관한 재미있는 이야기를 일단 문헌으로 다시 조사하고 가장 재미 있는 것을 고르고 깜짝 놀랄 에피소드가 있으면 같이 수록하였다. 그러나 전체적으로 옛날 이야기식으로 재미있게 정리해 보려고 노력하였다.

친구가 내가 수집, 조사한 이야기 하나하나에 대한 문헌을 발표하라고 해서 문헌 복사를 시작했더니 산더미처럼 쌓이고 배보다 배꼽이 더 커지는 바람에 그만 두었다. 어차피 이 글은 새로운 백신을 발명한 의학 논문이 아니다. 또 의학 역사를 창조하는 것도 아니다. 이 책의 원 제목을 보면 이 책의 목적을 알 수 있다.

1년만 쓰기를 했는데 8년을 썼고, 소화(昭和)시대가 끝나고 평성(平成)시대로 들어 와서야 연재가 끝났다. 끝으로 유머 넘치는 그림을 그려준 나까오 다다아키(中尾忠明)선생에게도 깊은 감사를 드리며 나고야(名古屋)대학 출판부의 여러분들, 특히 이나가끼 미찌꼬(稻垣美智子)선생께도 깊은 감사를 드린다.

아오끼 쿠니오

■ 차 례

1 진찰법의 발달과 의술의 역사

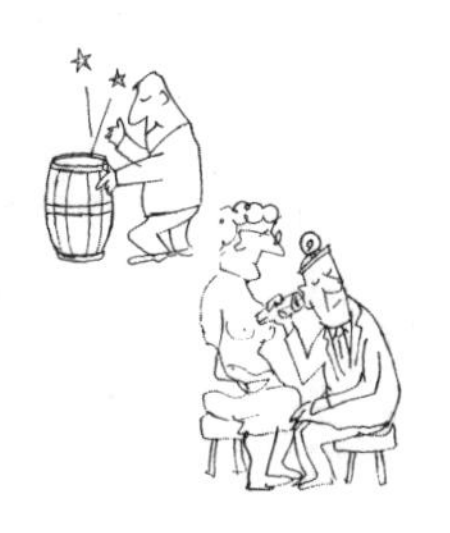

이발소의 상징 삼색(三色) 간판의 유래

암브로아즈 파레는 16세기 프랑스의 이름 높은 외과 의사였다. 그는 터진 혈관(血管)을 바늘과 실로 구멍난 양말 꿰매듯이 꿰매어 출혈 방지와 상처를 아물게 하는 근대적 치료법을 확립해서 더 유명하다. 그가 이 치료법을 쓰기 전까지 혈관이 터져 피가 흐르는 환부는 불에 달군 인두로 지져 치료를 했다.

환자의 고통은 이만저만이 아니었다. 피가 흐르는 상처 부위와 그 주변의 피부는 모두 시뻘겋게 엉겨 붙었다. 어느날 구멍 가게를 하는 사람이 넘어져 관자놀이를 크게 다쳐 외과 의사를 찾았는데 의사는 불인두로 지저 주었다. 관자놀이는 급소라 유난히 아픈 곳인데 거기를 불인두로 지졌으니 얼마나 아팠겠는가? 하지만 죽을 힘을 다해 참고 집에 돌아왔으나 또 피가 흐르는 것이 아닌가. 그래서 또 가서 지졌다. 불에 달군 인두 치료는 작은 출혈에는 소독(消毒)과 화농(化膿) 방지를 겸해서 효과가 있었지만 그러나 피가 많이 흐르는 상처에는 효력이 없었다. 구멍가게 주인의 관자놀이에서는 피가 계속 흘렀으며 가족들의 걱정이 이만저만이 아니었다.

그러던 중 암브로아즈 파레가 피 흐르는 혈관이나 상처를 구멍난 양말 꿰매듯이 잘 꿰맨다는 소식을 듣고 찾아왔다. 파레가 바늘과 실로 능숙하게 상처 부위를 꿰매주니까 신기하게도 흐르던 피가 딱 멎었다. 구멍가게 주인과 그 아내의 기쁨은 말할 수 없었다. 하지만 그가 직접 이 방법을 발명해낸 것은 아니었다. 파레는 군의관으로 몇 차례의 전쟁에서 부상병을 치료했는데, 그도 부상병들의 곪은 상처를 불인두로 지저 주었다. 병사들은 비명을 질렀으나 지혈(止血)이 잘 안 되어 죽어 갔다. 병사들의 저 고통을 좀 덜어줄 수는 없을까? 또 살려내는 방법은 없을까? 파레는 밤낮 그 생각만 하고 있었다.

그러던 어느날, 유명한 가레노스가 쓴 치료법 책을 읽다가 출혈이 심한 혈관은 심장이나 간장에 가까운 쪽에서 굵은 혈관 부위를 실로 묶어야 된다는 것을 알았다. 그는 그대로 해 보았다. 다행히 그가 임상 실험을 해볼 수 있는 부상병들은 차례를 기다리고 있었다. 큰 수술을 한 병사의 혈관에서 흐르던 피도 바늘과 실로 꿰매주면 흐르던 피가 기적처럼 딱 멎었다. 파레는 자신을 얻었다. 그러나 그 당시 권위를 자랑하던 프랑스의 의사들은 파레의 이 같은 혈관 결찰법(結紮法)을 인정하지 않았으며 사람 백정 같은 수작하지 말라는 비난과 함께 의사연합회에서 제명하겠다는 바람에 환자가 피를 흘리면서 찾아와도 더 이상 이 치료 방법을 쓰지 못하고 있었다.

옛날부터 이발소에서 외과 치료를 했다는 기록은 로마나 이집트에서도 볼 수 있었다. 기원전 5세기 경에는 이발소에서 이빨도 빼고 치료도 해주었다고 한다. 중세(中世)에 들어와서는 죽은 피를 빼는 사혈법(瀉血法)이 만능 치료법으로 유행하여 매우 바빴다고 한다.

르네상스 시대로 접어들면서 의학은 히포크라테스(기원전 460~377경, 과학적 의학법을 확립한 그리스 의학자)로 돌아가자는 운동이 일어나, 의학에서 라틴 어가 중요시되어 라틴 어를 못하는 사람은 일반 이발소 의사가 되었고, 라틴어로 논문을 써서 합격을 하면 한 단계 위인 외과의사가 되어 구별되어졌다.

당시에는 이 두 부류의 의사들 간에 옥신각신 다툼도 많았다고 한다. 그들은 따로따로 단체를 만들어 뭉쳤다가 헤어지기도 하던 역사가 남아 있다. 그러나 두 단체 모두 내과 의사보다는 한 단계 아래였다. 그래서 내과 의사를 정말 의사라고 했다. 프랑스에서는 1500년대 후반에 그런 의정 제도의 검토가 시작되었으며, 영국 런던에서는 1700년대에 와서 겨우 외과 의사도 내과 의사와 같은 자격을 얻게 되었다.

젊은 시절의 파레는 어떤 의사 밑에서 조수 노릇을 하다가 파리 대학에서 공부한 뒤 이발소 의사가 되었다. 파레는 젊어서부터 재주가 뛰어나 화농(化膿)은 상처로 병균이 처들어가기 때문이라고 생각해 예방을 해보기도 하고 부상병의 상처에는 덮어 놓고 자극성이 강한 뜨거운 기름 고약을 발라 주던 것을 그만두고 계란 노른 자위와 장미 기름과 부드러운 약을 섞어 만들어 발라주어 고통없이 염증을 치료해 주기도 했다.

40세가 지나면서 부터는 라틴 어로 논문을 써서 시험에 합격하여 새로 생긴 왕립 외과전문학교 교수가 되었다. 그의 치료실 앞에는 빨간색과 하얀색의 줄무늬가 새겨진 기둥이 서 있었으며 언제나 환자로 가득했다. 빨간색은 동맥이고 하얀색은 붕대를 나타내는 것이었다. 암브로아즈 파레는 많은 연구 발표와 업적을 남겼으며 주위로부터 또 존경을 받았다. 그의 자식들이 아버지 보다 먼저 죽었을 정도로 그는 오래 살았으며, 80세를 넘긴 해 겨울 조용히 세상을 떠났다.

그후 크리스마스 이브에 어떤 남자가 딸을 데리고 치료를 받으러 찾아왔다. 그 남자가 병원문을 두드리자 하녀가 문틈으로 얼굴만 내밀고 ,

"선생님은 나흘전에 돌아가셨어요"

그 말을 듣는 순간 그 남자는,

"아! 파레 선생님!"

하면서 주저앉아 흐느꼈다는 기록이 남아 있다.

이발소 의사의 상징인 적(赤), 청(青), 백(白)의 삼색(三色) 기둥은 지금도 이발소 앞에서 돌아간다. 이전에는 적(赤)과 백(白)의 이색(二色)였는데 지금은 청색이 들어가 삼색이다. 청은 정맥(靜脈)을 나타낸다. 동맥을 나타내는 빨간색과 정맥을 뜻하는 푸른색과 정결한 붕대를 나타내는 흰색의 사선(斜線)이 요즈음도 돌아가는 것을 보노라면 의술의 역사와 함께 인간 세상의 변화무쌍함을 보는 듯하다.

여자의 젖가슴도 똑똑 두들긴 술통 진단법

의사가 환자를 진찰할 때 가슴을 똑똑똑 두드리기 시작한 지도 꽤 오래 전 일이다. 그 타진법을 생각해 낸 사람이 빈의 아우겐부르겔이였다. 나라가 번영하면 그 나라의 문화 수준과 다른 모든 수준도 따라 올라간다. 18세기 후반 빈은 유명한 마리아 테레사 여제(女帝)의 치하에 있었기에 유럽 문화의 정상을 누렸다. 따라서 의학 분야도 크게 발전하였다. 유명한 의사들을 불러 세계 최고 수준의 의학교를 세웠는데 그 창설자는 폰 스위튼. 그는 마리아 테레사의 불임증을 고쳐준 인연 때문이었다.

아우겐부르겔은 폰 스위톤이 창설한 의학교를 졸업하고 성 삼위일체(聖 三位一體) 병원의 의사가 되어 환자들의 신임을 받았다. 그 당시 의학교에서는 환자가 죽으면 직접 시체 해부를 하여 병소(病巢)가 어느 부위에 있고, 어떤 상태인가를 학생들에게 실제로 보여주며 가르쳤다. 환자가 살아있을 때는 들여다보지 못했던 복부질환(腹部疾患)도 시체를 해부하여 종양의 상태와 복수(腹水)의 양과 상태를 확인시켜 주었다. 그러나 가슴 속의 질병은 갈비뼈가 가리고 있어서 생전에는알 수가 없기 때문에 기침이나 가래, 천식 등 호흡기 질환의 원인은 죽은 뒤에도 의견이 분분하였다.

아우겐부르겔은 건강한 사람의 가슴을 두드리면 상쾌하고 가볍고 맑은 소리가 나지만 병든 사람의 가슴을 두드리면 무겁고 둔탁한 소리가 난다는 것을 알았다. 시체를 해부할 때 그것을 확인하였다. 흉곽 속에 침출액이 있으면 소리가 다르고, 피가 고여 있어도 틀리며, 폐(肺)에 염증이 생겨 공기가 없는 곳을 두드리면 금이 간 도자기 두드리는 소리가 나는 것을 확인한 것이다.

이런 소리들을 시체 해부 소견과 함께 분석한 끝에 1761년 새로운 논문을 발표하였는데 그것이 「인체흉부(人體胸部) 타진(打診)에 의한 내부질환(內部疾患) 검색을 위한 새로운 발견」이었다. 아우겐부르겔은 빈의 남쪽에 있는 그리아츠의 작은 마을에서 여인숙집 아들로 태어났다. 아버지는 매일같이 술통 속에 술이 얼마나 남아 있는가를 알기 위하여 술통을 두들겼다. 술이 많을 때와 적을 때는 소리가 달랐다. 어머니는 음악을 좋아했고, 그도 풀릇을 잘 불었으며 작곡도 잘 했다.

「굴뚝 청소부」라는 오페라도 만들어 여왕한테 바친 일도 있다. 이와 같은 유년기의 체험과 정확한 음정 훈련이 소리에 의한 진찰법을 터득해 낸 것이다. 그러나 점잖은 귀족이나 귀부인들은 자기들의 가슴을 열어 제치고 의사에게 마음대로 두드리라고 내맡기지 않았다. 그때까지만 해도,그의 타진법은 별로 관심을 끌지 못했다. 그러나 그는 많은 사람들이 그를 좋아하고 또 사랑을 받으며 행복한 생활을 하다가 81세에 죽었다.

그 뒤를 이은 사람이 콜비잘이다. 콜비잘은 프랑스의 의사였는데 빈대학의 스토르 교수로부터 타진법을 배웠고, 파리에서 개업, 진찰할 때 환자들의 가슴을 두들겼다. 마침 그때 나폴레옹 황제가 병에 걸렸다. 처음에는 감기에 걸린 것 같았는데 잘 낫지를 않았는데 끝내는 내공성 개선(內攻性 疥癬)이라는 진단이 내려졌다. 이른바 난치병이다. 여러 가지로 약을 썼으나 차도가 없어 고민할 때 측근의 권유로 가슴을 두드리는 콜비잘을 찾았다. 콜비잘은 떨리는 손으로 황제의 가슴을 여기저기 두들졌다. 드디어 그는 황제의 흉부 건강 상태를 알아냈다. 나폴레옹 황제의 가슴 속으로부터 깨진 항아리를 두드리는 소리가 났던 것이다.

그는 생각했다. 이건 내공성 개선(內攻性 疥癬)이 아니라 폐병이다. 그때부터 나폴레옹은 콜비잘이 처방해 주는 약을 먹었다. 그랬더니 상태가 훨씬 좋아졌다. 나폴레옹은 그에게,

"콜비잘! 그대는 나의 주치의가 되라!"

황제의 주치의가 되고 나서 그는 귀족 환자의 가슴을 많이 두드려보게 되었다. 그것은 곧 유행이 되어 소위 술통 타진법은 전세계로 퍼져 나갔다. 이 타진법은 흉막염(胸膜炎) 등의 진단에는 꼭 필요한 것이었다. 흉막염은 가슴 속에 물이 고여 폐를 압박하므로 호흡 곤란과 심부전증을 일으킨다. 그래서 옛날부터 갈비뼈 사이로 구멍을 뚫어 바늘을 꽂고 물을 뺐다. 그런데 문제는 소독이 안 된 바늘이 병균을 옮겨 가슴 속으로 병마가 들어가 환자를 죽게 만들고 물을 뺀 뒤에는 흉압(胸壓)이 급변하여 충혈이나 흉통(胸痛)이 심해지기도 하였다.

아이찌(愛知)의학교 교유(敎諭)이며 내과부장(內科部長)이던 가와하라 히로시(川原汎)는 189 1년 반복되는 가슴 속의 물빼기에 시달리던 환자 가슴 속으로 소독한 공기를 넣어 주었다. 그랬더니 환자의 고통이 줄어들고 숨이 차던 것도 없어지고 부작용도 사라졌다.

그와 같은 치료를 30번 이상 실시한 끝에 공기는 소독하지 않아도 된다는 것과 결핵의 증세도 가벼워지는 것을 알아 냈다. 이 치료법은 포라니니가 인공기흉술(人工氣胸術)을 발표한 것보다 빠르고 획기적인 것이었다.

공기입천흉술(空氣入穿胸術)은 독일 의학지에 실려 주목받았으나 아깝게도 동경대학에서는 학위 논문으로 인정하지 않았다. 가와하라(川原汎)는 동경대학에서 벨츠 교수한테 배웠고, 영어, 독일어, 프랑스어의 3

개 국어에 능했으며 지식이 해박하였다고 전한다. 난치병 환자를 새로운 서구의 신지식(新知識)을 구사하여 고쳐준 것도 한 두 번이 아니었다고 초기 의학자들은 전한다. 위생학, 정신병 의학 관련 책도 많이 펴냈다. 그러나 그는 지병인 폐결핵 때문에 나고야의 교외에서 개업, 몸이 나쁠 때는 3층 꼭대기 방에서 한자가 넘는 큰 도미를 요리해서 먹고 대기안정요법(大氣安靜療法)을 취했다.그 덕분에 그는 병약하면서도 환갑을 넘겼다.

대정(大正) 8년 감기에 걸려 누어 있을 때 사랑하는 딸이 죽었다는 소식을 듣고 낙담했는지 그는 갑자기 죽었다. 나고야의 외과 의학계의 큰 별이 떨어진 것이다.

성추행 혐의로 곤욕을 치룬 의사가 발명해 낸 청진기

파리 넷켈병원의 란넥크 원장은 당시는 포동포동하게 살이 찐 젊은 귀부인들의 심장병을 진찰하는 데 많은 애를 먹었다. 아무리 두들겨도 가슴의 두꺼운 지방층 때문에 상태를 알 수가 없었다. 한 번은 건강하고 미인인 젊은 귀부인의 젖가슴을 손으로 두들기고 귀를 갖다대어 보고 하다가 그 여자의 남편한테 혼이 난 적도 있다. 이 술통 타진법을 모르는 남편은 란넥크가 아내를 성추행이라도 하는 줄 알았던 것이다. 아내를 끌고 집으로 돌아간 남편은 아내를 윽박질렀다.

"당신! 그 의사를 좋아 하지?"

"미친 소리하지 말아요."

"그럼 왜 그놈이 당신 젖가슴을 만지게 가만 놔뒀소?"

"심장병 진찰은 모두 그렇게 하는 거래! 그래서 가만 있었지."

"그 놈을 내가 죽여 버릴 거야. 지금 당장 가서."

남편이 밖으로 뛰쳐 나갔다. 이와 같이 란넥크의 가슴 타진법은 특히 여성 환자들에게 많은 문제를 일으켰다.

한 번은 젖가슴이 풍만한 귀부인이 와서 큰 가슴을 내밀었다. 란넥크는 다소 위축된 기분으로 키 큰 부인의 앞가슴을 똑똑똑 조심스럽게 여기저기 두들겼다.

그러자 그 부인이 말했다.

"아니 그렇게 조심스럽게 두들겨서 가슴 속을 알 수 있겠어요?"

깜짝 놀란 란넥크는 그때부터 용기를 내어 쾅쾅 쳤다. 그러자 그 부인이 웃으면서 이제는,

"이렇게 막 치니까 욕을 얻어 먹지, 쳇!"

이러지도 저러지도 못하는 란넥크는 자기를 내려다보는 부인 앞에서 기가 죽었다. 그때 그 부인은 얇은 팸플릿을 손에 쥐고 있었다. 순간, 란넥크는 그것을 받아쥐고 둘둘 말아서 한쪽은 부인의 젖가슴에 깊이 대고 다른 한쪽은 자기 귀에 갖다 대었다. 이게 웬 일인가, 가슴 속에서 탁한 물이 흘러가는 소리가 들리는 것이 아닌가? 하도 신기해서 다음에는 건강하고 예쁜 처녀 가슴에 대니까 맑은 시냇물이 흘러가는 소리가 들리는 것이 아닌가?

그때 그는 공원에서 아이들이 전화놀이를 하면서 한쪽 줄을 귀에 대고 말하는 것을 보았던 생각이 났다.

그때부터 란넥크는 자기가 생각한 것을 만들기 시작했다. 여러번 실패한 끝에 나무를 얇게 깎아서 청진기를 만들어 내는데 성공하였다. 이론과 실습과 경험을 종합하여 새로운 진찰법이 완성한 것이다. 그리고 동

료들과 학생들의 의견도 들어 1819년 9백 쪽짜리의 명저 『간접청진법(間接聽診法)』을 출간하기에 이르렀다. 간접이라 한 것은 그런 진단법이 고대 그리스 시대에 있었기에 경의의 표시였다. 당시로서는 그의 학문적 정확성이 청진기에 의한 진찰법의 성과를 한 층 더 높이면서 빨리 퍼져 나갔다. 청진기가 오늘날까지도 의사의 상징으로 생각하고 있는 것은 그의 공이 크다.

란넥크의 부모는 일찍 죽었다. 그래서 그는 가난하고 힘들게 자랐다. 어머니한테서 물려 받은 폐결핵 때문에 여러 번 고열에 시달리고 가슴이 아파 죽을 뻔했다. 파리에서 콜비잘 교수의 문하생으로 두각을 나타냈고 내과 진단에서 많은 업적을 남겼다. 청진기를 개발해 정확한 진찰과 치료를 함으로써 더욱 유명해졌으며, 파리대학 교수가 되었고 샤를르 10세 황제의 딸의 주치의가 되었다. 그의 진찰은 실증적인 명진(名診)으로 많은 제자들이 임상 교육을 받는 그림이 지금도 남아 있을 정도다. 그는 음악적 재능도 풍부해서 바이올린도 잘 켰고 플룻도 잘 불었다. 하지만 어려서부터 폐결핵에 시달려 유명해진 뒤에는 자주 요양하며 쉬어야 했다.

그 당시의 파리에는 폐결핵이 많았는데 유독 볼다뉴 지방에만 폐결핵 환자가 적은 것을 알고 고원 지대의 풍토가 결핵 요양하는데 좋다는 것을 알고 별장을 빌려 요양했다. 청진법을 발표하고 난 7년 뒤 란넥크는,

"이렇게 비참한 고통을 다른 사람들한테 주고 싶지 않다."

는 말을 남기고 죽었다. 그때 그의 나이 45세였다.

독일 의사 시볼트가 네델랜드 사람으로 변장하고 일본 나가사끼에 들어간 것은 1823년이었다. 시볼트는 의사였지만 청진기가 없었다. 청진기를 일본에 처음 갖고 온 것은 네델란드 의사 모니크였다. 그때 모니크는 란넥크가 만든 청진기를 가지고와서 일본에 퍼트렸다. 통역으로 일하던

시나가와 우메무라(品川梅村)가 청진기를 보고 너무 신기하여 자기도 만들어 보았다. 옛날 전화통같은 것을 두 개 만들어 줄로 이었다. 처음에 이를 청흉기(聽胸器) 또는 청관(聽管)이라 했으며 스테타스코프(Stethoscope)라고 불렀었다.

스기다 겐바꾸(杉田玄白)의 자손인 세이꾜(成卿)는 그 모조품을 얻어 3년 뒤에 『청진기사용법약설(聽診器使用法略說)』이란 책을 그럴듯하게 출판하여 그 필요성을 주장하였다. 그 책 속에 있는 청진기 그림을 보면 시나가와가 모조했다는 원도(原圖)와는 약간 달라 트라우베꼴에 가깝다. 길이는 약 30㎝, 구멍 직경 약 1㎝, 가슴에 대는 부분은 약 3㎝, 귀에 대는 곳은 약 5㎝ 정도였다. 모조품을 몇 개 만들었던 것 같다.

청진기가 보급되는 데는 많은 시간이 걸렸다. 1857년 아오끼(青木周弼)가 번역한 『찰병색감(察病色鑑)』에는 청진법에 관한 글이 겨우 몇 줄 뿐이다. 메이지 시대로 들어와서는 의료 기계상이 청진기를 만들었다. 오가다(緒方洪庵)는 타진기(打診器)와 청진기가 함께 들어가 있는 케이스를 소장하고 있으며 그 두 가지는 함께 사용되는 것임을 가르치고 있다. 메이지 초기의 교까(狂歌, 익살스런 단가)에 매우 재미있는 내용이 있다.

'청신기를 거꾸로 쥐면 2백원! 똑바로 쥐면 단돈 8원!' 청진기를 쓸 줄 모르는 원로 의사들은 치료비가 비싸고 신식 교육을 받아서 청진기를 잘 쓰는 젊은 의사들은 치료비가 싸다는 것을 꼬집은 것이다.

요즘에는 청진기를 잘 안 쓴다. 그 대신 초음파 진단법이 등장하였다. 150년 동안 의사의 상징으로 또는 의사의 권위를 자랑하며 의사들의 가운 위에서 빛나던 청진기도 이제는 그 권위를 잃고 말았다. 변화가 심한 인간 세상이라고 하지만 청진기는 환자와 의사를 이어주던 매개체였으며, 또 환자의 정신적 위안의 상징이기도 하였다.

나병 환자를 격리시킨 수도원의 호스피스

문둥병〔癩病〕 환자는 3천년 전 구약 성경에 나오는 모세 시대에도 격리시켰다. 문둥병은 본래 열대 지방 사막 민족에게 많았으나 중세(中世)로 들어오면서 유럽 각지로 무섭게 퍼져 사람들을 공포의 도가니 속으로 몰아 넣었다.

전염이 그다지 빠르지는 않지만 일단 걸리면 온몸이 차례로 문드러져 내린다. 사람이 겪는 가장 무서운 병으로 옛날부터 '신의 저주', 또는 '천벌〔天刑〕'이라고 불렀다. 중세 시대의 문둥병 환자는 시민권을 박탈당하고 외딴 곳에 있는 수용소로 끌려 갔다. 가족, 친척도 만나지 못하고 지방에 따라서는 검은 옷을 입게 했으며 모자를 씌우고 가슴에는 하얀 수건을 달게 하였으며 사람이 가까이 오면 딸랑딸랑 종을 울려서 알리게 했다. 또 그마을에 별도로 약간의 공간을 마련, 종교 단체나 가족 친지들이 면담과 옷가지, 식품 등을 주고 갈 수 있도록 하였다.

일본에서는 유럽만큼 차별이 심하지 않았던 것같다. 나병 환자였던 오다니 교부(大谷刑部)는 세끼가하라(關ヶ原) 전투(1600년 9월, 도꾸가와 이에야스가 승리하여 막부를 세우게 됨) 에서 붕대를 감고 싸웠다. 전염병이라기보다도 조상이 저지른 죄의 대가를 후손이 받는 천형병(天刑病)이라고 했다. 이런 무서운 문둥병 환자한테도 헌신적으로 봉사하는 사람들이 있었다. 예수 그리스도가 문둥병을 고치는 기적을 그려놓은 그림도 있고 그 밖의 성 에리자베스나 종교 단체에서 문둥병 환자를 돌보는 모습을 그린 그림도 있다.

일본에서는 고오묘 황후(光明皇后)가 그 아름다운 입술로 문둥병 환자의 고름을 빨아주자 그 환자가 부처가 되어 승천했다는 설화가 있다.

문둥병 환자를 꺼리는 오늘날 꿈같은 이야기다.

환자들을 수용하는 외딴 곳의 합숙소는 호스피데우스라고 했다. 그것이 지금의 병원의 전신이다. 9세기의 수도원에는 외래 환자를 수용하는 시설인 호스피스도 있었다.

일본에서는 성덕태자(聖德太子)가 시약(施藥), 요병(療病), 비전(悲田), 경전(敬田)의 사원(四院)을 창립하였다. 가마꾸라(謙倉)시대의 구와다니(桑谷)수용소에는 20년간 나은 사람이 4만6천8백 명, 죽은 사람이 1만4백50명이라는 기록이 있다. 안토 모모야마(安土桃山)시대에는 기독교 선교사들의 활동이 컸는데 오다 노부나가(織田信長)는 남만사(南蠻寺, 천주교 성당)에 환자 수용소를 만들고 약을 주어 오늘 일본에 서양 의학인 남만(南蠻) 의학의 기초를 이루게 하였다 한다. 요시무네(吉宗)시대에 부활된 요양소는 병상이 117개나 되었다.

근대적인 결핵 요양소는 독일 브레멜이 1854년 게르벨스돌프에 세웠다. 결핵 환자의 시체를 해부하여 환자의 심장이 작아진 것을 알고 심장을 튼튼하게 하여 피가 잘 돌게하면 결핵은 낫는다고 생각하기도 했다. 그래서 결핵 환자를 입원시키기 전에 검사해서 심장이 작으면 안 받았다. 치료법은 환자의 심장을 튼튼히 하기 위하여 매일 등산을 하는 운동요법이 중요한 치료 수단이였다. 의사로서 그 곳에 입원했던 테드 와일러는 이상한 현상을 발견했다.

원장의 지시대로 열심히 산을 끝까지 오르는 사람보다 적당히 공기좋고 시원한 곳에서 드러누워 쉬었다가 오는 사람들이 더 상태가 좋아졌다는 사실을 발견한 것이다. 테드 와일러는 곧 원장에게 말했으나 원장은 들은 척도 안 했다. 퇴원 후 그는 자기 관찰이 정확했다는 것을 증명하려고 요양소를 설립하여 안정 요법을 실시하였더니 환자들에게 친절한 그의 인품도 한몫하여 그 소문은 유럽 전역에 퍼졌다. 한편 고원, 고산 지대는 공기가 맑고 자외선이 풍부하여 환자를 치료하는데 가장 적합한 장소로 알려졌으며 해안 지방도 같은 이유로 요양소가 들어섰다.

그뒤 스트렙트 마이신과 나이드라짓트의 발명은 대기 안정 요법이 결핵 치료에 절대적이 아니라는 것이 알려졌다. 뒷날의 연구로 입원하든 통원하든 치료만 확실히 하면 꼭 같은 효과가 있다는 것이 증명되었다. 결핵 치료 기간도 2년, 3년 하던 것이 6개월로 줄었으며 한때는 일본에 24만 개의 결핵 병상이 거의 다 없어지거나 용도변경 되었다.

그러나 만성적인 질병이나 특수한 의료에는 요양 시설이 여전히 중요하다. 최근에는 병의 치료뿐만 아니라 신체 기능의 회복이나 정신 질환에 대한 대책을 세워야 하므로 현재의 의료 시설보다는 새로운 형식의 의료 시설이나 치료법의 등장이 기대되고 있다.

렌트겐의 X선 발견과 의학 혁명

I

1895년 11월의 추운 날, 독일 막시밀리안 대학 교수 렌트겐은 어두운 실험실로 들어 가다가 깜짝 놀랐다. 한쪽 구석에서 시퍼런 도깨비 불이 비치고 있었기 때문이다. 그래서 얼른 전기 스위치를 뽑았더니 도깨비 불은 사라졌다. 그러나 스위치를 꽂으니까 또 나타났다. 도깨비 불은 실험실에 있는 진공관에서 나왔다. 그 진공관은 두껍고 검은 종이로 덮어 씌웠는데 그 검은 종이를 뚫고 도깨비 불이 나온 것이다. 두꺼운 검은 종이를 어떻게 불빛이 뚫었을까?

렌트겐은 그것이 궁금했다. 그 검은 종이는 백금 바리움을 칠한 것이었다. 그것을 그 광선이 뚫은 것이다.

렌트켄은 원인을 알 수가 없어서 우선 그 광선을 'X선' 이라고 했다. 그리고 연구해 나갔다. 그때까지 모든 광선은 검은 종이를 뚫고 나가는 것이 없었다. 그런데 렌트겐의 실험실에 있는 그것은 쉽게 뚫고 나갔다. 그 마력에 미친 렌트겐은 두 달쯤 연구한 끝에 「새로운 광선 X선에 대하여」 라는 논문을 발표하였는데 X선 촬영도 할 수 있다고 했으며 X선으로 찍은 사진도 내놓았다. 그 사진은 그의 아내의 손이었는데 뼈만 찍혀 있었다. 결혼반지 윤곽도 확실했다. 그 사진이야말로 의학 혁명을 가져온 인류 역사상 최초의 X선 사진이었다.

이 놀라운 뉴스는 빈 신문에 보도되었고, 영국으로 전해졌다. 다음해 1월 13일 런던의 전기 기사 스윈튼이 골절 환자 진단용으로 손을 X선 촬영을 했는데 이것이 영국 최초의 X선 사진이다. 대서양을 건너가 미국에서는 1월 27일에 X선 촬영, 다시 태평양을 건너와 일본에서는 3월에 동경대학에서 X선 사진 촬영을 시도하였다.

그런데 세상 일은 참으로 기묘하다. 미국 필라델피아에서는 독일의 렌트겐보다 무려 5년이나 빠르게 X선 촬영을 끝낸 사람이 있었다. 그의 이름은 구드 스피드 박사, 그 이름대로 그는 빨랐지만 X선의 가치를 몰라 내버려두고 있었다. 만약 그때 구드 스피드 박사가 그 광선을 발표했더라면 그는 큰 부자가 되었고 그 광선은 렌트겐선이 아니라 구드 스피드선이라 불리며 영광의 주인공이 되었을 것이다. 구드 스피드 박사가 가만 있었기 때문에 5년 뒤에 발표한 렌트겐이 모든 영광과 부(富)를 거머쥔 것이다. 이런 일이야말로 콜롬버스의 달걀보다 더 희한한 일이 아닐 수 없다. 사람의 몸 속을 환하게 들여다 본다는 X선 이야기는 세상을 발칵 뒤집어 놓았다.

매스컴과 장사꾼들이 가만 있지 않았다. 별의별 공상과 기대에 찬 신기한 이야기들이 나돌았다. 그 당시 영국에서는 X선이 지나가지 못하는 여자 속옷을 만들었더니 불티나게 팔렸다. 미국 어느 주의회에서는 "여성의 몸을 꿰뚫어 보는 X선 망원경은 절대로 만들어 팔게 해서는 안 된다."는 내용의 결의문이 남아 있다.

그런가 하면 X선을 비추면 털이 빠진다는 소문이 돌아 X선 탈모기를 만든 장사꾼들은 수염난 여성이나 다리나 겨드랑이에 털이 많은 여성들한테 팔았다. 그러나 그 탈모기에는 X선이 많이 들어 있지 않아 털이 안 빠져 사업은 망했다고 한다.

X선은 곧바로 의학 분야에 이용되어 부러진 뼈를 찍고 몸 속에 박혀 있는 총알의 위치나 상태를 찍어내어, 그동안 궁금하던 의학계의 의문을 일시에 해결해 주었다. 그러나 X선 사진을 찍을 때 너무 많은 시간이 걸렸기 때문에 개선책이 시급했다.

미국의 발명왕 에디슨은 X선이 발견되자 곧 바로 자기도 연구에 몰입했다. 수백 가지의 형광 물질 중에서 텅스텐, 칼슘이 가장 X선 사진을 찍는데 좋다는 사실을 알아냈다. 그것을 바른 형광판에 X선 투시 장치를 만들어 뉴욕 박람회에 내놓아 사람들을 놀라게 했다. 에디슨의 형광판 개량으로 촬영 시간은 단축됐으나 그 뒤에도 필름 양쪽에 유제(乳劑)를 바른다든가 형광판을 필름 앞뒤에 놓는다든가 하는 방법을 새로 개발해서 그 사용 범위가 크게 넓어졌고, 필름의 광도(光度)도 매우 높아졌다. 대정(大正)시대에 일본에 들어온 X선 촬영 장치는 한 번 찍으면 반나절 이상이나 구관(球管)을 청소해야 했다.

그러나 폐의 공동(空洞)과 심장(心臟) 그리고 골절상(骨折相)을 눈앞에 환하게 들여다 보게 된 의사들은 이 신기하고 새로운 기계에 놀라워하면서 청진기를 능가하는 위대한 발명이라고 생각하게 되었다. 렌트겐의 논문이 프랑스에 소개되었을 때 과학자면서 정치가이던 포앙 카레는 큰 충격을 받아 형광체에서도 X선 같은 광선이 나오는 것 아니냐고 말했다. 이를 계기로 하여 우라늄 광산에서 방사선이 나오고 있는 것을 알았고 마침내 퀴리 부처가 방사능 현상을 해결하게 된다. 그리고 역청(瀝靑)우라늄 광산이 있는 보헤미아의 요아힘스탈 광산 광부들의 폐암이 방사진(放射塵) 때문인 것을 알아냈다.

광부가 폐암 같은 증세로 많이 죽는다는 말이 나돌기 시작한 뒤로 4백년이 지나서 그 원인이 밝혀진 것이다.

Ⅱ

X선이 발견되었다는 놀라운 소식이 일본에 처음 들어 온 것은 1896년 2월 29일이었으며 그 소식은 『동경의사신지(東京醫師新誌)』에 실려 있었다.

베를린 『임상주보(臨床週報)』가 1월 13일에 발표했는데 그 주보가 배편에 동경까지 오는데 40일이 걸려서 일본에서는 40일 뒤인 2월 29일에야 겨우 번역하여 실었던 것이다.

『동경의사신지』에 실린 그 기사 제목은 '불투명체(不透明體)를 통과하는 신광선(新光線)발견' 이었다. 얼마 뒤에는 렌트겐의 책도 일본으로 와서 4월 5일에서는 『중외의사신보(中外醫師新報)』가 소개하였다. 나고야(名古屋)에서는 호생관(好生館)병원이 발행한 의사연구회(醫師研究會)의 잡지가 1896년 4월 30일에 8쪽이 넘는 장문의 기사를 실었다. 그 기사의 제목은,

'렌트겐의 X광선과 신발명(新發明) 사진술', '동경제국대학(東京帝國大學)의 X선' 등등 여러가지 제목으로 실렸으며 X선 발견 후 4개월 사

이에 발표된 논문들과 보도 내용들까지 포함하고 있었다. 마침 호생관(好生館) 병원장 기타가와 오도지로오(北川乙次郎)가 X선 발견 당시 유학차 베를린에 가 있었기 때문에 그 업적의 위대성과 장래성등을 빨리 파악했던 것이다.

동경의 신문중에서는 『시사신보(時事新報)』가 3월 4일 가장 빨리 보도했으며 동북지방에서는 『기후일일신문(岐阜日日新聞)』이 제일고등학교(第一高等學校) 야마구찌(山口)씨 등의 시험 내용을 실었는데, 'X선 발명은 아무리 생각해도 놀랄일!' 이라고 했다. 일본에서 X선 사진 촬영에 성공한 것은 1896년 3월 14일, 제1고등학교의 야마구찌(山口), 미즈노(水野) 두 사람과 동경대학의 야마가와(山川), 하도다(鳩田) 두 사람이었다. 그때 찍은 것은 도미, 참새, 개구리, 쥐, 두꺼비, 도롱뇽, 8개월된 태아, 사람 손가락, 돈지갑 등등이었다.

렌트겐의 원저(原著)도 아직 도착하지 않았는데도 이런 실험에 성공한 것은 물리학 현상의 기초가 이미 상당히 널리 퍼져 있었기 때문이었음을 알 수 있다. 렌트겐은 음극선(陰極線)이라 불리우던 것 중에서 특이한 광선의 존재를 생각하고 그것을 과학적으로 해명해낸 것으로서 천재적인 머리가 필요했을 것이다. 하지만 렌트겐은 겸손하게 말했다.

"내가 그것을 발견한 것은 정말 우연이다. 나는 그렇게 깊이 생각하지 않았다. 다만 연구해보았을 뿐이다."

그는 학자들로부터 모략 중상과 질투도 많이 받았다. 하지만 논쟁을 싫어한 그는 X선 발견에 관한 서류나 편지를 모두 불에 태웠으며 왕(王)의 초청도 거절했다. 우르츠브르그 물리학협회가 그 광선을 그의 이름을 따서 '렌트겐 선' 이라고 이름붙인 것도 동의하지 않았고 한평생 'X선' 이라고 했다. 렌트겐이 X선을 발견했을 때 그는 대학 총장이었다. 그런데도 그렇게 겸손하였다.

진공관(眞空管)에 전기를 쏘아 여러가지 빛을 내게 한 사람은 1838년 유명한 과학자 파라디였다.

1851년에는 감응 코일이 발명되었고, 1876년에는 형광 작용을 하는 광선을 발견한 골드스타인은 그것을 음극선(陰極線)이라 명명하였다. 천재 하인리히 헤르츠는 음극선과 전자파(電磁波)에 관한 여러번의 실험을 성공적으로 수행하였다. 아깝게도 그는 39세에 요절했다. 그 때문에 주파수(周波數, 싸이클)의 단위를 지금도 헤르츠라 부르게 된 것이다. 이와 같은 여러가지 배경들이 X선 발견의 논쟁으로 이어졌다.

1898년 동경대학 스크리버 교수는 씨멘스 회사가 만든 30cm 불꽃 간격 감응 코일 직류 장치를 갖춘 X선 기계를 사들였다. 나고야 대학 전신이던 아이찌(愛知) 병원에서도 1908년에 X선 장치를 사들였다. 그 뒤에 나고야 대학이 되어서도 다무라 하루기치(田村春吉) 학장의 영단으로 여러가지 X선 장비를 갖추어 렌트겐 대학이라는 말을 들을만큼 훌륭한 시설을 갖추었다.

일본에서 최초로 X선 사진 촬영에 성공한 야마가와 겐지로오(山川健次郎) 교수는 20cm 간격 불꽃 감응 코일을 자기가 만들었다. 그러나 그것을 이용하여 만든 무전기(無電機)를 실은 첩보함 시나노마루(信濃丸)호가 노일전쟁(露日戰爭) 때 베트남 캄란만에서 대만 해협으로 향하는 러시아 발틱 함대를 발견하고,

"드디어 적함대 나타났음"

이라는 일본 무전 역사상 제1호를 쳤다고 한다. 기다리고 있던 일본 함대는 발틱 함대를 완전히 격파하고 말았다. 그 바람에 로레스트웬스키가 이끌던 러시아의 발틱 함대는 미리 기다리고 있던 일본 군함한테 모조리 격파되었다.

1923년초 렌트겐은 위장이 아프다고 했는데 2월에는 출혈(出血)을 많

이 했으며 그 뒤에는 먹지도 않고 마시지도 않았다. 그러다가 4일 뒤에 숨을 거두었다. 제자들이 숨을 죽이고 X선으로 찍어봤더니 그의 뱃속에는 아무것도 찍혀지지 않고 빈 필름이 현상되어 나왔다. 그의 명예 만큼이나 깨끗하였다. 생전에 렌트겐 박사는 모든 명예와 영광도 뿌리쳤다. 왕실이 주는 작위도 사양했다. 노벨위원회가 준 노벨 상금도 그대로 대학과 가난한 사람들한테 모두 나누어 주었다. 그는 일평생 과묵했고, 겸허했고, 청렴했고, 결백했으며 항상 자신의 몸을 낮추웠다.

Ⅲ

서(西)로마 제국이 망한 것은 서기 476년이었다. 그 뒤에 이탈리아 반도는 분열과 합병, 점령과 후퇴를 계속하여 근대 국가를 건설하는 데는 장구한 세월이 흘러야 했다.

1860년 가르발디가 이탈리아를 통일하고 임마누엘 2세가 왕이 되었다. 통일 국가로서 국력이 튼튼해지자 이탈리아도 다른 나라처럼 식민지를 차지하였다. 스에즈 운하 개통을 기화로 소말리아, 에리톨리아, 에티오피아를 점령했으나 1896년 에티오피아 군에게 역습당하여 후퇴하면서 이탈리아 군 장병들은 수많은 부상자를 냈다. 그때 이탈리아 군당국은 그 전쟁터에 X선 장비를 실어와서 치료했는데 그때 부상병 2명의 몸속에서 총알을 꺼냈다는 기록이 있다. 한편 미국에서는 같은 해 2월에 손에 박힌 산탄 파편을 X선으로 찍는데 성공했다.

제1차 세계 대전이 터지자 독일과 프랑스 모두 많은 장병들이 죽고 다쳤다. 독일군에는 X선 장비가 있었지만 프랑스군은 중앙병원에만 X선 장비가 있었고 일선에는 없었다. 라듐을 발견한 퀴리 부인은 조국 폴란드가 이미 독일군에게 점령당했기 때문에 제2조국인 프랑스를 위하여 봉사하고 싶었다. 그녀는 프랑스군에 없는 X선 진찰반을 만들기로 결심하였다. 먼저 프랑스의 각 대학에 있는 X선 장비 목록을 만들어 각 병원에 배치했고 교수와 연구원을 단시일 안에 X선 기사로 만들어 관리하게 하였다.

그녀의 천재적인 머리는 야전 병원용으로 X선 자동차를 생각했다. X선 장비와 발전기를 자동차에 싣고 다니면서 치료하는 것이었다. 몇달 사이에 20대의 병원차가 부상자를 싣고 달렸다.

'부띠 퀴리(아름다운 퀴리)' 라는 이름이 붙은 그 병원차 하나는 퀴리 부인이 전용차로 탔는데 적십자 마크를 붙였다. 일선 지대를 다니며 군부대 안으로 들어갈 때 보초가 검문하면 퀴리 부인은 방사선 치료부장이라는 증명서를 보였다. 퀴리 부인은 프랑스 안에 2백 곳의 X선 치료실을 만들고 그 때문에 목숨을 건진 부상병은 1백만 명이 넘었다고 한다.

한번은 X선 치료차가 구덩이에 빠져서 뒤집히고 퀴리 부인은 촬영기 밑에 깔렸다. 자동차 밑에서 간신히 기어 나온 운전수가 겁에 질려,

"마담, 돌아가셨습니까?" 라고 물어본 일도 있었다고 그녀는 뒷날 딸한테 말했다. 정부에 협력하려고 그녀는 스톡홀름에 맡겨 놓았던 제2회 노벨상 금메달을 찾아와 국채와 현금으로 바쳤다. 또 노벨상 상패도 녹여서 쓰려고 하였으나 나라에서 말렸다.

제1차 세계 대전 때도 폐결핵이 크게 돌아 유럽 각국은 그 대책 마련에 크게 부심하였다. 조기 발견만 하면 살릴 수 있다는 사실을 알기 시작하면서 X선 진단이 급격하게 발전한 시대이기도 하였다. X선에 비치는 폐의 무늬가 혈관(血管)이라는 것이 확인되기도 했고, 시체 해부와 X선 사진 연결로 병소(病巢)를 정확하게 알아낼 수 있었다. 그러나 흉부 X선 사진 촬영은 아직도 일반 서민에는 값 비싼 그림의 떡이었다.

렌트겐 박사가 X선 사진에 성공한 다음해 이탈리아의 바텔리와 미국

의 블레어가 형광판 뒤에 카메라를 놓고 간접 촬영하는데 성공하였다. 블레어는 사형 집행하는 전기 의자를 발명한 사람이었다. 그 사진은 별로 좋지가 않아서 잊어버리고 있었는데 브라질의 에브류는 18년 간의 연구 끝에 1935년 트와이스 렌즈를 조립한 간접 촬영 장치를 완성, 리오데자네이로에서 하루 2백 명을 찍는 데 성공하므로써 값싼 집단 검진의 길을 열었다. 이상하게도 같은 해 일본의 동북대학(東北大學)의 고가 요시히꼬(古賀良彥) 교수도 간접 촬영 장치를 만들어 육군학교 생도 6백 명을 찍었다. 그 뒤에 그 장비를 자동차에 싣고 공장에서 공장으로, 학교에서 학교로, 골목골목을 누비면서 폐결핵을 박멸하는데 이루 말할 수 없는 큰 공을 세웠다.

렌즈를 조립한 장비는 그 뒤에 네델란드에서 반사경을 이용한 카메라로 교체되어 오늘에 이르고 있다. 이것은 천문학(天文學)에서 하는 것처럼 약한 빛도 선명하게 찍히게 하려는 것과 같은 것이다.

아담의 전신 마취와 이브

구약 성서 창세기에는 하나님이 아담을 깊이 잠들게 하고 그의 옆구리 갈비뼈를 뽑아 이브를 만들었다고 써 있다. 그러나 아담은 전혀 몰랐는데 이것은 이른바 전신 마취의 시초라고 할 수 있다. 마취약은 태초에 인간 역사와 함께 있어 왔다.

양귀비는 작은 다년생 식물로 사람눈을 피해 오래 전부터 재배되었다. 그 이름 만드레이크는 강한 남자라는 뜻을 지녔으며 옛날부터 정력제로 쓴 것 같다. 줄기와 열매를 짜서 낸 즙은 마취 작용을 하고 많이 마시면 죽는다. 작은 열매도 약효가 있어 관능을 자극하고 아이를 낳게 한다고 구약성서 창세기에 기록되어 있다. 고대 그리스나 로마에서는 의사들이 수술할 때 썼다는 기록이 전한다.

재미있는 예를 살펴보면, 예루살렘에서는 로마인들이 죄인을 십자가에 못박아 죽였는데 그때 부인들은 남편이 당하는 죽음의 고통을 덜어주려고 양귀비 꽃물로 입술을 축여 주었다. 그러면 죄인은 마취 작용으로 편하게 죽을 수 있었다. 죽은 뒤에 십자가에서 시체를 내렸는데 때로는 사형 집행관들이 돌아간 뒤에 마취가 풀리면서 다시 살아나는 기적도 있었다. 이런 사실을 알고 난 뒤부터는 로마 병사들은 십자가에 매달린 사람을 창으로 찔러 육체에 큰 상처 구멍을 냈다. 죽음을 확인한 것이다. 예수 그리스도도 십자가에 매달렸을 때 쓴 포도주로 입술을 적셨다고 기록되어 있다.

아름다운 미녀들도 살기 힘든 세상이 있었다. 오디세이에는 제우스 신의 딸 헬레나가 포도주에 마취약을 타서 마신 뒤에 슬픔을 없앴다고 했으며 세익스피어의 작품 속에서는 클레오파트라가,

"양귀비를 먹고 잠들어 당신 없는 쓸쓸함을 이기고 싶다."고 넋두리했다고 한다. 슬픈 사랑에 빠진 줄리엣의 고백을 들은 수도사는 "신의 은총으로 구한 식물의 뿌리(독약)를 샘물에 타서 마시면 잠을 달게 잘 수 있으니 그렇게 영원히 잠들라"고 하였다.

아편(阿片)에 대한 기록은 옛날의 이집트 파피루스에서 볼 수 있는데 '우는 아이 잠재우는 약'이라 했다. 호머의 시에서는 '슬픔을 가시게 한다.'고 노래했다. 기원 1세기의 기록에는 양귀비로 아편 만드는 법이 적혀 있는데 콩알만한 덩어리 하나로 아픔을 낫게 하고 잠을 재우지만 많이 먹으면 혼수 상태에 빠지고 죽음에 이른다고 했다. 16세기로 들어와

서는 의성(醫聖) 파라셀스가 아편 물약을 만들어 많은 사람의 고통을 해결했으나 중독도 심했다.

로빈슨 크루소의 모델이 된 셀케크는 배가 난파당해 무인 고도에 표류하다가 해적 선장 도바에 의해 구출된다. 그 도바 선장은 의사로서 유명한 '도훌산'을 만들었다. 그 약은 발한제로 만들어졌으나 진통 효과가 커서 인기가 대단했는데 사실은 아편으로 만든 것이었다. 그는 영국의 한 유명한 의사의 집안에 있을 때 아편을 알게 된 것이다. 도훌산은 그가 죽은 뒤 한때 잊혀졌으나 18세기에 다시 그 처방을 알게 되어 전세계적으로 사용되었다고 한다.

1803년 독일의 셀츄넬은 20살 때 아편으로 마취약을 만들어 몰핀이라고 이름붙였다. 그는 키니네, 니코틴, 아트로핀 등을 생약아닌 알카로이드로 분석 연구한 천재였으며 그가 이룩한 연구는 위대한 것이었다. 그러나 만년에는 잘못된 학설을 만들었다는 비난을 받아 불행하게도 57세로 죽었다.

오피움(opium)은 양귀비 진액으로 만들었다는 뜻이고 아랍말로 아편은 '아헨'이라 한다. 중국에서는 서기 200년 경 삼국시대에 화타(華陀)가 양귀비물을 끓여서 환자를 수술했다고 한다. 촉(蜀)나라 맹장 관우(關羽)가 그 약으로 마취를 당하고 바둑을 두면서 수술을 받는 그림이 유명하다.

일본에서는 『의심방』(醫心方, 중국 수(隋)나라 소원방(巢元方)이 『병원후론』(病源候論)에 의한 의서(醫書)를 기본으로 일본의 단바 야스요리(丹波康賴)가 서기 984년에 총 30권으로 편찬 완료한 의서)이라는 의서에 치통치료에 썼다는 기록이 있고, 1689년 다까네 도꾸메이(高嶺德明)는 유구왕(琉球王, 오끼나와 추장) 쇼이끼 공(尙益公)을 삼〔大麻〕 끓인 물로 전신 마취시키고 언청이〔兎唇〕 수술을 했다는 기록이 있다. 그 유명한 하나오까 세이슈(華岡靑洲, 도꾸가와 막부 말기의 한방을 겸한 외과양의로 마취제의 귀재)의 통선산(通仙散) 처방은 양귀비, 초오두(草烏頭), 백지白芷), 당귀(當歸), 남성사(南星沙) 등을 끓여 먹이면 한 두 시간 뒤에 마취되어 대 여섯 시간 쯤 지나면 괜찮았다고 한다.

또 그는 스스로 약초를 키워서 마취약을 만들어 유방암 수술을 해낸 공적은 실로 크다 할 것이다.

최초의 마취약 치과에 등장

아파서 날뛰는 환자를 붙들어 매고 이빨을 뽑고 있는 옛그림은 보는 사람으로 하여금 웃음을 자아내게 하는 동시에 자신의 이빨을 빼는 것같은 착각에 빠지게 한다. 중세기에서는 아편을 탄 물을 해면(海綿)에 적시어 빨아먹게 하여 통증을 가라앉게 했으나 참기 어려운 치통이나 발치(拔齒)의 고통을 어떻게든지 제거하고 싶었던 것이 옛날 사람들의 소원이었다.

마취약의 등장은 엉뚱한 데서 찾아왔다. 18세기 말 기체 화학이 발달하고 여러가지 기체가 발견된 것이 실마리가 되였다. 의사들은 산소, 수소등 여러가지 가스를 천식 환자나 기관지 환자에게 한 모금씩 삼키게 하여 치료해 보았다. 또 어떤 가스는 독성이 있어 인체에 해롭다고 손대지 않았다.

그런데 18세기 말엽 모험심 많은 미국 청년 의사 데이비스가 용감하게도 환자에게 유해 가스인 산화 질소를 마시게 했더니 중독은 커녕 환자가 취하여 술 취한 사람처럼 웃고 떠들어, 이 가스에는 최면 작용이 있다는 것을 알게 되었다. 사람들은 그것을 '웃는 약' 이라 했다. 눈 깜작할 사이에 젊은이들을 통하여 유럽으로 '웃는 약' 이 퍼졌다. 오늘의 젊은이들이 뽄드를 흡입하고 취하는 것과 유사하였다.

또 어떤 젊은 미국 의학생이 에텔 놀이를 하던 도중 몸의 통증이 없어지는 것을 알게 되어, 1842년에 충치를 앓고 있는 자기 여자 친구를 에텔로 마취시킨 후 통증없이 이빨을 뽑아주었다.

그 무렵 미국 남동부 조지아에 살던 롱은 에텔의 효과를 믿고 친구 목에 난 종기의 무통절제(無痛切除) 수술에 성공했다. 또 미국 대서양안(大西洋岸)의 코네티컷트에 살고 있는 웰즈는 이 '웃는 약' 을 써서 15명에게 통증없이 이빨을 뽑아 주었다. 이에 그는 크게 자신을 얻었고 기고만장하여 자기 기술을 과시하려고 공개적으로 아픈 이빨을 빼주기로 했다. 그날 많은 사람들이 몰려와서 지켜보았다. 드디어 이빨을 뽑는 순간이었다. 그런데 환자가 아프지도 않은데 지레 비명을 질러버리자 사람들은 와르르 웃으며 그만 그자리를 웃음판으로 만들었다. 그러나 결과는 참담했다. 그는 미친 사람이 되버렸고 개업도 그만 중도에 치우고 낙담하여 돌아다니다가 우울증으로 자살해버렸다. 웰즈는 그렇게 죽었다. 그래서 그때 재수 없는 사나이를 '코네티컷트의 웰즈' 라고 하였다.

그러나 웰즈한테 마취를 배운 몰톤은 행운아였다. 그는 웃는 약이 피부 점막을 진통시킨다는 것을 웰즈에게 배웠다. 그는 그것으로 전신 마취를 시킨 뒤 수술하는 것을 연구하기 시작하였다. 그는 많은 서적을 탐독했으며 여러 종류의 동물 실험을 시도하였다. 또 우연히 방바닥에 흘린 에텔을 손수건으로 닦아 코에 대어 보니 의식이 몽롱해지므로 무통발치(無痛拔齒)에 자신을 얻게 되어 최면술(催眠術)로 이빨을 뽑겠다는 환자를 설득하여 에텔을 흡입시켜 아프지 않게 하여 이빨을 뽑는 데 성공하였다.

그는 또 독자적으로 가스 흡입기를 만들어 외과 의사 웨렌의 환자에게 사용해 보도록 부탁하여 연주창 수술도 성공하였다. 몰톤은 이것을 가지고 특허를 내려고 하였으나 인격자이며 훌륭한 의사인 웨렌이 많은 사람에게 혜택을 주는 것이 더 큰 덕(德)이라고 하는 바람에 비법을 공개하였다. 이렇게 하여 에텔 마취법은 2개월만에 전 미국으로 퍼졌다. 처음에는 최면술을 병용하던 의사들이 맹렬하게 반대했지만 그 극적인 효과에 따라 단기간에 온 세계로 퍼져나갔다.

에텔에는 독특한 냄새와 점막 자극 작용이 있어서 다른 가스로 마취를 시도하다가 클로로포름을 쓰게 됐으며 무통분만(無痛分娩)하는 데 큰 효과가 있었다. 그 때에 성직자들은 분만시의 진통은 신(神)이 여인에게 내려준 시련이라고 했으며 많은 의사들은 여러가지 이유를 붙이면서 반대하며 큰 사회 문제로 떠들었다. 1853년 영국의 빅토리아 여왕이 여덟번 째 왕자를 나을 때 마취제로 무통분만을 하자 시끄럽던 이 논쟁은 막을 내렸다. 그러나 처음에는 여왕도 마취에서 깨어날 때 누구나 터무니없는 말을 지껄이게 된다는 소문을 듣고 걱정이 되어 의사 스노우에게 허락을 하지 않아 애를 먹였다고 한다.

그런데 네이비스의 부탁을 받고 가스 마취 흡입 기계를 세계 최초로 만든 사람은 우연하게도 증기 기관차를 만든 제임스 왓트였다. 그가 만든 마취 기계는 증기 기관차처럼 칙칙폭폭하지는 않았으나 효과를 잘 내서 그는 여러가지 마취 기계를 만들었다. 몰톤이 에텔 마취기를 만들기 43년 전에 만들었다. 여왕을 마취시켰던 스노우는 지금까지 자기가 마취에 적잖이 실패한 것은 마취 기계 때문이라 생각하고 마스크로 입과 코를 가리는 폐쇄식(閉鎖式) 기구를 만들어 내고 실패없는 마취를 했다. 그는 후에 콜레라를 연구하여 역학(疫學)의 아버지라는 명성을 크게 얻었으며 마취에 전심 전념한 최초의 의사라고 한다.

스기다 겐바꾸(杉田玄白)의 자손 세이꾜(成卿)가 『제생비고(濟生備考)』를 쓴 것은 빅토리아 여왕이 무통 분만하기 3년 전이었다. 이 책에는 마취 의사 스노우가 쓰던 흡입기 그림까지 들어 있다. 그 당시 유럽의 의학 문헌이 일본으로 들어오는 데는 약 2년이 걸렸다. 5년 뒤인 1855년 세이꾜는 에텔 마취로 유방암 수술에 성공하고 또 화상으로 손가죽이 늘어붙은 환자의 손을 수술했다. 그러나 그보다 24년 전에는 다까노 조에이(高野長英) 등이 국소 마취를 에텔로 하고 치통 치료를 했다. 이런 것을 보면 서양의 의학 정보를 일본 사람들이 얼마나 빨리 수입하여 썼는가를 알 수 있고 우리는 그저 놀랄뿐이다.

나고야대학 의학부 도서관에는 얼굴에 클로르폴름 마스크를 쓰고 팔을 잘라내는 수술하는 그림이 지금도 걸려 있어 그 당시의 실정을 오늘날에 보여주고 있다.

코카 잎의 신비력을 알아낸 젊은 의사 콜라

백내장 수술을 할 때는 각막을 마비시키는 국부 마취약이 필요하다. 무슨 약인가? 그런 약제에 관한 재미있는 이야기이다.

남미의 인디오들은 코카 잎사귀를 씹는데 그걸 씹으면 기분이 상쾌해지고 안데스의 험한 산맥을 오르내려도 피곤하지 않았다. 고달픈 일을 할 때도 코카 잎을 따서 먹으면 거뜬했다. 심장이 잘 뛰고 혈압이 오르며 호흡수가 늘어나 강건하다. 코카는 안데스 산맥에서 나는 2미터 정도의 나무로 잎은 기와꼴이고, 열매는 익으면 빨개진다. 인디오들은 이 잎을 말려서 씹어 먹는데 하루의 적절양은 약 60g이며 몸 속에는 평균 약 45g이 흡수된다고 한다. 이 정도면 정신이 맑아지며 몸에도 좋다.

영국의 유명한 사립 탐정 셜록 홈즈는 코카에서 만든 코카인으로 뇌를 자극하여 탐정 노릇을 하는데 큰 도움을 얻었지만 그의 친구며 의사인 왓슨 박사는 코카인을 먹는 것을 반대했다고 한다. 『셜록 홈즈』의 저자 코난 도일도 코카를 먹었을까? 코카인에 중독되면 폐인이 되어 멀쩡하던 사람이 유령처럼 되어 버린다. 그래서 그 옛날의 잉카 왕국도 이 코카 관리를 엄하게 했다고 한다. 코카의 약효를 잘 아는 인디오들은 가족이 죽으면 코카 잎을 관 속에 집어 넣어 죽은 자가 저승길을 편하게 가게 했다고 한다.

스페인의 피사로가 페루를 점령하자 이 놀라운 코카의 효능은 스페인에 알려졌다. 그러나 스페인도 코카의 신비로운 약효를 알아내지 못했다. 스페인 사람들은 광산에서 일하는 잉카 노예들이 일을 더 잘하게 하려고 코카잎을 실어다가 먹였다.

약 300년의 세월이 흘러간 뒤인 1878년 콜시카섬에서 태어난 마리아니라는 젊은 화학자가 코카를 연구하여 코카 와인이라는 마실 것을 만들어 팔았다. 피로 회복, 신경 안정, 정신 건강에 좋다는 코카 와인은 로마 교황, 유럽 왕실, 음악가, 예술가들이 모두 사 먹어 그는 큰 돈을 벌었다. 코카를 넣어 과자도 만들었다.

그 이전 1855년에는 독일 게데케가 코카의 활성 성분을 분리해 내 이를 코카인이라 했다. 그러나 중독성이 강하고 의약품으로는 어떻게 써야 할지 몰랐다. 그로부터 약 30년이 지난 1884년 정신분석학 창시자인 지그문트 프로이드의 진료소에서 일하던 약관의 젊은 의사 콜라가 코카인 맛을 보았는데 혓바닥의 그 자리만 마비되는 것을 느꼈다. 콜라는 그때부터 국부 마취를 연구했다. 동물 실험도 한 뒤에 안전하다는 자신을 얻었고 친구들의 입회 하에 코카인으로 백내장을 수술할 때 국부 마취에 성공했다.

이것은 놀라운 발견으로 즉각 전 유럽에 퍼졌다. 그런데 코카인을 물에 탈 때 진하면 독하고 연하면 약효가 떨어져 애를 먹였다. 사람들은 다시 연구해서 푸로카인을 만들어 냈다. 이것은 독성이 없고 척추 수술 마취에도 쓰게 되어 외과 수술의 혁명을 가져와 그 영역이 크게 넓어졌다.

한편 미국 조지아주 애틀랜타에서는 새로운 마실 것을 만들고 그 이름을 코카콜라(Coca Cola)라고 불렀다. 코카의 열매와 코카 잎으로 만든 것이다. 20세기 초에 코카의 부작용을 염려한 미국 정부는 코카콜라에서 코카를 빼라고 했다. 그러나 이미 코카콜라라는 이름은 없앨 수 없었다. 코카콜라는 지금도 그 독특한 맛과 그 처방의 비밀을 지닌 채 전세계로 퍼져있다.

인간의 고통을 없애 주던 아편이 아편 전쟁을 일으키고 또 코카인이 콜롬비아에서 코카인 전쟁으로 이어져 많은 피를 흘리게 했다.

질병을 낫게 한 인도의 목욕 요법

고대로부터 인도에서는 몸을 깨끗이 씻으면 병에 안 걸린다는 이야기가 널리 퍼져 있었다. 성(聖) 갠지스 강 물 속에서 목욕하는 풍습은 그래서 생겨난 것이다.

불교에서도 목욕공덕(沐浴功德)을 중요시하고 있으며 시욕(施浴-사람에게 목욕시켜 주는것)은 최고의 덕을 쌓는 것이라고 생각한다. 지금도 병든 노부모를 목욕시켜드리는 것을 효(孝)의 큰 덕목으로 친다. 석가모니가 살던 왕사성(王舍城) 근처는 온천이 많았다고 한다. 그 뒤에 당나라 삼장법사(三藏法士)가 인도에 갔을 때 석가모니가 만든 불란타지(佛蘭陀池)에 들렀는데 그 황폐(荒廢)함이 너무 막심하여,

"아무리 부처님이 가셨기로 이렇게까지 허무해졌느냐!"고 크게 탄식했다.

일본에서 목욕 치료법〔水治療法〕을 가장 먼저 한 것은 이나바의 흰 토끼 이야기에서 비롯된다.

악어를 속이다가 들통이 나자 화가 난 악어는 토끼의 가죽을 홀랑 벗겼다. 그러나 토끼를 불쌍히 여긴 오구로사마(大黑樣)가 토끼한테 다음과 같이 처방을 내렸다.

"불쌍한 토끼야! 너는 물가로 가서 깨끗하고 맑은 물로 온몸을 말끔하게 씻은 다음 창포(菖蒲) 꽃술로 몸을 감싸라." 오구로사마가 시키는 대로 한 토끼는 그 가죽이 완전히 아물었다는 일본 설화다.

그때부터 일본에서는 창포 화분(花粉)으로 아픈 데를 치료한다는 이야기가 전설같이 전해온다.

옛 사람들이 오히려 물을 지금보다 더 소중하게 생각하였다. 물이 가장 귀중한 생활 용품이고 약수(藥水)이고, 화장수(化粧水)였다. 매일 목욕한다는 것은 상상도 못하고 가끔가다 때나 더러운 곳을 씻는 정도였다고 한다. 몸이 불결하면 병이 생기는 것은 당연해서 적당한 목욕〔施浴〕은 건강을 위하여서도 중요한 치료법이었다. 특히 피부에 병난 사람은 물에 씻어야 나았고, 특히 덕이 높은 고승이 몸을 깨끗이 해주면 더 잘

나았다는 전설이 있다.(우리 나라에도 오대산 상원사 계곡에서 문수동자의 시욕으로 수양대군인 세조(世祖)의 피부병이 나았다는 이야기가 재미있게 전해지고 있다.)

비전시약원(悲田施藥院)을 만든 고오묘 왕후(光明皇后)는 온천 욕탕도 만들어 귀천의 구별 없이 많은 사람들을 불러 목욕을 시켰다고 한다. 특히 나병 환자들에게는 온천욕이 좋다고 하여 매달 5~6번씩 온천 목욕을 시켜 주며 손수 그들의 상처를 씻어주었다는 동대사(東大寺) 연기(緣起, 연혁)에 기록되어 있다. 나라(奈良) 시대의 절간에는 큰 욕실이 있어 물 끓이는 장작값 시주를 많이 받아 적어 놓은 기록도 있다. 그때는 증기탕을 주로 한 것 같은데 그 당시의 목욕 장면을 그려놓은 그림인 광명황후시욕도(光明皇后施浴圖)를 보면 지금의 사우나탕과 비슷하다.

십자군전쟁을 계기로 유럽과 중근동(中近東)의 문화가 교류되었다. 그 중에서 독특한 것은 아랍에서 터키탕의 재미를 본 십자군들이 고향으로 돌아가 전 유럽에 터키탕을 퍼트린 것이라고 할 수 있다.

또 목욕 치료법도 도입되었고 약액(藥液)으로 포도주, 기름, 우유를 썼다. 그리고 십자군은 중동에서 나병도 가지고 돌아와 퍼트렸다. 나병 환자는 따로 수용됐으며 치료법도 전혀 없던 그 시대에 천형(天刑)으로 알고 죽어 갔는데 오직 한 가지 깨끗한 물로 몸을 씻는 것만이 그들의 유일한 치료법이었고 희망이었다. 성 엘리자베스는 나병 치료에 헌신했으며 목욕을 시켜주었다. 문둥병 환자를 큰 함지에 넣고 손수 환부를 씻어주는 모습의 그림은 볼수록 거룩하다.

헤이안(平安) 시대 말기의 무장이며 황실의 외척이며 종일품 태정대신(太政大臣)인 다이라노 기요모리(平清盛, 1118~1181년)는 옛날의 일본 전국을 장악하고 흔들던 일본 사무라이 본가(本家)의 큰 주인이었다. 그는 추운 겨울철 12월에 근기(近畿)지방 일원을 평정하고 새로운 정치 체제를 펼쳤다. 그러나 충분한 휴식을 취하지 못하고 조금 마음의 여유는 가졌으나 몸은 지칠대로 지쳐있었다. 2월부터 머리가 아프고 온몸에 열이 끓어 할 수 없이 자리에 눕게 되었다. 천하 장사도 병한테는 못당하는 것이었다. 악성 장티브스에 걸렸다고도 했고 또 엄동설한 추운 겨울철에 벌판에서 싸우느라 심한 동상에도 걸려 우물 물을 퍼다가 큰 돌로 욕조를 만들고 그 안에 들어가 냉수를 끼얹으며 목욕 치료를 했다.

그런데 아무 소용이 없었다. 기요모리가 그 욕조 속에서 눈을 무섭게 부라리고 온몸과 입에서 열기를 토하는 그림이 지금도 남아 있다. 나무 판자를 찬물에 담그고 그 위에 드러누워 있게 하는 등 온갖 목욕 치료법을 다했으나 고통으로 몸을 비틀다가 7일 뒤에 죽었다. 64세이었다.

그는 유언을 남겼다.

"내가 죽은 뒤에 요란한 장례식보다는 내가 살아서 치지 못한 동쪽을 처라!"

일찍 무가(武家)의 거인다운 장렬한 죽음이었다.

2 전염병과 역병(疫病) 이야기

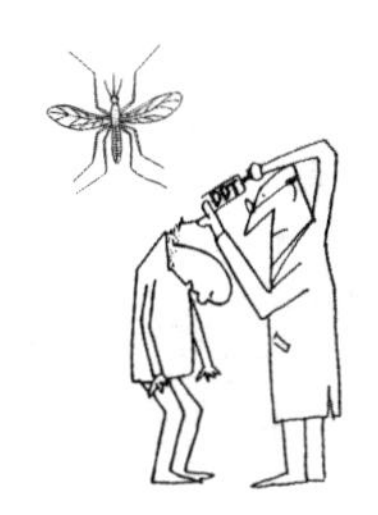

젖짜는 소녀에게서 발견한 종두

세계보건기구(WHO)는 1979년 천연두(天然痘)의 근절을 선언하므로서 그때부터 해외 여행할 때 우두를 맞지 않아도 되었다.

고대 이집트에서도 있었지만 천연두가 일본에 들어온 것은 세이부 천황(聖武天皇) 때이다. 대륙을 거쳐 들어온 그 전염병은 규슈(九州)를 싹 쓸고 나라(奈良)를 습격하여 많은 사람을 죽였다고 『속 일본기(續日本記)』에 적혀 있다. 고오묘 황후의 언니와 동생 네 사람이 모두 죽는 바람에 정권까지 바뀌었고 그 뒤에도 후지와라노 히로쓰꾸(藤原廣嗣)의 반란이 이어졌다.

17세기 영국 런던의 천연두 유행은 불과 5주(週) 사이에 4만 명 가까운 사람이 죽어 시체를 마차에 실은 채로 큰 구덩이에 공동 매장하였다고 한다. 그때 런던의 인구는 60만 명이었다. 살아남은 사람도 눈이 먼 사람이 많았고 또 한평생 곰보로 살아야 했다. 그래서 예방법으로 생각해 낸 것이 종두(種痘)다. 중국에서는 환자의 상처에 씌운 껍질을 뜯어 말린 것을 콧구멍에 집어 넣었고, 터키에서는 바늘로 정맥을 찔러 상처를 내고 균을 발랐다. 터키 방식은 영국 외교관 부인 메리가 1718년 런던에 돌아와서 자기 아이들에게 종두를 했고 그 효과를 인정한 뒤에는 정부의 허가를 받아 사형수 7인에게 균을 심고 성공했다. 그때 그들은,

"어차피 우리는 죽는데 우리가 인류를 구제하기 위한 병 실험하다가 죽는 것이 더 떳떳하다."라고 말했다고 하며, 영국 정부가 인체 실험용 사형수를 뽑을 때 사형수들은,

"모가지에 밧줄을 매고 죽을 바에 차라리 귀부인 냄새나 실컷 맡고 죽자."면서 너도 나도 지원한 바람에 7인을 뽑는데 오히려 애를 먹었다. 런

던 의학교에서 존 헌터 교수한테 실증 의학을 배운 존 젠너는 고향으로 돌아와 개업했다. 되풀이되는 천연두를 관찰할 때 유일하게 목장에서 젖소의 젖을 짜는 처녀들만이 천연두에 안 걸린다는 것을 알게 되었다. 그 결과 처녀들은 소 젖짜는 손가락 끝에 상처가 나고 그것이 소한테서 면역을 얻는다는 사실을 알아냈다.

젠너는 스승 헌터 교수한테 이를 보고했고 스승의 격려를 얻어 1796년 젖을 짜는 소녀의 손가락에서 우두의 고름을 채취하여 휩스라는 소년의 피부에 접종했다. 수개월 뒤 사람의 천연두 고름을 그 소년에게 접종해도 전혀 반응이 없는 것을 알게 되었다. 즉, 면역이 성공한 것을 확인한 최초의 보고였다.

당시 유럽 각국에서도 천연두가 극심했다. 러시아 카사린 여황제는 그 남편이 천연두에 걸렸기 때문에 사랑하는 황태자를 위하여 영국의 종두 전문가 제임스 딜을 초빙했다. 여황제는 스스로 새하얀 팔을 내밀어 먼저 시험삼아 종두를 맞아 보고 이상이 없다는 것을 확인하자 황태자에게 접종을 시켜 아무런 부작용이 없었다. 이렇게 하여 러시아에 종두가 퍼져 나갔다.

일본에 우두(牛痘)가 들어온 것은 1849년이었다. 네델란드 의사 모니크가 종누[痘苗]를 갖고와 의사의 아들한테 먼저 놓아 주고 성주인 다이묘(大名)의 아들에게도 놓아 주었다. 나고야에서는 이또오 게이스께(伊藤圭介)가 1841년 젠너 종두법의 중국어 번역본을 입수하여 제목을 『영국종두기서(英國種痘奇書)』라고 붙이고 일본어로 번역하여 보급하였다. 그는 나가사끼에서 종두에 성공했다는 말을 듣고 때마침 기술을 배우고 고향으로 돌아가는 시바다 호우왕(柴田方庵)에게 부탁하여 자기의 막내딸에게도 종두를 접종시켰다고 한다.

1807년 고로오지(五郎治)라는 사람은 러시아 군함의 습격을 받고 붙잡혀 시베리아로 끌려가 죄수 생활을 했다. 그 5년 사이에 그는 우연히 우두에 관한 책을 읽게 되어 서투른 러시아 어를 배워가며 열심히 공부하고 돌아왔다. 1824년 일본 전국에 천연두가 퍼져 모조리 죽어 나갔는데 그때 고로오지는 러시아에서 배워 온 실력을 발휘하여 자기 고향에서는 죽는 사람이 없게 했다. 그 공로로 그는 벼슬을 하게 됐으며 생활도 넉넉했다고 한다. 그는 우두 놓는 법을 아무에게도 가르쳐 주지 않았는데 그만 이상하게도 물에 빠져 죽었다. 그의 나이 80세, 건강했던 그가 물귀신이 됐을 때 사람들은 말했다.

"천연두보다 물귀신이 더 무섭구나!"

그가 갖고 왔던 『러시아 우두법』은 막부(幕府)에서 압수했다. 그러나 7년 뒤에 번역되어 책으로 나왔다. 그 책 이름이 『둔화비결(遁花秘訣)』, 즉 우두 자국이 꽃 같다는 뜻이다.

이런 것을 볼 때 결국 젠너의 우두법은 지구를 북쪽으로 한 바퀴 돌고 또 남쪽으로 한 바퀴 돈 다음 일본에 들어왔던 것이다.

적포창(赤疱瘡) 홍역의 공포

홍역 백신이 개발되어 누구나 평생에 한 번은 걸린다던 홍역(紅疫)도 이 세상에서 없어졌다. 이때 일본에서는 천황에서부터 거지에 이르기까지 누구나 한 번은 홍역을 치른다고 옛글에 써있다. 이 병이 어린 아이들의 병이 된 것은 근년에 와서부터다. 지금도 몹시 견뎌내기 어려운 일을 홍역을 치른다고 한다.

홍역은 헤이안 시대부터 도꾸가와 막부 시대에 이르기까지 38회나 크게 돌았으며 그 중에서도 에도 시대에 열한 번, 평균 12년에서 40년에 한 번씩 돌아서 많은 생명을 앗아갔다. 이 병이 천연두와 다른 것은 해마다 퍼지지 않는다는 것이다. 이 병에 걸렸다가 살아난 사람은 평생 면역을 얻기 때문에 미감염자가 늘어나지 않으면 이 병은 크게 돌지 않는다. 어떤 의사는 20년마다 이 병이 돈다고 하면서도 그 대책은 언제나 늦었다.

어떤 기록을 보면 환자가 너무 심한 열을 견디지 못해 발가벗고 뛰거나 물 속에 뛰어들거나 우물 속으로 몸을 던졌다고 한다. 살아 남아도 장님이 되거나 여러 가지 후유증에 시달렸다.

그래서 "천연두는 얼굴이 받는 저주! 홍역은 목숨이 받는 저주!"라는 말까지 생겨났다. 한 번 돌면 그 위력을 발휘했는데 왕족, 귀족, 서민, 천민 할 것 없이 모조리 죽였다.

미국의 상선이 들어와 병균을 퍼트렸다는 말도 돌았는데 어쨌든 초여름에는 에도(江戶-지금의 동경)로 들어와서 7월에는 수천 명이 동경에서 죽어 하루에도 관이 2백 개 이상 나갔다고 한다. 감염자 중 발병률은 놀랍게도 95%가 걸렸다 하면 죽어나갔던 것이다.

태평양(太平洋)의 낙원으로 불리는 하와이 군도에서는 도꾸가와(德川) 막부 후기에 강대한 카메야마하 왕조가 전성기를 누리고 있었다. 그런데 갑자기 비극이 발생하였다. 배를 타고 세계 일주의 길에 오른 캡틴 쿡(Captain Cook) 일행이 하와이에 기항하여 홍역(紅疫)을 퍼트린 것이다. 태평양 한복판에서 병균에 무방비상태였던 처녀지 하와이는 걸렸다하면 지위와 빈부와 계급의 고하를 막론하고 모조리 죽어 나갔다. 그 바람에 하와이 왕족이 많이 죽어 카메야마하 왕조가 기울었다. 왕위(王位)를 이어갈 왕자를 잃어버린 하와이 왕가는 메이지 천황에게 아들 하나를 양자로 달라고 정식으로 요청했다가 거절 당했다. 메이지 천황보다도 그 당시의 일본 정부가 거절했다.

홍역의 일본말 "하시까(はしか)"는 벼 이삭, 보리 이삭이라는 뜻이다. 나고야에서는 쌀겨를 가르킨다. 벼 이삭, 보리 이삭이 목에 달라 붙어 따끔따끔하고 아픈 것이 마치 그 병에 걸린 것 같다. 중국 말로는 마진(痲疹)이라고 한 다. 입 속에 작은 삼씨 같은 발진(發疹)이 좁쌀알 처럼 돋기 때문에 그런 이름이 붙은 것같다.

바이러스 병(病)이기 때문에 치료할 약도 없었다. 그 병에 걸리면 안정해야 하고 통풍을 잘 해야 하며 강한 바람은 피하고 먹는 것을 가려야 했다. 그래서 '포포기마(飽疱飢痲)' 라고 하여 "천연두는 잘 먹고 홍역은 굶어라." 라는 말도 나돌았다. 병세가 가벼우면 50일, 보통이면 70일의 요양을 해야 했다. 홍역을 이용해서 돈 좀 벌어 보자는 장사꾼도 나타났다. 두터운 잎을 말리면 흑갈색으로 변하는 두릅나무 잎에,

"보리님께서는 태어난 그대로 홍역을 치르시고 말라서 비틀어진 뒤에 나에게 오시오."

라고 써서 강물에 띄워 보내면 그 병에 걸려 죽지 않는다고 해서 장사꾼들이 한몫 보았고 집 안에서 향불을 피워 예방하라 했다. 그런가 하면 부적(符籍)도 팔았다. 몇푼 주고 부적을 사서 붙이면 마음이 놓이기 때문에 신사(神社)와 절간에서 부적을 많이 팔아 큰 돈을 벌었다.

부적 이야기가 나왔으니까 말인데 일본의 건국 시조 아마데라스 오오미카미(天照大神)의 동생 스사노오 미코도(須佐之男命)는 성질이 고약하여 아마노 이와야(天の 岩屋, 천조대신의 궁전)에서 난동을 부리다가 형의 미움을 받아 귀양을 가는 도중 벌판에서 하루밤 재워 주고 극진히 보살펴준 가난한 소민장래(蘇民將來)라는 사람한테 부적을 써주었는데 뒤에 큰병이 돌 때 소민(蘇民)일가는 살아 남았다. 지금도 이세(伊勢)지방을 가면 집집마다 '소민장래 자손의 집〔蘇民將來子孫之家〕' 이라고 쓴

부적이 문간에 붙어 있는 것을 볼 수 있다.

이야기 좋아하는 일본 사람들이 만들어낸 설화의 하나일 것이다. 세력 싸움에 실패한 스사노오 미꼬도(須佐之男命)의 원한을 풀어주기 위한 이야기같다.

유럽을 휩쓴 검은 사신(死神), 페스트[黑死病]

1348년, 유럽 지중해 연안 항구에는 중국에서 향료를 싣고 들어오는 배와 십자군 전쟁에 나갔다가 부상을 당해 다 죽게 된 병사들을 싣고 들어오는 배로 북적댔다. 그때부터 페스트가 요란하게 필렌체에 퍼졌다. 페스트를 피해서 도망쳐 모인 신사 숙녀 이야기인 『데카메론』에서 작가 복카치오는 말한다.

"천지가 썩었는가! 하늘이 진노했는가! 저주스러운 병이 동방에서 들어와 우리를 모조리 죽이는구나."

그는 이 책에서 전염 경로와 자세한 병의 증상을 적어 놓았다.

페스트로 그해에 2천5백만 명이 죽었는데 북유럽에서부터 그린랜드를 거쳐 러시아 전역과 유럽 각지에 퍼졌다. 페스트에 걸리면 임파선이 모조리 부으며 시꺼멓게 썩어 죽게 되므로 흑사병(Black Death, 黑死病)이라 했으며 일단 걸리면 치사율은 80%였다고 한다.

유행기에 접어들면 선(腺)페스트뿐 아니라 폐(肺)페스트가 많아지고 그 전염률은 무섭고 놀랍다. 간호인까지 쓰러져서 병 걸린 자식을 부모가 버리고 페스트 걸린 부모는 자식들이 버렸다. 페스트걸린 신랑에게는 신부도 달아났다. 『데카메론』을 쓴 복카치오도 페스트로 아버지를 잃었다. 유럽 전지역은 페스트에 대한 아무런 대책을 마련하지 못하였다. 이와 같은 공포와 불신으로 유럽 전체의 사회 질서는 무너지고 집단적인 죽음 앞에서 인간 생활은 황폐의 극에 달했다.

그러나 르네상스는 이런 무서운 전염병 속에서 시작되어 갔던 것이다. 페스트가 습격해 오면 사람들은 너무나 무서운 나머지 떼를 지어 마을의 광장에 모여 미친듯이 인생을 찬미하며 노래하고 춤을 추며 날뛰었다. 그것을 '죽음의 노래', '죽음의 춤'이라고 했다. 기독교인들은 채찍으로 제 몸을 피가 나도록 때리면서 행진 했다. 참회와 고행으로 하나님의 저주를 피하려 한 것이다. 그들은 검은 웃옷에 하얀 아래옷을 입고 가슴에는 빨간 십자가를 달고 가죽 채찍으로 제몸을 사정없이 쳐서 피를 흘리면서 거리를 누비면서 살려고 몸부림치는 인간의 참 모습을 그림으로 그려 남겨 두었다.

한편 우물 속에 병균을 넣었다는 말이 퍼져서 유태인들이 많이 희생됐다. 흑사병이 전염병이라는 것은 일찍부터 베니스같은 무역항에서는 알고 있었다. 이미 12세기에 동방에서 온 배는 40일간 가두어 놓았다. 이른바 격리시켜 검역을 했던 것이다. 40일이면 급성, 만성을 알 수 있기 때문이었다. 유럽 도시에서도 환자와 간호인 격리, 가옥 소독, 교통 차단 등을 실시했다. 그러나 다른 곳에서는 무관심했다.

1665년 런던의 대참화를 막을 수는 없었다. 런던 시민이 거의 모두 죽다시피 하였다. 사람들은 "의사, 목사를 모두 죽여라!"고 아우성을 쳤고 돌파리 의사들은 엉터리로 돈 버는데만 급급하였고 일가족이 모두 죽은 집의 가구나 재산은 처분하여 흑사병으로 고통받는 빈민 구제에 썼다.

일본에서는 긴메이 천황(欽明天皇) 때 페스트가 퍼졌는데 불상과 절을 태우고 불구(佛具)까지 다 태웠다. 페스트 균이 절간 나무를 좋아한다는 소문 때문이었다. 1899년에도 히로시마, 고오베, 오사까 등 일본 전역에 페스트가 퍼졌다. 그 뒤에도 일본 각지에서 페스트가 돌았으며 1926년까지 창궐하였다는 보고가 있었다. 페스트 균은 큰 쥐의 벼룩이 옮긴다.

몽고의 징기스칸 군대가 실크로드에 페스트 쥐를 데리고 갔다는 말도 있다. 그리고 그때 유럽의 집들은 큰 쥐가 살기에 꼭 좋았다. 이 큰 쥐들은 18세기 중앙 아시아의 대지진 때 볼가강을 건너가 서쪽으로 진군한 작은 쥐들한테 전멸하는 바람에 그때부터 페스트는 줄어 들었다고 한다. 작은 쥐의 벼룩은 페스트를 옮기지 않는다. 옛부터 인간과 쥐는 한 집 안에서 같이 살며 친교?를 계속해 온 사이이다.

그래서 십이간지(十二干支) 중에서도 쥐〔子〕는 첫 번째에 점잖게 자리 매김하고 있는 것이 아닐까!.

킹스 터치(King 's Touch)와 운동 치료법의 등장

옛날부터 폐결핵은 인간과 같이 살아왔다고 한다. 폐결핵은 특히 젊고 피부가 희고 아름다운 사람들을 무수히 죽였다. 그래서 '하얀 페스트' 라고까지 불렸던 이 불치의 병은 그 동안 치료법이 없었다. 결핵을 박멸하기 시작한 것은 이제 겨우 30년밖에 안 되었다.

옛날 인도에서는 결핵에 걸린 사람은 숲속에 데려가 쉬게 했고, 성전에서 기도하며 빌었다고 한다. 그리스에서는 바다 가까운 신전에서 요양하게 했고 조개 껍질을 갈아 가루를 먹였다고 한다. 대기 안정 요법, 칼습 섭취 요법이다. 결핵이 무섭게 퍼진 것은 17세기인데 그 전에도 없지는 않았다. 결핵 환자는 한적한 시골보다 사람이 모이는 도시에 많았다. 특히 목에 연주나력 즉, 경선결핵(頸腺結核)이 생기면 쉽게 부어 올라서 사람 눈에 잘 띄었다. 그 부은 곳을 왕이 만져주면 잘 낫는다고 해서 18세기까지 그 요법을 '킹스터치(King' s Touch)' 라고 하였다. 프랑스의 그로비스 왕은 시중드는 아이가 그 병에 걸리자 그 아이의 목을 만져 주었더니 나았다고 한다. 아마 환자의 정신적 안정과 치료에 크게 도움이 되었던 것 같다.

그때가 서기 496년, 이때부터 '킹스터치(King' s Touch)' 요법이 후세로 이어가기 시작됐다고 한다. 이 치료법은 프랑스 왕의 중요 행사가 되었고 프랑스 혁명으로 단두대의 이슬로 사라진 루이 16세는 '킹스터치(King' s Touch)' 로 무려 2천4백 명의 목숨을 건졌다고 한다. 그런 사람이 길로틴에서 목이 달아나다니 알 수 없는 일이다. 영국의 에드워드 왕도 '킹스터치(King' s Touch)' 를 프랑스로부터 배워서 많은 백성을 살렸다.

세익스피어의 『맥베드』에는 영국 왕이 환자의 연주창이 난 목에 금화 한 개를 갖다 대고 기도하는 장면이 나오는데 에드워드 왕의 기도와 금화로 그 환자가 나았는지는 알 수 없다. 어쨌든 에드워드 왕의 '킹스터치(King' s Touch)' 는 효험이 좋아서 병 고치려는 국민들이 많이 몰려와 영국 왕실은 할 수 없이 금화의 크기를 작게 만들었으며, 여관이 모자라 길거리에서 노숙하는 환자가 넘치므로 수용 시설도 만들어야만 했다. 이것이 나중에 영국의 병원이나 요양소가 된 것이다.

그 당시 영국인의 연주창은 여러 개의 작은 감자를 목에 쑤셔 박은 것처럼 튀어나와 그것을 감추려고 옷깃을 잔뜩 높여야 했는데 그것이 하이칼라의 원조가 되어 버렸다. 승마복(乘馬服)을 입은 얼굴이 창백한 사내가 하이 칼라로 옷을 입은 그림이 남아 있다. 서구 문명이 동진하면서 아시아에도 이 하이 칼라가 들어와 '하이 칼라' 라는 말을 유행시켰다.

로마인 키케로가 배를 타고 지중해를 유람하고 돌아왔더니 결핵이 나았다는 소문은 전설처럼 퍼지기도 했다. 그뒤부터 지중해를 배로 돌려고 하는 영국 결핵 환자들의 꿈은 대단했고 특별 설계한 배까지 만들려고 했다고 한다. 그래서 많은 유명인들이 몰려 왔으나 결핵은 못 고치고 지중해 연안에서 죽었다.

결핵을 앓던 영국 시인 키츠는 추운 영국의 겨울을 피하려고 지중해를 지나는 작은 화물선에 올라 이탈리아로 향했다. 그러나 짜고 강한 바다 바람은 도리어 키츠의 호흡기를 상하게 하여 좁은 선실에서 꼼짝도 못하고 누워 있다가 배가 나폴리에 닿았을 때는 완전히 쇠약했다. 그뿐만 아니라 그 당시 이탈리아에서의 치료나 사혈(瀉血)은 주로 저영양요법(低榮養療法)이였기 때문에 키츠는 봄이 오기 전에 타향의 하늘 아래서 죽었는데, 그때가 1821년이었다.

배 타고 다니는 것이 왜 몸에 좋은가 하는 이론은 여러 가지가 있으나 파도에 흔들리는 배는 체액(體液)을 흔들어 소화를 돕고 가벼운 운동으로 환자를 낫게 하는 게 아닌가 하는 생각도 있었다. 돈이 안 들고 같은 효과를 얻는 것으로서 그네가 있다. 그네는 몸을 움직이지 않고 체액을 흔들기 때분이다. 모션(Motion)이라는 말은 이런 운동을 가르킨다고 한다. 가난한 일반 서민에게 그네는 고마운 것이었다. 옛날부터 전해오던 건강법이 소생한 셈이다. 그러나 돈 많은 신사들에게 그네를 타는 것은 있을 수 없어 그들은 말을 타기 시작했다고 한다. 결핵 치료의 새로운 방법으로 승마가 등장한 것이다.

이 모두 운동에 의한 자기 치유법에 앞장선 것으로서 주목해도 좋을 것이다.

부유한 생활이 가져다 준 각기병(脚氣病)

'에도(江戶) 병(病)' 또는 '오사까(大阪) 부기〔踵〕'라고 불리던 각기병은 에도 중기부터 퍼지기 시작하였다. 평화가 길어지고 쌀 생산과 유통이 안정된 것과 산업이 진흥하여 경제적으로 풍요해진 시기였다.

시골에서는 현미(玄米)는 고사하고 좁쌀, 보리쌀을 많이 먹지만 도시에서는 흰쌀만 매일 먹으리만큼 생활 수준이 높아진 것이다. 시골에서 일자리를 찾아 올라운 사람들이 매일 흰쌀밥만 배불리 먹을 수 있고, 시골보다 훨씬 편한 노동일에 빠져 있을 때 자기도 모르는 사이에 각기에 걸려 죽는 자가 늘어났다. 그러나 시골로 돌아가면 얼마 뒤에 감쪽같이 나았다.

"에도 병(病)은 고향으로 보내라. 하꼬네(箱根) 고개를 넘으면 저절로 낫는다."는 일화가 남아 있다.

각기(脚氣)는 글자 그대로 처음에는 다리가 부어 뻐듯하고 오래 앉아 있다가 갑자기 일어서려면 일어나지 못한다. 하퇴부(下腿部) 안쪽을 손가락을 누르면 쑥 들어가며 언덕을 올라갈 땐 몹시 숨이 차다.

각기병이 심해지면 아래 위로 마비가 되며 감각이 둔해진다. 열도 없고 권태로운 것 말고는 별로 다른 것이 없고 일상 생활에는 지장이 없었다. 그러나 갑자기 가슴에 압박감을 느끼고 호흡이 급박해 지며 2~3일 사이에 급사하는 각기충심(脚氣衝心, 각기로 심장을 앓게 되는 위급한 병)이 일어난다. 또 다리가 퉁퉁 붓고 온몸이 부어 올라 심장 장애를 일으키는 사람도 있다. 병의 모양이 '스몬'(척수의 장애로 사지의 운동마비, 시신경 장애를 수반하는 병)병(病)과 비슷해서 비타민 결핍증이라고 의심하기 시작하였다.

오사까 쪽에서는 마비형(痲痺型)이 많았고 도꾜 쪽에서는 수종형(水腫型)이 많았다. 편안히 흰쌀밥만을 먹는 생활이 늘어남에 따라 환자가 전염병 처럼 늘어난 것은 당연하였다. 일찍부터 흰쌀만 먹던 에도 막부의 오대(五代)장군 도꾸가와 쯔나요시(德川綱吉)도 각기에 걸려 낫지 않았다. 점을 쳐 보았더니 에도 서북에 있는 마(馬)자 있는 곳에서 치료하면 낫는다고 하여 그곳을 찾았더니 연마리(練馬里)라는 곳이 있어 별장을 짓고 치료 받았더니 각기가 나았다고 한다.

명치(明治)시대로 들어오면서 각기는 점점 더 심해졌는데 이 각기병이 일본에서 국가적으로 중대한 관심을 불러 일으키게 된 것은 1882년에 조선에서 임오군란(壬午軍亂)이 일어난 뒤부터였다. 당시 조선 조정에서 군인들에게 열석달 동안 밀린 봉급을 줄 때 쌀에 돌이 많이 섞여 나오자 군인들이 들고 일어났다. 이 사변으로 일본 공사관이 습격 당해 조선에 있던 일본인의 보호를 빌이로 일본은 조선에 출병(出兵)했는데 그 때 일본 군함이 인천 앞바다로 갔다. 인천에 가있던 일본 해군의 절반 이상이 각기병에 걸렸다. 수병들은 군함 안에 드러누워 싸울 수가 없었다고 한다.

그 당시의 해군 의무국(海軍醫務局) 부장(副長) 다까기 가네히로(高木兼寛)는 1880년 영국성 토마스 병원 의학교에서 5년간의 유학을 마치고 귀국하에 각기병의 실태를 조사하고 있었다.

1872년에서 1878년 사이에 해군 1,552명 중 연인원 6,348명이 각기 진료를 받았다. 한 사람이 1년에 네 번 치료를 받은 것이다. 실천적 영국의학을 배운 그는 환경 때문이라 생각하고 의식주(衣食住)와 생활 습관과의 관계에 중점을 두고 조사했다. 해군의 각기병은 군함이 항해중일 때 발생했다가도 항구에 정박하면 덜한 것을 보아 식품에 신경을 썼는데, 특히 양식(洋食)을 먹으면 빨리 낫는 것을 알았다. 사실 각기의 발병이 장교에게 적었고 졸병이나 죄수한테 많았다. 각기병 환자를 두 파트로 갈라놓고 먹는 것을 달리 주어 증명하였으나 예산 부족과 반대 의견 때문에 실현되지는 못하였다. 때마침 호주, 남미(南美)로 가는 연습함 승무원 45%가 각기에 걸려 그 중 25명이 사망하는 사건이 발생하였다.

그 사건 이후 해군식량급여규칙(海軍食糧給與規則)이 제정되었지만 그의 학설에 반신반의 하는 자가 적지 않았다. 그 뒤에 식사 메뉴를 바꾸고 실시한 원양 항해 때는 각기에 걸리는 사람이 하나도 없어 그의 주장이 옳다는 것이 증명되었다.

메이지 44년 스즈끼 우메타로오(鈴木梅太郎)와 프랭크가 함께 비타민 B를 발견하여 각기를 예방하게 되어 논쟁이 끝났다. 이처럼 다까기(高木)의 만년은 영광으로 빛났다. 그러나 여섯 아이들 중에서 다섯이 아버지 보다 먼저 죽었다. 정신적 충격을 받아서인지 다까기는 신장병에 걸리고 뇌졸중이 합병증으로 겹쳐서 죽었다. 그때 그의 나이 72세이었다.

콜럼버스의 매독과 수은 요법

매독(梅毒)도 사람을 엄청나게 많이 죽게 하였다. 1492년 미국 대륙을 발견한 콜럼버스는 유럽으로 담배를 가져왔는데 그때 매독도 함께 들어왔다. 그때까지 유럽에는 매독이 없었다. 그러니까 콜롬버스가 매독의 원조다. 그런데 유럽에 들어온 매독이 어떻게 퍼져 나갔는가. 이것도 재미있다.

콜럼버스 매독에 가장 먼저 걸린 것은 프랑스 황제 샤를 8세! 섹스를 탐익했던 샤를 8세는 젊고 예쁜 여자들과 많은 관계를 하다 보니까 어느 새 매독에 걸려 있었다. 그런데도 1495년에 그는 나폴리 원정군을 이끌고 이탈리아로 쳐들어간 바람에 매독이 전 유럽에 퍼졌다. 전쟁이 끝난 뒤에도 이탈리아와 프랑스는 매독 때문에 또 싸워야만 했다. 이탈리아는 프랑스에서 매독이 들어왔다고 했고 프랑스는 이탈리아 여자들의 사타구니 속에 매독이 들어 있었다고 항변했다. 이탈리아 정부는 프랑스 병사들이 매독에 걸려 있었다고 했고 프랑스 정부는 이탈리아 여자들이 이미 콜럼버스의 매독 제자들이더라고 되받아쳤다. 이 나폴리 원정을 지휘했던 샤를 8세는 28살의 꽃다운 나이에 죽었다.

그러나 매독의 원조는 또 있다. 그가 바로 바스코 다 가마다. 바스코 다 가마는 아프리카 매독의 전도사다. 1497년 아프리카 희망봉을 돌아서 아시아로 들어 온 바스코 다 가마는 매독을 아시아에 퍼트린 최초의 전도사가 되었다.

바스코 다 가마가 일본에 들어온 것은 1512년 나가사끼로 들어왔는데 콜럼버스가 미대륙을 발견한 20년 뒤였으며 폴투칼 사람이 총포〔鐵砲〕를 가지고 들어오기 30년 전이다. 그밖에도 일본에 매독이 들어온 길은 여러 가지 루트였다. 중국에서도 들어오고 인도와 동남 아시아에서도 들어왔다고 한다.

일본에서는 매독이 들어온 루트에 따라서 양매창(楊梅瘡), 당창(唐瘡), 남만창(南蠻瘡), 광동창(廣東瘡)이라 불린다. 그 이름을 보면 어디서 온 매독인지 매독 족보를 알 수 있었다. 매독이 유럽에서 얼마나 무섭게 퍼졌는지 볼테르는 군인 3만 명에 2만 명 이상이 매독에 걸렸다고 기록했다.

일본의 남만사(南蠻寺, 천주교 성당)에서 매독을 치료해 주고 있던 선교사 루이스 플로이스는 오히려 일본 매독에 질려서 전도도 못하고 달아났다. 일본의 막부장군(幕府將軍)이던 도꾸가와 이에야스(德川家康)의 아들도 매독에 걸려 온몸이 썩고 코가 문들어졌다. 한때 약간의 차도가 있는듯 했으나 34살의 젊은 나이로 죽었다.

미완성 교향악을 작곡한 슈베르트도 매독에 걸렸다. 총각인 그는 젊고 아름다운 여성들과 자주 접촉을 가졌다. '아름다운 물방앗간 아가씨' 를 작곡할 때는 벌써 수은치료를 받고 있었다고 한다. 작품 속의 여인이긴 하지만 아름다운 물방앗간 아가씨도 매독에 걸렸을지도 모른다.

일본에서는 성인 남녀 1,000명 중에서 700~800명이 매독에 걸렸다고 한 것을 보면 일본 국민의 80%가 매독에 걸려 있음을 알 수 있다. 매독에 걸려 자포자기한 일본의 한 젊은이는 "일본은 매독제국(梅毒帝國)이다."라고 한탄하였다고 한다. 치료약이 발견되기 전까지 지난 날의 매독의 위세는 대단했다. 열이 나고 발진하고 통증이 매우 심하였다. 이 악창(惡瘡)은 몸을 뒤덮고 코가 문드러지고 살을 파먹으며 뼈를 썩게 한다고 했다. 이빨은 모두 들뜨고 목소리는 안 나오고 기침은 심했다.

일본 전국시대(戰國時代)에 있었던 매독 환자는 말하기를,

"발진으로 시작하더니 가렵고 쓰리고 너무 아파 미칠 것 같고 6개월 동안 잠을 못 잤다. 모든 약은 소용없어 손발이 중풍걸린 듯 말을 안 듣고 온 몸이 부어 올랐다."고 하였다. 2년이 지나니까 운동 마비가 심해졌으며 직장방광장애(直腸膀胱障碍)가 나타나면서 죽어갔다. 약은 경분(輕粉-水銀)과 산귀래(山歸來)를 썼다. 또 다른 증상 기록을 보면 임파선이 많이 부어 오른다고 하였으며 또 다른 증세도 있었다고 한다.

중미(中美) 원주민들의 매독은 경증(輕症)이였던 것 같다. 원주민들에게는 풍토병도 가볍다는 원칙이 있다. 중미에는 프랑페자아는 전염병이 있어 그 병과 매독과 면역체가 같다는 것이 그 이유라고 했다. 원주민은 맨발로 다니기에 병원체에 대한 면역이 어린아이 때부터 생기지만 양

말과 구두를 신는 사람에게는 면역이 안 되었다.

수은(水銀)은 금속의 왕으로서 고대 인도 시대부터 등장하였으며 유럽과 중국, 일본으로 들어왔다. 중국에서는 옴[疥癬], 버즘, 이, 궤양(潰瘍)치료에 썼으며 매독이 퍼질 때는 경분(輕粉)이라는 가루약으로 만들었다. 유럽에서도 나폴리 고약을 머리에 발라 치료하는 도찰요법(塗擦療法)과 수은훈증요법(水銀燻蒸療法)으로 매독 환자를 빨가벗기고 씻겼다. 옷을 다 벗기고 공중 전화 부스 같은 곳에 집어 넣고 불을 피워 진사[朱]와 향(香)을 섞어 태워 그 연기를 섞어서 매독 환자한테 쏘여주었다. 환자가 뜨거워 땀이 나면 잠시 쉬게 했다가 또 다시 침을 질질 흘릴 때까지 또 연기를 쏘였다. 그러면 매독 환자는 기침을 하고 몸부림을 치고 캑캑거리며 죽을 고통을 겪는데 매독균을 죽이자고 하는 치료가 환자를 수은에 중독시키기도 했다. 일본에서는 코로 냄새를 맡게 하였는데 약효를 올리려고 입에 식초를 한입 물고 독한 냄새를 맡게 하였다니 그 고통이 얼마나 심하였겠는가!

왜 매독에 걸렸는지 후회하여도 이미 때는 늦었다. 그래도 매독균은 독해서 여간해서 죽지 않았다. 그 당시의 매독의 명의(名醫)였던 나가다(永田德本)의 치료법은 수은을 풀에 섞어 막대처럼 굳혀 그늘에서 말렸다. 그것을 붓[筆] 대롱의 구멍에 끼우고 한쪽 끝에 모기약 태우듯이 불을 붙이면 독한 연기가 나는데 그것을 콧구멍으로 맡게 하였다. 그래도 그 소중한 연기가 흩어지지 않게 이불을 뒤집어 쓰고 연기를 맡았다. 그러다가 수은 독에 기절하면 얼굴에 물을 끼얹었다고 한다.

이 수은도찰요법으로 많은 돈을 번 이탈리아 의사 쟈코모는 말했다.

"수은은 독약이다. 수은 치료로 매독 환자가 많이 나았지만 그들을 치료해주던 의사도 많이 죽었다."

한편 수은을 금(金)으로 바꾸는 연금술사(鍊金術師)들은 약아서 위험을 느끼자 그 직업을 안마사들에게 넘겼다. 그때부터 수은 중독은 안마사들의 직업병이 되었다.

매독과 수은은 여러 사람을 죽였다. 그러나 최초의 매독 치료약인 사르발산(건강을 돕는다는 의미)이 발명되자 세상은 달라졌다.

말라리아에 정복당한 알렉산더 대왕

암살당한 아버지의 뒤를 이어 '고르디오스의 매듭'을 풀어 마케도니아 왕이 된 알렉산더는 약관 스무 살에 그리스의 맹주가 되었다. 기원전 334년, 고르디오스가 전차에 묶여 있는 산수유나무 껍질로 만든 매듭을 푸는 사람이 장차 세계의 왕이 될 것이라 예언했다. 당시 고르디움 사람들은 그것을 신의 뜻이라 믿고 매듭 풀기에 도전했으나 모두 실패했다. 밧줄의 끝이라 생각했던 부분에 다른 끝이 계속 이어져 있기 때문이다. 이를 본 알렉산더는 잠시 생각하다 칼을 뽑아 밧줄을 잘라 매듭을 풀었다. 그리고 스물세 살 때 동방정벌(東方征伐)에 나선다. 그는 소아시아, 이집트를 정복하고 그리고 페르시아로 향했으며 순식간에 페르시아를 멸망시켰다.

그 뒤에 카스피 해를 끼고 북동 쪽으로 올라가면서 빅토리아를 정복하고 인도로 들어와 인더스 강을 건너 코끼리 대군을 이끌고 나온 포로스 인도왕을 항복시켰다. 알렉산더 대왕이 인도에 침입하려 하였을 때 인도의 왕은 절세의 미녀로 하여금 피부에 독을 발라 독이 스며나오도록 한 후 대왕에게 잠자리 시중을 들도록 하여 서서히 암살시키려 하였으나 아리스토텔레스 등 대왕을 수행한 학자와 참모들에 의해 음모가 발각 당해 목숨을 건졌다. 마케도니아를 떠난 지 8년 6개월, 1만2천250 마일의 대장정이었다. 알렉산더는 많은 학자들을 데리고 다니면서 점령지에서 그의 뜻대로 이상적 정치를 폈고 세계사를 다시 썼다. 그는 지금의 테헤란 근처에서 살았는데 기원전 323년 5월, 고열에 시달리다가 6월13일 저녁 해가 질 때 숨을 거두었는데 그때가 33살이었다.

위대한 정복자 알렉산더 대왕도 말라리아한테 정복당한 것이다. 그가 죽게 되자 그리스 식민지들이 몰락한 것은 물론이다.

말라이아는 적어도 3천 년 이상 전세계를 누비며 그 어떤 병 보다 더 많은 사람을 죽였다. 말라리아는 놀랍게도 기원전 4세기에 이집트를 휩쓸고 나서 그리스로 들어가 많은 사람을 죽게 했다는 기록이 있을 정도다. 그 뒤에도 말라리아는 지중해 연안과 유럽 대륙을 모조리 쓰러뜨렸으며 수많은 인재와 명사들을 죽였다. 영원불멸일 것 같았던 로마 제국도 결국에는 말라리아가 무너뜨렸다고 할 정도다.

아무리 『신곡(神曲)』을 노래한 단테도 말라리아한테는 꼼작없이 암살? 당했다. 모기가 몰래 쏘았으니까 암살이라 해도 괜찮을 것이다. 단테는 시인으로 출발했는데 뒤에 피렌체에서 정치 권력의 맛을 보고 전투에 참가하기도 했다. 또한 단테는 의사, 약제사 협회의 회원이기도 했다. 35세 때 시(市) 총무로 뽑혔으나 반대파한테 몰려 사형 선고를 당하자 야간에 도망을 쳤다. 집을 수색하였는데 그때 신곡의 원고가 발견되었다고 하니 세상 일은 참으로 오묘하다. 그때 집을 수색하지 않았다면 단테의 『신곡』은 없었을런지도 모른다.

『신곡』의 원고를 발견한 것이 그의 아내였다니까. 흥분한 반대파들이 집울 수색하고 부셨는데 단테의 부인과 원고는 다치지 않고 안전하게 보호하였던 모양이다. 단테는 이탈리아, 프랑스로 떠돌아다니다가 토스카

나로 돌아와 정치를 다시 시작했는데, 베니스로 갔을 때 이미 말라리아에 걸려 고열에 시달리며 고향으로 돌아왔지만 이내 죽었다. 1321년의 일이다.

영국의 왕제를 폐지, 찰스1세를 처형하고 공화제를 선포한 올리버 크롬웰도 혁명의 와중에서 여러 번 암살당할 뻔하면서도 죽지 않고 살아났다. 하지만 결국 그도 모기한테는 꼼짝 못해 모기가 한방 쏘자, 말라리아를 피하지 못하고 그만 죽게 되었다.

그러나 그때 신대륙 아메리카에는 말라리아가 없었다. 아메리카 본토에는 아프리카 흑인들이 제임스 타운으로 말라리아 모기알을 묻혀 가지고 들어갔으며 중미에는 스페인 사람들이 말라리아 모기를 데리고 갔다. 말라리아는 처음에는 미국 동부에만 있다가 백인들이 서부로 갈 때 따라갔다. 결국 미국에서도 말라리아는 해마다 환자가 2백만 명에서 4백만 명에 이르렀다. 영국에서 미국으로 이민간 사람이 미국 땅을 밟자마자 말라리아로 죽게 되자 "모기한테 죽으려고 내가 왔느냐?"고 억울해하며 죽었다고 한다.

말라리아라는 이름을 이탈리아의 돌티가 붙였다고 한다. 그는 이 병은 mal(나쁜), aria(공기)의 전염때문이라고 한 것이 말라리아가 됐다고 한다. 그러나 말라리아는 나쁜 공기 때문이 아니고 모기 때문인데 돌티는 공기만 보고 모기는 못 본 것 같다.

인도에서는 기원전 5세기에 의사 스스라다가 이미 모기가 원인임을 알아냈으며, 독일의 드레이크도 1850년에 말라리아는 모기가 옮긴다고 발표했다.

1880년 알제리에서 군의관으로 근무하던 영국 의사 브라운은 환자의 피 속에서 말라리의 원충을 발견했는데 그때 그의 나이 25세이었다. 말라리아 원충은 몇 가지가 있는데 악성균은 2~3일이면 사람을 죽인다. 19년 뒤에 인도에 태어난 영국 의사 로스는 해마다 말라리아가 인도사람 일백만 명을 죽이는 것을 보고 연구하기 시작한 끝에 드디어 모기 뱃속에 있는 원충을 발견했다. 또 몇 달 뒤에는 그라시라는 의사가 말라리아균을 옮기는 모기는 무늬가 있는 숫놈이란 것도 알아 냈다. 말라리아에 걸렸다가 회복한 환자의 피 속에는 암놈과 숫놈의 생식모체(生殖母體)가 있는데 피 속에 있을 때는 아직 숫처녀와 숫총각이다. 그러나 모기 뱃속에서 결혼하여 처녀성을 잃고 수많은 새끼가 나온다. 이들 모기가 사람 피를 빨 때 많은 병원충이 사람 속으로 들어간다. 말하자면 모기의 낭만적인 신혼 여행이 시작되는 것이다. 태양과 물의 혜택을 받아 모기는 대지 위에서 몇천 년 간 무한하게 번식했다.

물을 찾아 살아가야 하는 인간과는 특수하고 기묘한 인연을 맺어왔던 것이다.

루이 14세를 살린 키니네

말라리아를 고친 약은 키니네다. 우리말로는 금계랍(金鷄蠟)이라고 불렀는데 약맛이 굉장히 써서 환자들은 죽으면 죽었지 금계랍은 못 먹겠다고 버티었다.

1630년 페루 총독의 아름다운 아내 프란체스카 드 소페라는 말라리아에 걸려서 다 죽게 되었다. 그러나 평소에 사랑하는 원주민 시녀가 인디오 비법을 처방해 주어 그 약을 먹고 살았다. 그 약은 키니나무 껍질을 갈아서 만든 가루약이었다. 목숨을 건진 백작 부인은 그 약을 유럽으로 가지고 가서 퍼트렸다. 그때까지 유럽에는 말라리아 약이 없었다. 백작 부인이 키나나무를 가지고 왔다고 그녀는 킹콩부인이라는 애칭으로 불리었고 많은 사람을 살려서 존경도 받았다.

한편 가톨릭 신부들도 남미에서 전도할 때 키나나무로 말라리아를 고치고 유럽으로 돌아가 치료 활동을 벌였다. 그러나 개신교 신도들은 이교도(異教徒)들의 약이라고 먹지 않고 그대로 많이 죽어 갔다.

16세기 초부터 시작된 종교 전쟁은 로마 교황, 유럽의 국왕들, 여러 계층의 귀족들이 이권 다툼을 하면서 신 · 구교간의 격렬한 전쟁으로 변했다. 유럽에서 많은 종교적 기반을 빼앗긴 구교는 프란시스코 자비엘과 많은 군인들을 내세워 실지 회복을 꾀했다. 그들이 주력한 것은 해외 선교였는데, 일본에도 이때 즉 1563년에 프로이즈 예수회 사제가 들어 왔다. 서양의 총포가 일본 땅에 들어온 것은 1543년이였는데, 그후 꼭 20년 뒤였다.

신 · 구교 전쟁은 유럽을 무대로 수십년 간 치러졌는데 스페인 제국의 무적함대가 영국 함대에 격파 당하면서 스페인에 신교가 들어가 신앙의 자유를 누리게 되었다. 중세기부터 근세까지 로마는 말라리아의 거리, 즉 죽음의 거리였다. 교황청이 있기 때문에 각국에서 온 신부들이 로마에서 말라리아로 죽었다. 루고 추기경은 말라리아 치료약을 만들어 많은 사람들을 살렸는데, 개신교인들은 그 약을 안 먹고 그대로 죽어갔다.

영국 런던도 말라리아 천지였다. 많은 영국인이 말라리아로 죽었고, 왕실은 궁궐문에 자물쇠로 걸어 잠그고 외부인들의 출입을 통제하였다. 캠브리지 대학을 졸업한 탈보는 약국에서 일하다가 신부들이 주는 약이 말라리아를 고치는 것을 보고 에섹스 지방에서 치료하기 시작했다. 탈보의 소문을 들은 영국왕 찰스 2세는 탈보를 초청하여 치료를 받았는데 영국왕이 말라리아에서 나았다.

"그 약 처방을 밝혀라"

영국 왕실 의사들이 강요했으나 탈보는 신부한테서 얻은 약이란 말을 할 수 없었다.

"그 약 혹시 가톨릭 신부가 준 것 아니냐?"

고 하면서 왕의 주치의가 다그쳤을 때도 탈보는,

"무슨 말씀이요 그게? 그 약은 먹으면 즉사 한다구요"

하면서 능청을 부렸다.

프랑스의 루이 14세와 황태자가 말라리아에 걸려 죽게 됐다는 소식을 전해들은 찰스 2세는 탈보를 프랑스로 보냈다. 그가 병을 고쳐주고 돌아오자 영국 왕은 탈보에게 귀족 작위를 내리고 많은 은사금을 주었다. 프랑스의 루이 14세는 병이 나은 것이 신기해서 그게 무슨 약이냐 물었고 절대로 비밀로 할 테니 약 처방을 가르쳐 달라고 했다. 탈보는 약 처방을 적어주고 돌아왔는데 얼마 뒤에 프랑스 왕은 자랑삼아 그 약 처방을 공개하면서 나만이 알고 있는 신비 약이라고 으시댔다. 그러나 알고 보니 그 약은 가톨릭 신부들이 나누어주는 약이었다. 그런 소동이 있고 나서부터 그 약은 유럽을 고치게 되었다.

유럽 전역에서 키니네 수요가 크게 늘어나면서 안데스의 키니 나무는 차례차례 벌채당했다. 깊은 산 속으로 들어가야 발견할 수 있었다. 볼리비아 정부는 그때부터 키니 나무의 벌채를 금지했으나 이미 다 잘려 나간 뒤였다.

키니네의 발명과 말라리아 정복

영국 의사 탈보가 『말라리아의 원인과 치료』라는 책을 펴내고 키니 나무 껍질을 치료약으로 하였지만 그 유효 성분은 오랫동안 알지 못했다. 그로부터 148년이 지난 뒤인 1820년 프랑스의 벨티에와 캄바트가 키니 나무 껍질에서 알카로이드를 추출하고 그 이름을 키니네라고 붙였다. 키니네를 만들기 전에는 쓴 약을 불에 다리고 끓여서 힘들게 먹었는데 그때부터는 쉽게 말라리아 약을 먹을 수 있었으며 환자들이 편해졌다.

탈보는 키니네를 특허(特許)내지 않고 곧바로 제약법을 공개하였는데 이것도 놀라운 일이다. 그의 목적은 돈 벌기보다 인류에 대한 봉사였으니 영국 정부는 그의 뜻을 기려 기념상(記念像)을 세워 주며 그 업적을 찬양하였다.

키니 나무도 여러 가지가 있는데 약효가 좋은 나무는 적다. 인도네시아 자바에 이식된 키니 나무도 약효가 적어 많은 투자와 연구를 했지만 신통치 않았다. 티티카카 호수 근처에 영국 군인이 살면서 원주민을 시켜 볼리비아 산 속에서 키니나무를 유럽으로 수출하였다. 그는 아마존의 밀림 속에서 채취한 약효가 좋은 종자를 유럽에서 팔았다. 그러나 그 효력이 신통치 않았으며 신용을 못 얻었고 씨를 산 네델란드인이 그 씨를 자바섬에 심었다.

1872년 자바의 키니 나무를 돌아본 화학자 모엘레스는 깜짝 놀랐다. 약효가 3배 이상이었기 때문이다. 네델란드 정부는 이를 극비에 붙이고 약품으로 개발한 뒤에야 발표하였다. 동시에 대량 재배한 것도 물론이다. 말라리아 대책으로는 모기를 죽이는 것과 인체에 들어온 원충을 죽이는 방법 두 가지가 있다. 그 당시 물가와 습지에서 무수하게 생기는 모기를 없앤다는 것은 꿈같은 이야기로만 알았다. 1900년 결핵의 발견으로 일약 세계적 영웅이 된 로버트 코흐는 뉴기니아에 와서 말라리아를 연구하였다. 그는 말라리아 원충의 생활사를 알아 내고 감염된 인체 속의 원충이 자라는 것을 억제하는 것이 최선이라고 믿었다. 그래서 키니네를 계속 먹이다가 잠시 쉬고 또 먹이는 요법을 발견해냈다. 그의 요법은 효과가 있었으며 코흐 치료법이라 불리면서 세계 각지에서 채택하였다.

일본의 말라리아 역사는 일본이 대만을 통치하면서부터다. 1894년 청일전쟁 뒤에 일본군이 대만을 점령하였다. 그런데 일본군은 대만 북부에서 남부로 가는 곳에 따라 '대만병(臺灣病)' 이라는 열병에 모두 걸려 주둔군의 3분의 2가 앓았다. 로스박사가 말라리아 모기의 매개설을 발표하기 2년 전의 일이다. 그 당시의 기록을 보면 6개월 사이에 일본군 전병력 2만6천994명 중에서 전사 164명, 전상 515명, 4천642명이 말라리아로 죽었다. 일본군 총사령관도 악성 말라리아로 객사한 것도 그 때였다.

대만의 말라리아 소탕전은 1910년에야 시작되었다. 그때 코흐 치료법이 채택되어 말라리아에 걸린 사람한테 3일간 키니네를 먹이고 3일 쉬고 또 먹이고 해서 2개월 계속했다고 한다.

자바에서 키니 나무를 대량 재배함에 따라 암스테르담 정부에 키니국(局)이 창설됐으며 키니의 공급과 가격이 통제되었다.

미국 정부는 제1차 대전 전에 군대용으로 370톤을 사들였다. 그때 네델란드 정부는 싸게 팔았지만 큰 돈을 벌었다. 1926년 뮬러는 DDT를 발명했다. DDT는 유기 염소 화합물인 강력살충제로 말라리아 박멸 특효약으로 모기를 죽였다. 그 결과 남북 아메리카에서 모기가 없어지고 말라리아 병은 90%가 줄었다. 그 효과는 키니네 보다 낫다고 증명되었으나 뒤에 잔류 독성으로 사용이 금지되었다.

제2차 세계 대전으로 네델란드는 식민지를 잃었고 자바 키니도 잃어서 열강(列强)의 대열에서 떨어져 나갔다. 그 유산은 아시아의 식물로 남았으나 그 대부분이 원생(原生)이 아니고 이식재배(移植栽培)라는 것도 재미 있다. 최근 근절 직전에 있던 말라리아가 보건 위생을 개을리 한 일부 지역에서 다시 그 악령이 살아나고 있다.

지구촌 곳곳에 다시 전염병이 기승을 부리고 있다. 항생제에 대한 면역으로 역병(疫病)의 세기가 다시 오고 있는지 모른다.

상한(傷寒)과 도요또미 히데요시의 이질(痢疾)

중국 후한(後漢)의 장중경(張仲景)은 동양 의학의 성전으로 여러가지 열병과 전염병에 대한 약제와 처방을 정리한 『상한론(傷寒論)』을 썼다. 상한(傷寒)이란 외인(外因)에 의하여 일어나는 모든 열병의 총칭으로 그 열병 중에는 장티푸스와 증상이 일치하는 기록도 있다. 후세 사람들은 상한 중에서 전염되는 것을 온역(瘟疫)이라고 따로 구별하고 있다.

1816년 나가사끼(長崎)에 장티푸스가 유행하였다. 그때 나가사끼에서 유학하던 아라미야(新宮凉庭)는 아무리 해도 그것이 무슨 병인지 알 수 없어서 고민했는데 때마침 항구에 머물고 있던 네델란드 선박의 주치의였던 프랭키 문하의 의사 바티에게 물어 보았다.

"이것은 신경역(神經疫) 병이요" 라고 대답한 바티는 프페란트가 쓴 『신경역론(神經疫論)』이라는 책을 빌려 주었다. 그 책을 읽은 뒤에 비로소 장티푸스라는 것을 알았다. '티푸스(typhus)' 라는 말은 정신이 몽롱한 상태를 가르키는 말이다. 옛날에는 신경역이라 번역되었으며 복부 증상이 있기 때문에 복증(腹症) 신경열, 전염되기 때문에 신경역이라 불리었다. 에도시대에는 1674년 이후로 열두 번이나 이 병이 돌았으나 그것이 장티푸스인지 아닌지는 모른다. 그와 비슷한 발진티푸스와의 구별이 가능해진 것은 1839년부터이며 일본에 소개된 것은 1869년이였기 때문이다. 병균의 발견은 더 늦어서 1982년이였다. 장티푸스는 생사의 경지를 오가는 열병으로 치료 기간은 길고 정신신경 증상이 나타나고 영양 장애와 겹쳐서 자주 욕창(褥瘡)이 생겼다.

장티푸스 균은 콜레라균과 같이 발생지에서는 건강한 사람 배설물에서도 나올 때가 있다. 자신은 아무런 증상이 없는데 병균이 점염되는 힘이 강하고 독성도 강하다. 명석한 코흐는 장티푸스가 번지는 것을 환자뿐만 아니라 건강한 보균자한테서도 퍼질 수 있다고 경고하고 있다. 때마침 알자스 근처에서 훈련하는 군인들도 보균자가 있어 조사를 의뢰받았다. 조사해보니 군인들이 식품을 사러가는 가게집 여자가 보균자여서 모두 걸렸다.

미국에는 장티푸스 메리(Typhoid Mary) 이야기가 있다. 장티푸스가 퍼진 곳에는 반드시 그 여자가 있었다. 그 여자를 검사해보았더니 역시 건강한 보균자였다. 그 여자를 장기간 집안에 감금해두었더니 장티푸스가 씻은 듯이 없어졌다. 그러나 그 여자는 크게 화를 내며 자신의 자유행동을 구속한 것에 대한 소송을 제기했고, 큰 돈을 받아내서 잘 살았다는 이야기다. 장티푸스와 같이 퍼지는 것은 이질이다. 이질도 옛날부터 알아 주는 병이라 혈변을 보며 밤새도록 화장실 드나드는 고통은 이만저만이 아니다.

일본의 도요또미 히데요시는 고질적 폐결핵(肺結核, 勞咳)에 위암(胃癌)으로 죽었다는 말이 있지만 그를 죽게한 것은 근본 원인은 이질(痢疾)이었다고 한다. 그 당시 일본에 와있던 예수회 책임자 프란시스코 파시오가 로마에 있는 총회장한테 보낸 편지에는 이렇게 적혀 있다.

「일본의 통치자, 다이코오(太閤樣) 도요또미 히데요시(豊臣秀吉)는 성(城)안에 있다가 6월 하순에 이질에 걸렸습니다. 그리고 위가 아프다고 했습니다. 나보고 치료를 좀 요청해서 몇차례 치료를 하였는데 8월 5일에는 병이 악화해서 죽는줄 알았으나 그 분은 몸이 말랐는데도 감기가 들어서 신병 정리를 시작했습니다.

아들 히데요리(秀賴)를 후계자로 삼으려고 도꾸가와 이에야스(德川家康)에게 충성 서약을 마지막으로 받아두려고 했는데, 다음 날 정신이 들어 그때부터 아프다고 난동을 부려 광란 상태가 이어졌으며 미친 사람처럼 헛소리를 하고 내 아들이 후계자가 되어 대권을 잡아야 한다고 외치다가 다음 날 새벽에 죽었습니다. 그 분은 자기의 시신을 불태우지 않고 관 속에 넣이 새로운 수호신〔新八幡〕으로 불리게 하라고 마지막 유언을 하였습니다.」

그가 죽기 전부터 그가 죽었다는 소문이 퍼져 노상 강도들이 설치고 백성들은 안전한 곳을 찾아 이리저리 도망을 다녔다. 그 누구도 치안을 유지하지 못하였다. 그러나 오사까 성(大阪城)을 수리하자 아직도 그가 죽지 않았다는 것을 알고 일본의 치안이 바로 잡혔다는 이야기가 있다.

그 당시 일본 땅에서 도요또미 히데요시(豊臣秀吉)의 존재는 그만큼 절대적이었다고 한다.

발진 티푸스와 나폴레옹의 러시아 원정

발진티푸스의 창궐은 1505년 이탈리아에서 시작됐다. 그 뒤 독일과 프랑스와의 전쟁으로 유럽 전역에 퍼졌다. 1527년 '로마의 황폐' 로 불리는 전쟁으로 이탈리아 전국이 전염병 천지가 되었다. 다음해 나폴리 전투에서는 3만의 병사들이 발진티푸스로 죽었다. 독일군과 터키군이 싸운 헝가리 전쟁에서는 이 병이 너무도 극심했던 나머지 '헝가리 병' 이라 불릴 정도였다.

기독교 전쟁 즉 가톨릭과 신교의 전쟁은 30년간 계속 됐다. 1618년에 시작된 이 전쟁은 일진일퇴하면서 30년을 끌었는데 1631년 가톨릭의 장군 테일러가 막데브르크를 점령했을 때 발진티푸스가 퍼져 시민 4만 명이 죽었는데 8천 가구 중에서 겨우 180가구만 남고 모두 다 죽어 그야말로 죽음의 거리가 되어 버렸다. 그 뒤 10년의 세월이 흘러도 시민은 겨우 2만5천 명 밖에 안 되었다.

스웨덴의 구스타프 왕이 이끄는 신교군은 테일러 장군의 군대도 격파하고 다음 해에는 뉴른베르크를 공격했는데 그때 발진티푸스가 퍼져 7주 동안에 2만7천 명의 병사들이 죽었다. 슈트트가르트 거리는 5년 동안에 8만7천 명이 발진티푸스로 죽었다.

세계 전쟁사에 기록되어 있는 나폴레옹의 러시아 원정도 발진티푸스로 큰 희생을 당했다. 1812년 5월에 러시아를 향해 파리를 떠난 나폴레옹의 60만 대군은 호흡기 질환과 설사와 이질에 희생되고 두달 뒤인 7월 28일에는 발진티푸스로 큰 홍역을 치루어야 했다. 석달 뒤 8월15일 스몰렌스크에 들어간 나폴레옹 군대는 점령지에 주둔군을 제하고 15만 명 전후로 줄어 있었다. 점령지 마다 약간의 병력을 남겨 두기는 했지만 60만

대군이 15만으로 줄었다는 이야기는 얼마나 엄청난 희생을 당했는가를 알 수 있다. 모스크바 교외 프로디노 대전에서 승리를 했지만 러시아의 초토 전술로 음식물의 결핍과 주둔이 어려워 나폴레옹은 화평을 제의했으나 거절당하였다.

10월19일에 내린 첫 눈을 신호로 추운 겨울이 닥쳐와 10만 대군이 후퇴하기 시작했다. 약탈 물자를 실은 군대의 이동은 더뎌지고 러시아군의 게릴라 공격과 추위로 때마춰 유행하기 시작하는 발진티푸스 등 질병에 걸린 병사들은 그대로 놔두고 철수했다. 11월26일 펠레시나강을 건널 때는 4만명으로 줄었고 폴란드로 들어 왔을 때는 2만명으로 줄어 있었다는 이 대목이 바로 전사에 남은 유명한 이야기이다 .

제1차 세계 대전 때 세르비아는 인구 4백만 명 중 50만 명이 발진티푸스에 걸렸고 12만 명이 죽었다. 러시아 혁명 때는 3백21만 명이 걸렸다고 한다. 제2차 대전이 끝난 뒤 일본에서도 발진티푸스가 퍼져 의사 간호원들까지도 죽었다. 발진티푸스는 중세기까지 다른 전염병과 혼돈되어 자세한 병원을 몰랐다. 16세기에 들어와 위대한 천재 훌라 카스트로가 비로소 발진티푸스의 병원균을 규명하는 데 성공하였다. 그가 없었다면 오늘날 발진티푸스는 무슨 병인지도 모른 채로 우리는 죽어갔을지 모른다.

카스트로의 어머니는 벼락에 맞아 절명했는데 같이 있던 그는 기적적으로 살았다. 그는 철학, 의학, 천문기상학, 문학 등 다방면에 걸친 천재였다. 매독을 '시필리스(Syphilis)' 라고 따로 이름붙인 것도 카스트로의 저서에서 유래된 것이다.

발진티푸스는 심한 두통, 고열, 발진, 혈관독을 이르킨다. 병원체는 리케챠라는 세균보다 작고 바이러스보다 큰 미생물인데 사람의 몸에서 기생하는 이가 옮긴다. 위생 환경이 나쁜 곳에서 겨울을 나고, 봄이 올 때 사람에게 병을 옮긴다. 한번 걸렸던 사람도 다시 걸린다. 미국으로 이민 가던 사람들이 잘 걸렸다. 재발 환자의 피를 이가 빨면 리케챠가 증식되기 때문에 새로운 전염이 가능해진다. 기근(饑饉)때도 발진티푸스는 번졌으며 저영양(低營養)과 위생불량(衛生不良), 그리고 이의 번식 등의 악순환이 이 병을 번지게 한다.

1916년 병원체가 발견되었고 백신도 개발되었다. DDT와 BHC라는 강력 살충제로 이가 거의 전멸당하자 일본과 다른 나라에서도 1954년 이후에는 거의 발생하지 않았다.

콜레라와 차이코프스키의 비창(悲愴)

콜레라 즉 호열자(虎列刺)가 일본에 들어온 것은 1822년, 그 못된 병이 지구 전체를 기습하여 수많은 사람들이 처음으로 콜레라에 희생된 뒤 드디어 콜레라는 일본의 서남 지방과 동해 지방에 상륙했다. 그러나 하꼬네(箱根)는 넘지 못했다. 당시는 콜레라에 걸리면 3~4일이면 바로 죽어 나갔다. 1717년 일본에 퍼졌을 때는 죽은 사람이 너무 많아 미처 관을 못짜서 시체를 그냥 들어다가 바다에 수장을 하였다는 기록이 있다.

중국에서는 7세기에 콜레라가 크게 창궐하였고, 1626년에는 네델란드의 동인도회사 소속 의원이 자바에서 콜레라로 죽은 사람을 많이 보았다고 기록해 놓고 있다. 인도에서는 1768년부터 여러 번 전염되었고 벵갈지방 흉년에 맞물려 인도에서 몽고, 서쪽으로는 중동까지 퍼졌다는 기록이 있다. 콜레라가 두 번째로 지구를 휩쓴 것은 1826년부터 12년간 그때는 추운 러시아까지 휩쓸었다.

세번째 콜레라의 창궐은 1858년이었는데 일본에서도 에도에서만 2만8천 명이 죽었다. 그 당시의 에도 인구가 약 1백만 명이였기에 이 숫자는 약 3%에 달한다. 시체를 파묻은 에도의 절간은 한여름 55일간에 걸쳐 묻었다는 기록이 남았다.

영국 빅토리아 여왕의 주치의였던 스노우 박사는 런던이 콜레라로 죽음의 거리가 됐을 때 물이 병균을 옮긴다고 생각하고 더러운 우물을 막아 버렸다. 그랬더니 좀 나아졌다고 한다. 1882년 결핵균을 발견한 코흐는 쉴 사이 없이 이집트 알렉산드리아서 콜레라 환자와 송장을 뒤져가며 병원체 발견을 서둘렀다. 그는 병균을 찾아내고 이를 50마리의 쥐에 실험했다. 또 이에 자신을 얻은 스노우 박사는 독일로 가서 카메라 맨들이 터트리는 플래시 세례를 받으며 장담했다.

"여러분 안심하십시오. 이제 콜레라는 정복한 것이나 다름 없습니다. 콜레라는 균을 마시지 않으면 절대로 안 걸립니다. 자아! 이걸 보십시오!" 하면서 그는 끓인 물을 마셔 보였다. 박수갈채가 터졌다. 그는 살았다. 그러나 러시아의 챠이콥스키는 그것을 몰랐다. 교향곡 '비창'을 끝낸 더운 여름날 이마에 흐르는 땀을 식히려고 시원한 냉수 한 컵을 단숨에 들이켰다. 몇일 뒤에 그는 죽었다. 물컵 속에는 차이콥스키를 죽이려는 콜레라균들이 기다리고 있었던 것이다.

위생학자 페튼 코헬은 콜레라는 병균을 마시지 않으면 죽지 않는다면서 코흐로부터 콜레라 세균을 코흐로부터 받아서 사람들 앞에서 마셔보였다. 과연 그는 설사만 했을뿐 죽지 않았다. 그런데 이 균은 코흐 연구실에서 기차를 타고 뮌헨까지 갔다. 그 뒤 몇일이 지났다. 그 사이에 병균이 죽었기 때문에 그물을 마신 페튼 코헬은 살아 남을수 있었다고도 한다. 또 그는 이미 면역성이 있었다고도 한다. 메이지 시대에 콜레라로 죽은 사람은 37만 명이고 대정시대에는 해마다 15만 명이 걸리고 10만 명이 죽었다. 인류 문명의 발전 그늘에는 이와 같이 수많은 무명 인사의 무덤이 있는 법이다.

미국의 수도를 옮긴 황열병

미국 펜실베니아 주의 필라델피아는 미국 최초의 수도였으며 독립기념관이 있어 찾는 사람의 발길이 끊이지 않는다. 거기 있는 자유의 종은 미국 독립을 기념하기 위하여 만든 종이지만 금이 가서 치지 못한 지 오래다. 큰 마음 먹고 정한 미국의 수도는 10년밖에 못 가고 워싱턴으로 옮겼다. 왜 그랬을까?

여러 가지 이유가 있었겠으나 가장 큰 이유는 황열병(黃熱病)이었다. 수도도 좋지만 수도에서 죽기를 바라는 사람은 아무도 없었다. 필라델피아가 미국의 수도가 된 지 3년 뒤인 1793년에 4천 명이 죽었다. 전체 인구의 10분의 1이 죽은 셈이다. 겁에 질린 대통령과 장관들이 모두 다 필라델피아를 떠나 다른 곳에서 수도를 옮기자는 회의를 했다. 이 황열병은 미 대륙이나 아프리카 밀림에서 야생 원숭이나 앓던 전염병이였다. 그러나 사람에게 치명적인 이 황열병은 모기가 옮겨주기 때문에 인구가 밀집한 곳에 모기가 번성하면 쉽게 만연했던 것이다. 황열병에 걸리면 고열, 구토, 소변도 제대로 못 보고, 황달에 걸리며 쇠약해서 죽게 된다. 배를 타다가 황열병에 걸리면 따로 격리해 두고 황색 깃발을 날리기 때문에 옐로우 잭크라 불렀다.

이 몹쓸 병을 미국에 들여온 것은 아프리카 노예를 실어오는 노예선이었다고 한다. 흑인 노예들은 아무 이상이 없는데 흑인 노예를 돌봐주던 사람이 죽었다. 황열병은 1495년 콜럼버스가 하이티에서 인디언과 싸울 때도 있었다고 한다. 그래서 식민지로 건너온 백인들을 모조리 쓰러뜨렸다. 그 뒤로 3백 년간 갈리브 해와 중남미 전체로 퍼져 수백만 명을 죽이고 쿠바에서도 10만 명 이상이 황열병에 희생되었다. 영국 해군도 이 병으로 많은 희생자를 냈다.

1553년 두 척의 범선과 한 척의 보트에 몸을 실은 탐험대는 황열병으로 모두다 죽고 겨우 4분의 1만 살아 왔다. 유령선 같았다. 3년 뒤에도 이 탐험선의 선장 드레이크는 또 5백 명을 희생시켰다. 그래서 사람들은 드레이크 선장을 '사람 죽이는 선장' 이라 불렀다. 드레이크의 목적은 황열병 연구였는데 그 목적을 위해 1천 명이 넘는 생명을 죽였으니 그런 소리를 들을만 하였다. 1617년 서인도로 파견된 워터 롤리경 일행도 황열병에 걸려 그는 앓느라고 함대를 제대로 지휘하지 못했다. 영국으로 돌아온 롤리경은 재판을 받고 런던 탑에서 처형당했다. 황열병에 시달리고 또 국법에 의하여 처벌을 받았다. 17세기 후반 영국은 계속 서인도 제도를 공격했는데 황열병으로 병사들이 떼죽음을 당하여 영국왕은 18척의 병원선을 만들어 보냈으나 3천 명이 죽고 후퇴했다. 이것이 모두 극심한 더위와 '모스키토' 라고 불으는 모기가 원인이었다.

1762년 쿠바 하바나를 점령한 영국 함대는 기뻐하기도 전에 8천 명이 죽는 바람에 지휘관들은 부하를 찾느라고 야단법석을 떨었다. 영국 하원에서 원정상황을 보고한 게펠제독은,

"18만4천8백99명 중 전사자는 겨우 1천52명이고 나머지 13만3천708명은 황열병으로 죽었습니다." 라고 보고했다.

프랑스도 마찬가지였다. 1794년 나폴레옹은 3만3천 명의 군대를 하이

티에 보냈으나 점령 후 모두다 황열병에 쓰러지고 빈 배만 돌아왔다. 그래서 나폴레옹은 말했다.

"적이 무서운 것이 아니라 황열병이 무섭다!"

그는 1803년 미국 미시시피 강 일대를 미국 정부에 팔았다. 받은 돈은 1천5백만 달러, 헐값으로 팔아넘긴 이유도 그 일대는 병이 많아서였다. 세계에서 가장 유명한 이야기는 파나마 운하 건설 때의 이야기다. 수에즈 운하를 건설한 후 일약 세계적으로 유명 인사가 된 프랑스인 페르디낭 드 레셉스는 5백 명의 젊은 기술자를 이끌고 파나마 협곡으로 들어갔다. 그러나 거기에는 황열병 균들이 기다리고 있었다. 그 5백 명의 기술자들 중에서 첫달 월급 받은 사람이 하나도 없었다. 습지는 모기의 번식장이었다. 그 뒤에도 유럽 기술자와 종업원들을 합쳐서 3분의 1인 2만 명이 죽는 바람에 그는 운하고 뭐고 다 집어치우고 유럽으로 돌아왔다. 그리고 재판에 회부되어 오래도록 징역을 살았다. 감옥이 수에즈 운하보다 더 나았기 때문이라고 한다.

인간의 역사를 바꾼 대기근(大饑饉)

I

이디오피아에서는 1980년경부터 오랜 가뭄 때문에 인구의 약 15%, 즉 약 5백만 명이 굶주려서 식량 구하려는 난민 행렬이 상상도 못할 만큼 길게 이어졌고 있으며 영양실조로 죽어가는 사람들의 기사가 날마다 보도되었다. 그러나 얼마 전까지 일본도 기근으로 큰 고통을 당하였다. 인간의 역사는 기아의 연속이었는지도 모른다.

『일본서기(日本書紀)』에는 5백 번이 넘는 흉작 기록이 있는데 수년마다 반복되었다고 한다. 일본 최초의 통치자인 스진천황(崇神天皇)은 천황이 되자마자 날씨가 나쁘고 역병이 돌아 일본 인구의 절반을 잃었다고 한다.

그는 꿈에 대물주신(大物主神, 일본의 대표적인 대국주신)이 노여워한다는 것을 알고 주신(主神)의 아들을 신주(神主)로 하고 빌었더니 역병도 사라지고 나쁜 날씨도 좋아져 풍년이 들었다 한다. 또 긴메이천황(欽明天皇) 28년에는,

"모든 고을에 문이 잠기고 굶다 못해 서로 잡아 먹었다."라는 기록이 있을만큼 흉년이 들었다.

스이꼬 천황(推古天皇)은 죽기 전에 흉년이 몇해 동안 이어졌기 때문에 내가 죽어도 능(陵)을 크게 만들지 말도록 유언을 하였다. 죠메이(舒明)천황 6년(634년)에 혜성이 나타나 다음해 일식(日食)이 일어났고 그 뒤에 긴 장마로 굶었다는 기록이 있으며, 그 별은 흉년(凶年)를 예고 했다 한다. 나라(奈良)와 헤이안(平安) 시대에도 흉년은 계속되었으며 무라가미 천황(村上天皇) 2년(958년)에는 무더운 여름 하늘에서 눈이 쏟아져서 흉년이 됐고 교도(京都)에서는 도깨비가 나와 병든 사람을 날로 뜯어 먹었다는 기록도 전하고 있다. 흉년이 든 해에는 겨울부터 다음해 봄에 걸쳐 영양 실조에 걸린 사람들이 또 역병에도 걸리기 때문에 2년씩 반복되어 그 피해는 이루 말할 수 없었다.

기근(饑饉)은 인간의 역사를 바꾸었다. 치승(治承) 4년(1180년)부터 양화(養和), 수영(壽永) 원년으로 이어지는 3년간은 대기근으로 서일본(西日本) 전체가 큰 곤욕을 치렀다. 길거리에는 굶어 죽은 시체들이 넘치고 개벽이후 처음이라는 참상이 『방장기』(方丈記)에 기록되어 있는데

인화사(仁和寺)의 융효(隆曉)법사가 길바닥 시체의 이마에 「아(阿)」자를 써서 불연(佛緣)을 맺어주고 장사를 치루었는데 다음해 봄 4월, 5월 두 달 사이에 교도의 남북, 동서의 거리에 4만2천3백여 구의 시체가 있었다 한다. 「아(阿)」자는 범어(梵語) 12자모(字母)의 첫째로서 모두 다 번뇌에서 해방된다는 주문(呪文)이다.

치승(治承) 4년은 요리도모(賴朝)가 거병한 해로서 서일본이 흉작인 것은 다행이었다는 설도 있다. 헤이께〔平家, 헤이안 시대(1118~1181)에 원 씨(源氏)와 더불어 대표되는 무가(武家)〕는 후지가와(富士川) 전투 이후 힘을 회복하였으나 기요모리(淸盛)가 죽은 것과 서일본에서 식량을 조달 못한 것이 불운이었다.

한편 북쪽에서 헤이께(平家)를 쳐부수고 교도로 들어온 기소 요시나까 (木曾義仲) 군(軍, 源氏 측의 동맹군)은 먹을 것이 없어서 시내를 돌아다니며 약탈을 일삼았다. 그 바람에 국민들의 원성이 쌓여 그들은 그 뒤에 망했다.

이때 한발과 기근이 없었다면 일본의 역사는 많이 달라졌을 것이다. 무로마찌 시대에도 기근과 역병의 역사는 이어진다. 요시미쯔 장군(義滿將軍) 때부터 수년간 계속된 흉년의 기록이 있으나 1421년과 1424년에는 대기근으로 굶어 죽은 송장이 넘쳐서 길을 갈 수 없었다는 기록이 남아 있다. 특히 더 심했던 것은 조로꾸(長祿) 3년(1459년) 요시마사 장군(義政) 때였는데 이앙기에는 비가 안 오고 몹씨 가물어 하늘의 해가 두 개로 보이고 요상한 별이 달이 되고 가을에는 태풍과 홍수로 가모가와(賀茂川) 강이 범람해 많은 사람이 떠내려가 죽었다.

메뚜기 떼도 극성을 부리고 전국 어디에도 먹을 것이 없었다고 한다. 낙북(洛北)의 동자승이 나무 조각을 깎아 보살상 8만4천 개를 만들어 시체 하나하나에 안겨 주었더니 2천 개가 남았다고 하니 정월과 2월 두달 사이에 8만2천 명이 죽은 것이다. 3월 하순 보리 타작을 하여 한때 기근은 좀 나아졌으나 이번에는 또 괴질병이 퍼져 매일 3백 명에서 7백 명이 죽어 나갔다. 교또의 여러 다리 밑에 구덩이를 파고 한꺼번에 1천~2천 명을 묻었다는 기록이 전하고 있다.

일본에 왔던 중국인은 일본에는 해적이 들끓고 많은 사람이 살고 있을 뿐만 아니라 또한 굶어 죽는 사람도 많다고 썼다.

기근과 질병으로 백성들이 고통을 당하고 있을 무렵부터 1467년~1477년까지 10년 동안 응인(應仁)의 난(亂)이 벌어지며 이것이 도화선이 되어 전국 시대로 들어가 다이묘(大名, 성주)들이 교또를 중심으로 동서로 나누어져 싸우기 시작한다.

Ⅱ

옛부터 농사는 하늘에 달렸다. 날씨에 다라 풍년과 흉작이 갈렸다. 그래서 일본의 옛말에 '30년 소기(小飢, 적은 기근), 50년 대기(大飢, 큰 기근)' 라는 말이 전해내려 왔다. 1700년대부터 1800년초에 걸쳐 전세계의 날씨가 나빠서 소빙하기라고 불렀으며 각지에서 기근이 일어났다.

도꾸가와 막부는 개국 이후에 별다른 사변도 없고 경제도 발전되어서 인구가 많이 늘었지만 1700년대부터 인구가 3천만 명에 이르렀다.

동북 지방에서는 1699년부터 90년간 30번의 흉년이 닥쳤다는 기록이 있다. 태평을 노래하던 원록(元祿)시대에 천재(天災)가 있었다는 것은 아이러니였다. 동북 지방의 흉작은 냉해에 의한 것이었다. 모내기할 때부터 개인 날이 적고 날씨가 추워졌으며 여름에는 긴 장마와 찬 바람으로 농사를 망쳤다.

「추운 여름을 어슬렁거리며」 라는 미야자와(宮澤賢治)의 시(詩)는 흉작에 대한 공포를 노래한 것이다.

1702년 원록(元祿) 15년의 흉작은 굶는 사람이 1만3천 명, 다른 마을로 흘러간 사람이 1만6천 명, 굶어 죽은 소와 말이 1천3백 두나 되었다고 한다. 「주신꾸라(忠臣藏)」에 나오는 오이시 구라노스께(大石藏之助)가 기라(吉良) 저택으로 쳐들어간 12월에는 치솟는 쌀값을 통제하기 시작했다. 전국적으로 각영지마다 기근으로 참다 못해 한 집안이 사람고기를 먹었다는 이야기가 나돌았다. 요시무네(吉宗)가 다스리던 형보(享保) 연간에도 19년간 여덟 번의 흉년이 들었다. 형보(享保) 17년(1731년)에는 병충해 때문에 서일본(西日本) 지방에 큰 흉년이 들었다. 그해 겨울은 추웠고, 장마가 오래 끌었고, 6월 중순부터 갑자기 더워져 벼이삭이 말랐다.

옛부터 '벌레보내기'라고 하는 병충해 퇴치법이 있었으나 대량 발생시는 속수무책이었다. 농민들은 논두렁에 모여 밤새도록 횃불을 밝히며 종과 북을 울리고 소라고동을 불고, 고함을 질러서 해충을 쫓았다. 그러나 그것이 무슨 큰 소용이 있었겠는가!

『도꾸가와 실기』(德川實紀, 도꾸가와 막부의 實錄 516권)에 의하면 정월에 서일본 전역에서 96만9천9백 명이 굶어 죽었다고 한다. 그 당시 규슈(九州)에서 근무하던 관리며 재담가였던 촉산인(蜀山人)은 풍전소창(豊前小倉)에서 7만 명, 사가(佐賀)에서 12만 명, 축전(筑前)에서는 네 사람 중의 한 사람이 죽었다고 한다. 비교적 잘 살아서 굶어죽지 않은 사람도 역병에 걸려 발열하여 헛소리하며 죽었는데 그것은 아사자들의 원혼 때문이라 하였다. 그 병을 고치는 데는 검은 콩을 볶아서 감초와 함께 다려서 먹으면 된다고 하였다. 효과는 일정하지 않으나 콩의 담백질과 감초의 면역 작용을 생각하면 그럴듯하다.

가고시마에서는 감자를 기르고 있어서 굶어 죽는 사람이 적었다. 아오끼 공요(青木昆陽)가 『감저기(甘藷記)』를 쓴 것이 그 대흉년보다 10년 전이었으며 오시무네(吉宗)가 고이시가와(小石川)낙원(樂園)에서 감자를 심은 것이 그 뒤였다. 그 당시로서는 신속한 대책이었다고 할 수 있을지 모른다.

가장 비극적인 것은 천명(天明) 연간(1781~1789)의 대흉작이었다. 천명이란 연호는 "하늘의 명운을 돌보며"라는 상서(尙書)에서 따온 것인데도 지구의 역운(逆運)은 못 이기고 8년간 흉작을 당하였다. 천명 3년의 초여름은 춥고 비가 많이 와 여름 석달에 개인 날씨는 19일, 비가 53일 내렸다. 그뿐만 아니라 아사마(淺間)산의 분화구가 크게 폭발하여 용암이 쏟아져 내려와 2~3만 명이 죽었다. 용암재는 3센티나 쌓였다고 한다. 쌀, 좁쌀, 메밀도 거두지 못하고 야채는 썩고 나무 열매도 익지 않았다. 가을부터 사람들은 고사리, 칡뿌리를 캐먹고 나뭇잎까지 먹었지만 아사자는 그 다음해 5월까지 꼬리를 물고 늘어 났다. 영양이 나빠져 여자들의 월경이 끊어지고 암탉은 알을 낳지 않았다고 기록되어 있다. 거기에다가 전염병까지 돌았다. 천명 8년에는 유명한 다니가제(谷風邪, 유행성 독감)로 많은 사람이 죽었다. 구호미(救護米)와 쌀값 억제 조치도 지방에 따라 달라서 효력을 발휘하지 못했고 쌀값 폭동도 일어났다.

난민 구호 시설이 설치되기 시작하여 먹이고 입히고는 했으나. 그 당시의 참상을 그린 그림을 보면 굶어 죽은 엄마의 젖가슴을 파고 드는 갓난아기가 눈물겹다. 그 뒤로 부터 50년간 대흉작은 없었으나 1835년(天保 8년)부터 3년간 또 흉년이 닥쳐 왔다. 태평 세월에 익숙하던 사람들은 속수무책으로 또 크나큰 비극을 반복하여 당하였던 것이다. 장기간의 흉년이 들면서 기근 때 먹을 수 있는 구황식물(救荒植物)이 어떤 것들인지 일람표가 만들어졌다. 그러나 도꾸가와 막부가 흔들리기 시작하는 것이 이때부터였다.

3 성인병(成人病)에 얽힌 숨은 일화(逸話)

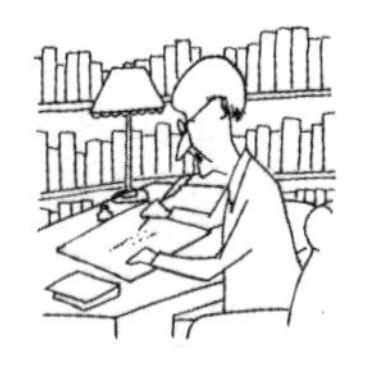

(1) 중풍(中風)

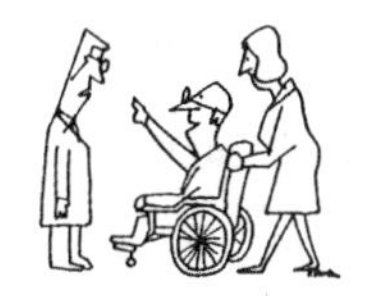

풍병(風病, 뇌졸중)

뇌졸중은 일본인의 사망원인 중 1위로, 옛날에는 풍병(風病)이라 하였다. 풍(風)이란 외인(外因)에 의한 병으로 감기, 설사를 동반하고 그리고 신경계를 마비시켜 반신 불수가 되기도 한다. 입이 돌아가고, 혀가 마비되어 말을 못하고, 사지가 떨리고, 몸이 불수가 된다고 옛 의서에 써 있다. 여기에 희노애락(喜怒哀樂)이 겹치면 더 큰 위험에 빠진다.

헤이안(平安) 시대에는 풍증을 가리켜 몸이 시원치 않다가 갑자기 쓰러져 정신을 잃더니 병신이 된다고 하였다. 에도 시대에는 수명이 연장되어 뇌졸중은 더욱 흔해지고 초로기(初老期)의 사람들이 술을 많이 마시고 음식을 많이 먹으면 잘 걸린다고 하였다.

가이바라(貝原益軒)의 『양생훈(養生訓)』에는 "중풍은 외인(外因)보다 내인(內因)이 많고, 얼굴 빛이 희고 점잖고 뚱뚱한 사람이 장년기를 지날 때 잘 걸린다."고 했다. 일본의 고다이고(後醍醐)천황은 다섯 번이나 궁성을 쫓겨나면서도 황태자들과 함께 싸운 용감한 분이다. 그러한 사람도 52세 때의 8월, 가을 감기에 걸린 것 같다는 수기에서 보듯, 몸의 이상(異常)을 말한 것이 15일, 그리고 하루 뒤인 16일 죽었다. 그의 죽음이 급작스러웠던 만큼 온 나라가 깜짝 놀랐다.

헤이안(平安) 이후로 처음이라 할만큼 남북양조(南北兩朝) 사람들에게 큰 충격을 주는 죽음이었다. 그때뿐이 아니라 제2차 세계 대전이 끝난 뒤까지 그의 죽음을 안타까워 하는 사람이 많았다. 이같이 뇌졸중은 건강하던 사람도 갑자기 쓰러뜨리는 무서운 병이다.

양군의 유명한 결전장이였던 가와나까 지마(川中島)의 전투 뒤에 에쯔장(越山)을 합친 우에스끼 겐싱(上杉謙信)은 다께다 신겐(武田信玄)이 죽자 위협이 없어졌다. 1578년 대군을 모아 죠라꾸(上洛, 대장군이 되려고 천황이 있는 京都로 진군)를 앞에 두고 관동 지방을 치려고 하였다. 그러나 출진하려는 그해 봄 3월 9일 갑자기 졸도하여 쓰러졌다. 평생 맞수였던 신겐(信玄)이 죽은 지 1년, 49세로 일생을 마감하였다. 그는 젊어서부터 강건한 무장이였으나 그 못된 병으로 웅대한 꿈을 남겨 두고 죽었다. 그는 목이 짧고 비만했으며 고혈압이 아니었던가 생각된다.

그의 주량(酒量)은 놀라울 정도였으며 안주는 우메보시(梅實) 한 개로 족하였다. 그의 고향 에찌고(越後)는 거울철에는 몹시 추운 북쪽 지방이다. 싸울 때는 그 추운 벌판에서 먹고 자다 보니 술을 통(桶)으로 마셔야 했다. 술을 많이 마시면 자연적으로 밥을 덜 먹게 된다. 그리고 그런 것들이 모두 쌓여 결국에는 그 사람을 병들게 하는 것이다. 우에스끼(上杉)가 뇌졸중에 걸린 것은 너무도 당연했다. 그는 뛰어난 무장이며 평생 맞수였던 신겐(信玄)이 죽었다는 말을 듣는 순간,

"아아 나의 영원한 그리고 훌륭한 맞수를 잃었도다!"

하면서 눈물을 흘렸다고 한다. 무인들의 세계에서는 흔히 볼 수 있는 일

이다. 그는 감정의 기복도 심했던 모양인데 그런 사람들이 뇌졸중에 잘 걸린다.

그가 졸도한 또 다른 이야기가 있다. 그의 충직한 부하 장수 가끼자끼(柿崎和泉守)의 이야기다. 가끼자끼는 일등 공신으로 우에스끼가 신겐(信玄)을 칠 때 맨 앞장서서 쳐들어갔던 장수다. 신겐이 죽은 뒤에 우에스끼는 가끼자끼한테 말 한 필을 팔아오라 하였다. 그 말이 그만 오다 노부나가(織田信長) 손에 들어갔다. 노부나가는 명마(名馬)를 얻었다고 기뻐했다. 그 소식을 들은 우에스끼는 가끼자끼가 오다 노부나가와 내통한 것으로 알고 그만 그를 죽였다. 그 뒤에 오해였음을 깨달았으나 밤마다 가끼자끼의 망령이 나타났고 얼마 뒤에 뇌졸중으로 자신도 죽었다.

가끼자끼는 11월에 죽었고 우에스끼는 다음 해 봄 3월에 죽었다. 뇌졸중에 걸릴 때는 악몽에 시달린다. 우에스끼는 죽기 4년 전 가벼운 중풍 증세가 있었다고 하며 4년 뒤에는 동맥경화가 진행되었다. 어쨌든 전국 시대 제일가는 무장으로서 반신불수가 되어 추한 모습을 오래 보이지 않고 곧 바로 죽었다는 것은 멋지게 마친 최후라고도 할 수 있다.

도꾸가와 이에야스(德川家康)의 정력과 그의 병력(病歷)

일본의 막부 시대를 연 영웅, 도꾸가와 이에야스는 매우 건강했다. 또한 운도 좋았다. 날이면 날마다 전쟁과 싸움으로 새고지는 시대를 살았을뿐 아니라 그 당시로는 드물게 75세까지 오래 살았다.

그의 초상화를 보면 뚱뚱하고 키가 작은 편이다. 『이와부찌 야화(岩淵夜話)』라는 책을 보면 이런 내용이 있다.

"어느 날 정자에서 풍악을 울리며 광대들이 공연을 할 때 이에야스는 한 무장이 사랑하는 여인과 이별하는 애처로운 장면과 무장에게 원한을 품은 귀신이 나타나는 것을 퇴치한다는 줄거리의 후나벵께이(船弁慶)라는 유명한 탈춤을 추었는데 너무 몸이 비대해서 어울리지 않더라."

또 다른 책에는 이런 글도 있다.

"배가 몹시 나와 저 혼자는 허리띠를 매지 못하더라."

그러나 이에야스는 뚱뚱하지만 별다른 병이 없고 영양 섭취를 잘 했기 때문에 그 당시 전염병이 무섭게 휩쓸었지만 병에 대한 저항력도 대단했던 것같다. 그는 미까와(三河)의 한 제후의 아들로 태어나 한참 자랄 때 타국에 인질로 잡혀갔다. 얼핏 생각하면 불행한 것 같지만 그게 아니다. 그때 가난하던 이에야스의 집보다 그가 잡혀간 스루가(駿河)의 이마가와(今川) 집안은 부자여서 더 잘 먹었고 비록 인질이지만 좋은 교육도 받았다. 그 집에는 헤이께(平家)의 후예로 전국시대의 무장인 호오죠 우지야스(北條氏康)의 다섯째 아들도 와 있었는데 이에야스가 더 귀여움을 받았다고 한다. 이와같이 어렸을 때의 생활 환경은 어른이 된 뒤에 큰 영향을 미친다. 이런 일들을 보면 이에야스의 어릴 때 불행은 오히려 행운으로 뒤바뀐 느낌이다.

그는 노년에 이르도록 건강하였는데 그의 건강을 알아보기 위해서는 여자 관계를 들 수 있는데 그는,

"방사(房事)를 조심해야지."

하면서도 58세에 오까메(於龜)라는 시녀에게서 요시나오(義直)를 낳았고, 60세에는 오망(於萬)이라는 여자에게 요리노부(賴宣)를 낳았고 이어서 오망을 총애하여 62세에 요리후사(賴房)를 낳았다. 건강하지 않고

정력이 없는 남자는 60세가 넘도록 여자 관계를 할 수 없다. 그러면서도 자재력이 강한 이 사나이는 색(色)을 너무 가까이 하면 노쇠(老衰)를 일찍 불러온다는 것을 깨닫고 오래토록 건강을 지킬 수 있는 다른 방법을 찾았다.

이에야스의 건강 비결은 수영과 매사냥이었다. 수영은 어렸을 때부터 잘 했고, 67살 때에도 스루가(駿河)강에서 헤엄쳤다는 기록이 있다. 특히 매사냥을 가장 좋아했는데 오사까에서 여름 전쟁이 끝난 뒤에는 한 달 정도 쉬고 나서부터 스루가에서 관동지방을 달려 매사냥을 하면서 에도 성으로 쳐들어갔다. 그가 죽을 병이 걸린 것도 후지에다(藤枝) 근처의 벌판에서 매사냥을 했을 때라고 한다.

매사냥은 마냥 놀기만 하는 것이 아니라 민정 시찰을 겸하기에 좋고 심신 근육을 단련하고 춥고 더운 것을 참으며 여자로부터 떨어지기 때문에 힘을 소모하지 않아서 좋다. 그는 신하들에게도 그렇게 하라고 하여 도꾸가와 막부의 상층부의 집단 건강 관리에 특히 힘썼다. 그뿐만 아니라 당시 일본에서 매독이 창궐하였을 때,

"그는 술을 많이 마시면 건강에 좋지 않다. 창녀들과 관계를 즐기다가 성병에 걸리면 신세를 망친다." 등등 자주 그의 참모와 막장들에게 주의를 시켰다. 이것이 막강한 아에야스 군단의 육체적, 정신적 힘의 원천이 되었다. 또 스스로도 일평생 한 번도 창녀를 가까이 한 적이 없다.

대장군(大將軍) 이에야스는 매사냥을 즐기다가 배가 고파 밥을 먹는데 부하 한 사람이 이렇게 말하였다.

"장군님! 요즘 서울에서는 큰 도미를 기름에 튀겨서 먹는 것이 유행인데 저도 그것을 한 번 얻어 먹어 보았습니다."

"그래 맛이 어떠하던가?"

"맛이 기가 막혔습니다요."

"아, 그래? 그렇게 맛이 있었는가?"

"물론입니다요, 특히 도미를 기름에 튀기는 것은 처음이거든요. 대장군님!"

"아아, 그러면 지금 당장 도미를 사다가 기름에 튀겨서 나의 밥상에 올려라!"

과연 도미 튀김 요리는 맛이 있었다. 생선을 날로 먹지 않고 기름에 튀겨 먹기는 처음이어서 이에야스는 정신없이 먹었다. 그런데 너무 많이 먹어 배탈이 났다. 그래서 만병단(万病丹), 서른 알을 먹고 또 은단(銀丹), 열 알을 먹었다. 사흘 뒤부터 회복이 되었는데 그 뒤에도 뱃속에 고기 덩어리가 남아 있어 아팠다. 촌백충(寸白蟲) 때문이라고 생각한 그는 매일 만병단 알약을 먹었지만 소용없었다. 이에야스는 자기 손으로 약을 처방해 먹을 만큼 의학 지식이 풍부하였다. 그만큼 약에도 정통하고 권위자였으며 약과 의학에 대한 지식을 많이 알고 있는 그는 막료들 중에서 의약에 대한 전문 지식을 가장 많이 알고 있는 가다야마(片山宗哲)에게 전수시켜 의사를 만들어 자기 건강을 돌보게 할 정도였다. 그런데 하루는 그가,

"만병단은 아무리 먹어도 소용없습니다."

하는 바람에 화가 난 이에야스는 기디야마를 시골로 쫓아 버렸다. 그 뒤 어느 날 다른 주치의가 이에야스를 진찰했는데 맥(脈)이 차고〔冷〕, 뱃속에 단단한 덩어리가 만져지고 가래가 많이 끓었다. 이런 증상으로 보아 그는 위암(癌)을 앓고 있었던 것 같다. 그전부터 이런 증세가 있었으나 도요또미를 치는 오사까 전투에서 여름, 겨울을 조금도 쉬지 않고 싸웠기에 더 심해진 것 같다.

'덴뿌라' 를 맨 먼저 만든 것은 폴투갈 선원이었다. 최초의 유럽인으로

일본에 온 폴투갈 뱃사람들은 자기들을 기피하는 일본인을 맛있는 음식으로 공략했다. 처음에는 쇠고기, 돼지고기를 주었으나 불교 신자가 많은 일본인들은 이를 잘 안 먹었다. 그래서 생선을 주었으나 그들도 늘 생선을 먹고 살아서 생선도 잘 안 받았다. 무슨 수가 없을까?

"이 원숭이 같은 사람들은 물고기를 기름에 튀겨서 주면 잘 먹어요."

한 것은 바로 주방장이었다. 곧 바로 튀겨 주었더니 일본인들은 정신 없이 먹으면서 넋을 잃었다. 그때 폴투칼 선원들이,

"뎀뽀라!"

라고 소리쳤다. 이 말은 폴투갈 말로 "이거 먹어!"라는 뜻인데 일본인들은 그것이 음식 이름인 줄 알고 같이 불렀다. 그 뒤에 '뎀뽀라'는 '덴뿌라'가 되어 버렸고, 한문(漢文)으로는 '天富羅'라고 썼다. 어쨌든 전국시대 때 발명된 일양(日洋) 혼합의 최초의 퓨전 식품으로 일본 사람 입에 맞아 '덴뿌라'는 일본전역은 물론 그뒤 동남 아시아까지 퍼졌다.

이에야스는 의학 지식은 말할 것도 없고 약초(藥草)에도 대단한 권위자였다. 자기가 약을 만들기 때문에 모르는 약초가 없었다. 전쟁할 때도 약초를 캐 모았다. 외국 배가 들어와도 좋은 약초가 있는지 알아 보았다. 그는 제 손으로 만병단(万病丹), 은단(銀丹), 관중산(寬中散), 신명고약(神明膏藥)등을 만들어 자기도 먹고 부하에게도 나누어 주었다. 그는 보통 언제나 각종 강장제와 100여 가지의 약을 가지고 있었다고 한다. 그 중에서도 자설(紫雪)은 이에야스의 손자가 앓아 누웠을 때 고쳐 주었다는 명약이다.

이에야스의 병력(病歷)에 대한 기록은 찾기 힘들지만 44세 때 잔등에 혹 같은 종기가 생겼는데 자기 방식대로 고름을 짜내고 치료를 하다가 상처가 악화되어 목숨이 위태롭게 되자 주먹만한 뜸을 떠서 간신히 살아났다고 한다. 또 56세 때 눈병을 앓아 아끼바(秋葉)의 헤이후꾸지(平福

寺)에 가서 부처님께 빌었다는 기록도 있다.

59세 되던 해 여름, 몹시 체하고 소화가 안 되고 열이 나서 죽을 뻔했으며 가장 역사적인 사건으로는 세끼가 하라(關ヶ原) 전투 직전인 경장(慶長) 5년인 1600년 9월 11일 우에스끼(上杉)를 정벌하다가 갑자기 방향을 돌려 이동하던 중 청주(淸州)에서 풍질(風疾)에 걸린 일이다. 풍질이란 일종의 중풍(中風)인데 그때 그는 졸도했던 것 같다. 부하 장병들이 모두 놀라 안절부절하고 있던 가운데 주치의가 치료하여 다음날 살아났다. 만약 그때 그가 죽었다면 근세 일본 역사는 어떻게 되었을까. 워낙 건강하였기 때문에 또 의학적 평형 감각이 뛰어났으므로 나흘 뒤에 그는 세끼가하라 대전투에서 크게 이겨 전국 시대의 일본 천하를 통일했다. 그 후 그의 정권은 300년이나 가까이 계속되었다.

그는 어떤 경우에도 자기를 떠난 상태에서 바깥 세상을 보고 판단하며 움직여 왔고 자기의 건강에 대해서도 마치 그것이 남의 몸인 것처럼 처방을 자신이 객관적이고도 냉정하게 해왔기 때문이다. 도꾸가와 이에야스란 인물에게 깊은 비밀이 있었다고 한다면 바로 이것이다. 그의 나이 75세 되던 해 정월 심한 복통으로 앓아 누운 후 소강 상태와 악화를 거듭하다가 전국 제후들이 모두 부복한 가운데 4월 17일 오전 10시경 조용히 숨을 거두었다고 『국사일기(國師日記)』에 적혀 있다. 도꾸가와 이에야스(德川家康)가 죽음에 이른 병은 그의 병력을 종합해 보면 아무래도 위암(胃癌)인 것으로 보인다.

가족의 내력을 살펴보면 할아버지는 거물급이었기 때문에 암살당했고 아버지는 24세에 병사했다. 어머니는 매우 현명하였으며 장수했다. 또한 외삼촌은 매우 소견이 좁고 성급한 행동을 많이 하는 사람이었다. 역사상 큰 인물에게는 혈통의 미묘한 배합과 운이 따르며 불운을 행운으로 바꾸는 소질이 있는 것으로 보인다.

황정(黃精)과 음양곽(陰陽廓)

오랫동안 일본인에게 사망 원인 1위였던 뇌졸중(腦卒中)도 지금은 줄어들고 있는 추세이다. 식생활이 나아지고 심한 노동이 줄고 생활 환경이 개선되었기 때문일 것이다.

의술 치료로 뇌졸중 환자를 회복시킨다는 것은 1세기 전만 하여도 상상할 수 없는 일이었다. 뇌졸중은 고령자들이 잘 걸리는 병이라 유명인사들의 이름이 많다. 에도 후기의 하이꾸(短歌-俳句)로 일본의 유명한 고바야시 잇사(小林一茶)도 그 중 한 사람으로 뇌졸중 재발을 반복하면서도 시나노(信濃)의 산촌(山村)이라는 나쁜 환경과 악조건 속에서 7년 동안 단가와 글짓기를 지도하였다. 잇사(一茶)는 키가 작고 다부졌으나 심지(心志)가 매우 강한 인물이엿다.

「명월이여! 오십칠년 나그네 가을」이라는 그의 하이꾸(俳句)에서 보듯 혼자 떠돌이 생활이 많았지만 병마에는 거의 시달리지 않았다. 그러나 가난한 산촌에서 나서 계모와 사이가 좋지 않았고 5살 어린 나이에 집을 뛰쳐나와 벌어 먹어야 하던 쓰라린 생활에서도 몸이 성했던 것은 참으로 다행한 일이였다. 그가 남긴 글에는 늙음{老}이 찾아오는 것이 너무 빠르다고 한탄한 것이 많다. 그도 늙지 않고 오래 살기를 희망했던 것이다.

잇사(一茶)는 스물아홉 살 때 앞이가 빠지고 턱이 잘 맞지 않는 이빨에 대하여 글로 썼으며 백발이 머리를 덮었다고 한다. 그 뒤 서른아홉 살 때 아버지가 죽었는데, 그때는 완전 백발이었다고 한다. 마흔네살 때는 단무지도 못 씹고, 마흔아홉 살 때는 마지막 남은 이빨마져 빠져서 나무로 틀니를 해박았다고 했다. 그래서 만년 초상화를 보면 빰이 쑥 들어가지 않았다. 그런데 재미 있는 것은 호두알을 으개서 백발을 까맣게 염색한 것이다. 하얗던 머리칼이 갑자기 새까맣게 되고 또 다시 하얘지는 바람에 마을 사람들은 모두 이상하게 쳐다보았다. 부친이 사망한 지 13주기만에 고향으로 돌아와 오래 싸우던 유산 분배에서도 큰 몫을 차지하여 잇사(一茶)는 고향에 정착하였다.

그러나 오랜 떠돌이 생활로 피로가 누적되었는지, 그해 6월 병들어 눕고 손발이 너무 말라 75일간 병을 앓았다. 병에 대한 지식이 없었던 그는 치료하는 것이 너무 늦었다는 한탄을 글로 썼으며, 누구한테 들었는지 종양 진단과 치료법을 적어 놓은 것이 있었다.

잇사는 52살 때 처음으로 28세의 처녀와 결혼하였다. 2년 뒤인 54세 때 장남을 얻었으나 한 달 뒤에 죽었다. 2년 뒤에는 장녀가 출생하였으나, 다음 해에 천연두를 앓다가 죽고, 58세에 본 2남도 석달만에 사망했고, 60세 때 힘들어 얻은 3남이 있었으나 이번에는 그만 아내가 37세의 젊은 나이로 죽었으며, 3남은 유모한테 맡겨 기르는 수밖에 없었다.

그런 불행 속에서도 잇사는 아이들이 죽어가는 모습을 매일매일 하나하나 그 증세를 글로 적었다. 그러다가 잇사 자신도 58세 때 10월, 눈길에 미끄러져 넘어지면서 중풍에 걸리고 걸을 수 없게 되었다. 다행히 약간 차도가 있었으나 언제나 머리맡에는 요강이 놓여 있었다. 그런데도 그는 61세에 재혼했다. 몸이 늙으면 여자를 가까이 하지 말아야 하는데 젊은 부인과의 신혼 재미에 그만 석 달만에 풍을 맞아 쓰러지게 되어 결국 이혼하고 말았다. 그때부터는 말도 못하는 언어 장애가 생겼으나 제자들이 온갖 정성을 모아 치료하여 4개월 뒤에는 가시와바라(柏原)로 돌아왔다. 64세 때 아이가 딸린 32세되는 젊은 과부와 다시 결혼하고 살림을 차렸는데 뜻밖에도 그 여자가 상냥하여 거동이 불편한 늙은 남편 시중을 잘 들었으며 집에 불이 났을 때는 남편을 등에 업고 어린애 손을 끌고 뛰쳐 나왔다고 한다. 그때도 발작을 하였는데 좀 나아지자 근처에 있는 친구들을 찾아 다니면서 글짓기를 왕성하게 하였다.

11월 8일 여행에서 돌아와서는 기운이 좋았는데 19일 아침 먹은 뒤에 몸이 불편해지더니 오후 4시를 지나 5시 무렵 숨을 거두었다. 그의 젊은 아내는 임신중이었으며 다음해 4월 딸을 낳았다. 52세에 결혼한 잇사의 성생활은 매우 격렬했던 것같으며 '죽어도 좋다' 고 일기에 기록해 놓을 정도로 솔직하였다.

그래선지 황정(黃精), 음양곽(陰陽廓)같은 최음제(催淫劑)를 키우고 먹었다. 황정(黃精)이란 옛날 중국 황제가 구해 먹었다는 불노식품(不老食品)이며 선약(仙藥)이라 했다. 잘게 썰어서 물에 삶고 짜서 먹는다. 풀대도 약효가 있다고 한다. 에도 시대의 창녀촌에서는 황정을 장사꾼들이 팔러다녔으며 창녀들도 즐겨 먹었다고 한다.

음양곽도 정력 강장, 양기 부족에 먹었다. 옛날 힘이 좋은 염소 숫놈이 있었다. 그 숫놈은 정력이 좋고 늙어서도 많은 암놈을 거느리고 있어서 알아 보았더니 음양곽이라는 풀을 뜯어 먹고 있었다. 그래서 사람들도 그 염소 숫놈을 따라 그풀을 뜯어 먹으니 정력이 펄펄 뛰었다고 한다.

고바야시 잇사(小林一茶)의 하이꾸(俳句)는 그 당시의 서민 생활의 애환을 그린 독창적인 것인데도 몇몇 사람이 즐겨 했을뿐 그다지 중요시 되지 않았으나 명치시대가 되면서 그의 후학들과 문사들에 의하여 많은 사람들에 널리 알려지게 시작하였으며 지금은 일본 전통문학의 빼놓을 수 없는 한 장르로 세계에 자랑하게 되었다.

때리지 마라 (5)
파리가 손을 빈다 (7)
다리로 빈다(5)

위의 작품은 그의 대표작이다. 이글에 대한 대구(對句)로서,

밟지를 마라 (5)
엇저녁 개똥 벌레 (7)
있던 곳이다 (5)

료깡[良寬, 에도 후기의 유명한 선승(禪僧)으로 한시(漢詩)와 와까(和歌)의 대가]의 유명한 글이 있다.

두 사람은 의기가 잘 투합되어 늘 행동을 같이 하였다고 한다.

바그너와 심근경색(心筋梗塞)

심근경색에 잘 걸리는 성격으로 행동형(行動型) A 타입이라는 개념이 있다. 이 A 형 인간은 항상 일 중심으로 생각하고 목적 달성에만 전념하며 의욕이 강하다. 언제나 경쟁하며 끝없는 목표를 향하여 자기자신을 채찍질한다. 공격적이며 감정 동요가 심하고 일상 행동은 조마조마하고 언제나 긴장하여 잠시도 의자에 편안하게 앉아 있지를 못한다.

유명한 음악가 바그너가 그와 같은 A 형 인간이다. 그가 죽은 것도 심근경색이었다. 바그너는 키가 165cm로 작은 편이었으나 천재적 창조성과 몸에서 발산하는 강력한 에너지가 사람을 압도했으며 엉뚱한 요구를 부끄럼없이 강요하여 목적을 이루는 타입이었다. 따라서 바그너는 위대한 인물이라는 좋은 평가와 못된 사람이라는 나쁜 평가를 동시에 받았

다. 경찰서기의 아홉째 아들로 태어난 그는 자라난 환경이 별로 좋지 않았다. 청년기에는 독단적이고 충격적인 일을 많이 했고, 술도 마시고 도박도 하였다. 음악에 관심을 가진 것은 15세 때 그러나 어릴 때 정상적인 음악 교육은 받아 본 적이 없었다. 18세가 되어서야 라이프지히 대학에 들어가 음악과 철학을 공부하였다. 그가 30살 때 작곡한 「리엔치」로 일약 유명해졌고 「방황하는 네덜란드」, 「탄호이저」등 걸작을 계속 발표하였다.

36세 때는 러시아의 무정부주의자 바크닝 사상에 물들어 드레스덴에서 혁명 세력에 가담하였다가 체포령이 떨어지자 스위스의 취리히로 달아났다. 다행히 리스트가 도왔으나 방종한 그의 사치는 채권자들에게 쫓기는 신세가 되었으며 그가 51세 때는 파산한 신세를 비관하여 염세적 사상과 불교의 영향을 받아 죽어버릴까 하기도 했다. 그런 그를 바이에른 국왕 루트비히 2세가 그를 재정적으로 도왔다.

그는 마침내 고향 바이로이트에 가극장을 짓고 자기 작품만으로 대규모의 음악제를 열었다. 그때가 1867년이었고 그가 54살 때였다. 바그너는 강건한 남자였다. 구태여 그의 병력을 들추자면 그가 40세 때 떠돌이 생활하던 시절 타향에서 몽유병 같은 것에 시달렸었다. 3년 뒤인 43세 때 의사가 그에게 말했다.

"바그너 씨, 당신은 너무 신경질적이야! 그러다간 갑자기 죽을지도 몰라." 화가 난 그는 다른 의사를 찾았다.

그러나 그 의사도 똑같은 말을 했다. 어떤 의사는 광기가 나타난다고 했다. 제1회 바이로이트 음악제가 끝난 뒤에 그는 협심증 발작을 일으켰다. 그래서 이탈리아로 가서 요양했다. 그때부터 가슴앓이〔胸腹痛〕는 그의 평생을 괴롭혔다. 다음해부터 다소 제한적으로 작곡을 했으나 등산이나 밥을 먹다가도 발작을 하거나 졸도한 적이 있다. 그 당시의 치료법은 기름과 브랜디로 피부 마사지 하는 것이 고작이였다. 67세 때부터 불편해지고 협심증 발작, 호흡기 장애 그밖에 얼굴에 단독(丹毒, 피부의 상처로 환부가 붉게 부어오르고 통증이 심함)이 생겨 만성화 했고 불면증도 겹쳤다.

그래도 그는 담배와 샴페인을 즐기는 가운데 작곡 활동은 계속했다고 한다. 다음 해 그는 「신들의 황혼」을 공연한 뒤에 몸이 쇠약해져 집안에만 들어 앉아 있었다고 한다. 마지막 대작 「파르지팔」의 작곡과 심한 연습 뒤 무대에서 쓰러진 적도 있었으며, 69세 때부터는 걸으면 숨이 차다고 하였다. 1883년 2월 초하루, 그날은 비가 왔다. 바그너는 이탈리아 베니스의 호텔에서 논문을 쓰다가 심근경색으로 갑자기 쓰러졌다. 그가 남긴 마지막 말은,

'내 시계!' 쫓겨다닐 때 전당포에 시계 잡혀 먹던 생각이 나서였을까? 리하르트 바그너의 나이 70세 였다.

한 영웅의 죽음은 곧 세계로 퍼졌다. 그의 유해는 루드비히 황제의 지시대로 뮌헨으로 옮겨가 장엄한 장례식을 한 뒤에 그가 작곡한 「신(神)들의 황혼(黃昏)」이 울려 퍼지는 가운데 무덤 속으로 들어갔다.

리하르트 바그너의 음악은 예술가뿐만 아니라 철학자, 심리학자, 정치가에게까지 강렬한 자극을 주었으며 그 뒤의 세계 역사에도 큰 영향을 미쳤다. 음악 세계에 불가능을 가능하게 한 거인이 바로 바그너다.

아돌프 히틀러가 가장 좋아한 음악이 바그너 작곡인 「리엔치」 서곡이었다. 히틀러는 그 곡만 들으면 피가 끓었다고 한다. 그리고 용기를 얻었다고 한다. 그 유명한 나찌스 전당대회에 울려 퍼지고 있는 음악이 바로 이 음악이다.

뇌졸중과 파스퇴르의 불멸의 공적

1892년, 파스퇴르의 70회 생일 축하연에 소독무균수술(消毒無菌手術)의 아버지 리스터 경이 초대받아갔다. 그날의 주인공인 파스퇴르가 소르본느 강당에 나타나자 리스터경은 다음과 같이 말했다.

"이 넓은 세상에서 파스퇴르만큼 의학계에 은혜를 끼쳐 준 사람은 없습니다. 나의 말이 지나친 칭찬이 아닌 것은 의학계와 생물학계에서 이루어낸 당신의 여러 가지 큰 업적으로 증명되고도 남습니다!"

파스퇴르의 공로는 너무나 크다. 그러나 그 파스퇴르도 46세 때 뇌졸중으로 쓰러졌다. 그는 부자유스런 몸을 이끌고 인류를 구원하는 불후의 업적을 남겼다. 그의 손자 발레리 라드가 쓴 『투병록』에는 약해지기 쉬운 후배들을 향한 교훈이 들어 있다.

1868년, 파스퇴르는 저온 살균법(低溫殺菌法)을 발견하고 발표하였다. 포도주가 시어지는 것은 부패한 균 때문이라고 파스퇴르는 생각했다. 그러나 술을 펄펄 끓여서 살균할 수는 없었기 때문에 애를 먹던 파스퇴르는 드디어 고압력하(高壓力下)에서의 저온 살균을 생각해 낸 것이다. 그러나 사람들은 믿지 않았다. 드디어 그는 저온 살균한 포도주와 일반 포도주를 배에 싣고 뜨거운 아프리카까지 가서 증명해 보였다. 한쪽의 포도주는 입에 댈 수 없게 신데 비하여 다른 포도주는 시지 않았다.

"와아"하는 함성과 박수 갈채가 쏟아졌다.

프랑스 포도주는 그때부터 해외 수출이 가능해졌고 전 세계 사람들은 일년 내내 언제든지 시지 않은 포도주를 마실 수 있게 되었다. 그가 저온 살균법을 발견하기 전에는 묵은 포도주는 식초처럼 시어서 못 마셨다. 사람들은 파스퇴르에게 이번에는 벼룩병 해결을 부탁했다.

1868년 10월 19일, 파스퇴르는 몸의 왼쪽이 찌릿찌릿한 이상을 느꼈다. 마침 벼룩사육에 관한 논문을 보려고 연구소로 가려던 참이었다. 점심을 먹고 나서 떨리는 발작 증상이 일어나 자리에 누웠지만 곧 회복되어 연구소에 나가 오후 두 시 반까지 있었다. 부인이 불안해서 남편 연구실로 찾아 갔다. 저녁 때 파스퇴르는 친구를 데리고 와서 가벼운 저녁 식사를 하고 밤 아홉 시 쯤 침대로 들어갔다.

그런데 그때부터 몸이 굳으며 말을 못하고 목소리도 나오지 않았다. 의사가 달려 왔으나 그가 한 말은, "부인, 뇌출혈입니다."라는 말 한 마디였다. 드디어 왼쪽 좌반신(左半身)이 마비되었다. 다음날 아침 의사가 왔다 갔다. 오후 3시경 병원에 가서 검사를 받았다. 전형적 중풍 증상이었기 때문에 열여섯 마리의 거머리를 귀 뒤에 붙여 피를 빨아 먹게 하였다. 피가 많이 흘렀다고 한다. 그러자 말도 하게 되고 머리도 정상 판단을 하게 되었고, 손발도 조금씩 움직였다. 아침 열 시가 되니까 마비된 팔이 얼마나 무거운지 차라리 잘라 버렸으면 좋겠다고 하였다. 파스퇴르는 그 다음 날도 멍하니 있었는데 크게 낙심한 것 같았다. 오랜 친구들이 찾아와 빨리 나아서 더 큰 일 많이 하여야지 하면서 격려해주자 파스퇴르는 크게 기뻐하며 울었다. 일주일 지나면서 잠을 잘 수 있게 되었다.

파리의 과학자와 유명 인사들이 몰려와 밤새 간호했다. 나음날 아침에는 나폴레옹 황제와 황후까지 걱정을 하며 특사를 병실로 보내 문병하였다. 파스퇴르가 발명한 저온살균법의 포도주를 세계에 수출하여 벌어들인 돈은 당시 독일과의 전쟁 배상금을 다 갚고도 남는 엄청난 부(富)를 조국 프랑스에 안겨 주었던 것이다. 발작 증상은 하루 동안 걸쳐서 무려 20~30번을 계속하였다. 그러나 의식은 분명하여 사업 구상, 연구소 운영 계획을 말해 놀라게 하였다. 자기 병이 나을 것으로는 생각하지 않았다. 건설 중인 연구 시설 공사를 중단시키려 했으나 나폴레옹 황제는 그

의 병상을 생각하여 담당 책임자로 하여금 공사를 책임지게 하면서,

"파스퇴르가 죽기 전에 모든 공사를 끝내서 기쁘게 해주라."고 하였다. 11월부터 조금씩 회복되기 시작했다. 침대를 떠나 의자에 앉아서 1시간을 보냈다. 사람들이 교대로 책을 읽어 주었다. 그의 마음에 희망의 불이 붙게 배려 해주었다.

한없는 지혜!

절대적인 힘!

틀림없는 정확성!

완전무결함!

이와같은 찬사의 말들이 그를 기쁘게 해주었다. 마비되었던 팔다리도 다시 힘이 생기고 기운도 나서 연구소 일도 하기 시작하였다. 12월 15일부터 걷는 훈련을 시작하고 1월 18일에는 가족과 함께 휠체어를 탄 채로 연구실로 가서 이런저런 지시도 했다. 그 뒤에 어느 날 집안의 돌바닥에 미끄러져 발을 삐어 기분이 언짢았으나 시간이 지나면서 책도 읽고, 운동도 하고, 보고서 도 검토하는 등 규칙적 생활로 회복을 향해 많은 노력을 하였다.

그 뒤로도 파스퇴르는 27년 동안 인류를 구제하는 많은 업적을 차례차례 쌓아갔다.

동맥경화와 스탈린의 공포 정치

스탈린은 공포 정치로 유명하다. 스탈린만큼 무서운 정치를 한 사람은 인류 역사상 없다. 레닌이 죽은 뒤에 스탈린이 편 공포 정치는 1930년대 후반에만 3천만 명을 죽였다. 독일의 히틀러가 소련으로 자신있게 쳐들어간 다른 하나의 이유는 소련 청년이 거의 다 스탈린한테 숙청당해 죽어서 소련에는 독일군과 맏서 싸워 스탈린 정권과 조국 소련을 지키려는 젊은이가 없다는 것을 확신하였기 때문이라고 한다. 그만큼 스탈린은 많은 사람을 죽였다.

스탈린은 젊어서 결혼했던 아내를 무척 사랑했다고 한다. 그러나 그 아내가 첫아들을 낳다가 죽자 스탈린은 너무너무 슬퍼했으며 폐인처럼 지냈다. 태어난 아들도 미워했다. 사랑하는 아내를 죽게 한 것이 그 아이 때문이라고 생각해서였다. 그리고 간신히 마음을 진정시키고 난 다음 스탈린은 그때부터 냉혹한(冷酷漢)으로 바뀌었다. 일체의 감정을 나타내지 않고 오로지 공산당 일에만 전념했다.

그러나 누가 감히 스탈린을 당해내겠는가. 그는 거듭 출세가도를 달려 소련 공산당의 전권을 한 손아귀에 쥐었다. 두 번째 결혼을 했으나 사랑 없는 가정에서 오랫동안 고민하던 둘째 아내는 드디어 자살해 버리고 말았다. 그때도 일체 비밀에 붙였다. 그의 가정에는 아들 딸 셋이 있었지만 정이 없었다. 그 당시 스탈린의 유일한 기쁨은 빈틈없이 준비했다가 한꺼번에 복수하고 실컷 누워자는 것이다.

그의 냉혹한 성격은 이와같이 그가 지나온 환경에서부터 온 것이다. 제 2차 대전 때는 동맥경화가 진행됐고 비판 감각이 쇠퇴했으며, 따라서 폭군적 정치 행태가 전개되었다. 특히 스탈린은 자기 병을 고치지 못하고 의사들과 과학자들을 저주하며 증오했다. 외국과의 정보 교환을 엄금하고 학술 교류를 빙자하여 자기 명령을 어기는 자는 스파이로 몰아 용서 없이 처형했다.

스탈린의 병은 엄격하게 베일에 감추어졌다. 그러나 전쟁 중에 심장이 벌렁거렸고, 1945년에는 세 번씩이나 심장에 통증이 와서 죽을 고비를 넘겼으며 세 번째는 포츠담 회담의 진행될 때였다. 아무 일도 없는듯이 행동했지만 미국 대통령 트루만을 만나서 아무 말도 못하고 우물쭈물 하기만 했다. 1949년 이후부터는 몸이 점점 굳어지면서 그의 정치도 따라 점점 굳어져 갔다. 자주 어지러워 환각 증상을 나타냈으나 스탈린은 자신이 강해, 절대로 죽지 않는다고 버티었다. 1952년 한국전쟁 뒤에 건강은 더욱 나빠져 165cm의 몸이 더 불어났다. 잘 생긴 얼굴에는 노인성 주름과 반점도 생겼다. 의사가 먹으라고 권하는 것은 안 먹고 금연은 했지만 파이프는 늘 손에 들고 있었다. 12월이 되자 사람 만나는 것이 더욱 싫어져서 혼자 방안에서 옷 입은채로 자기가 일수였다. 손수 만든 물약을마셨는데 그것은 의사나 시종들을 믿지 않았기 때문이다.

다음해 1953년 1월, 그는 테러 혐의를 받던 의사들을 고발하고 빨리 처형하라고 했다.

"그러나 증거가 없습니다."라는 보고를 받고,

"고문을 해서라도 증거를 찾아내."라고 검사한테 소리쳤다. 이미 제정신이 아니었다. 어렸을 때 스탈린은 아버지한테 얻어 맞으며 자란 것이 그를 이렇게 만든 것이라고 러시아의 심리학자들은 말한다.

1953년 2월 28일, 크레믈린에서 스탈린은 파티가 끝난 뒤에 쓰러졌다. 뇌졸중과 심근경색, 스탈린은 곧 바로 혼수 상태에 빠졌고 의사들은 필사적인 노력을 했으나 소용없었다.

3월 3일 밤, 스탈린은 갑자기 마비되지 않은 왼손을 높이 들었다. 오른손은 이미 마비되어 못썼다. 의사들이 깜짝 놀랐다. 무슨 말을 할 듯 하던 스탈린은 왼손을 떨구면서 죽었다. 그가 남긴 유언은 한마디도 없었다.

스탈린이 죽었다는 소식을 들은 프랑스의 드골 대통령이 말했다.

"스탈린! 그 사람 이반 대제(大帝)와 피터 대제를 합친 것 같은 무섭고도 놀라운 사람이야!"

부검은 아홉 명의 의사들이 같이 했다. 좌 대뇌(左大腦)의 대출혈(大出血), 좌심실 비대(左心室肥大) 그리고 전신의 동맥경화가 확인되었다. 자연사(自然死)였다.

스탈린은 독살당하는 것을 가장 무서워했다.

자연사가 판명됐는 데도 아직도 세계적으로 많은 사람들은 스탈린은 누군가에 의해 독살됐을 것이라고들 말하고 있다.

(2) 암(癌)

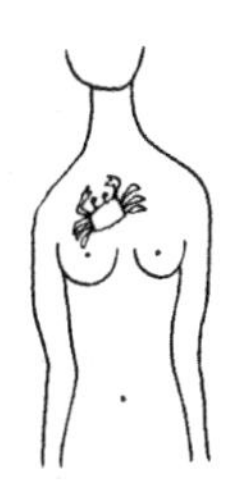

완저(緩疽)

지금 인류가 가장 무서워하고 있는 병은 암(癌)이다. 암으로 인한 사망률이 뇌졸중을 앞질러1위를 기록하고 있다. 그것이 오늘의 암이다. 암은 새로운 병이 아니다. 결핵처럼 인류 역사와 함께 있었다는 증거가 있다. 지금부터 6천년 전 이집트 피라미드 속에 있는 미라에서 암이 발견됐기 때문이다.

그리스의 히포크라테스는 암과 같은 악성 종양을 '카르키노스' 라고 기록하였다. 그것은 게〔蟹〕를 가르키는 말이다. 암종양의 색깔의 변화와 자라나며 퍼지는 모습이 꼭 게의 껍질같다고 한데서 붙여진 이름이다. 로마의 의성(醫聖) 케르스스는 부인의 유방, 얼굴, 코, 입술에 나는 악성 종양에 관한 증세를 상세히 기록하여 놓았다. 또 유명한 가레노스도 난치병 종양, 궤양이 사람 몸을 죽이며 그 꼴이 꽃게처럼 흉하다고 기록하였다. 그리스와 로마 시대에는 오래 사는 사람도 많았지만 암 환자도 적지 않았다. 그런데 그 뒤부터 오랫동안 암에 대한 기록은 나타나지 않고 있다.

세계에서 오래된 의학 책 중의 하나인 일본의 『의심방(醫心方)』에는 암이라는 글자가 없다. 그러나 피부의 표면 종양, 특히 유방암 같은 악성 종양을 완저(緩疽)라고 불렀다. 천천히 진행하는 종창(腫脹)이란 뜻이다. 일반적으로 국부에는 열이 없고 빛깔이 시간이 흐름에 따라 자암색(紫暗色)으로 변하며 조직이 파괴된다. 빠른 것은 1년 이내 느린 것은 몇해 안에 죽는다. 갑상선 종양은 종앵(腫櫻)이라고 한다. 앵(櫻)은 나무에 생기는 혹이란 뜻이다. 완저는 오장의 기능이 균형을 잃어 생긴다는 학설이 있으며, 요오토와 관계 있는 갑상선 종양에는 미역이나 해조류를 먹으면 좋다고 써 있다. 비록 옛날 기록이지만 오늘의 의학과 비교해 보아도 매우 놀라운 것이다.

유럽의 중세기 이후부터 광산(鑛山)에서 폐암이 알려진 것은 1553년 의성 파라셀즈에 의해서였다. 일본에서는 실증의학파(實證醫學派)의 마나세 겐사꾸(曲直瀨玄朔)가 암으로 보이는 환자에 대한 치료 기록을 남긴 뒤부터였다. 마나세 겐사꾸는 유명한 마나세 미찌조(曲直瀨道三)의 양자이다. 미찌조는 1508년 교도 빈민가에서 나서 절간으로 보내졌으나 총명해서 중국의 명나라 의학을 공부한 아시까가(足利)의 의승(醫僧)인 다시로 미끼(田代三喜)한테 배웠다. 다시로가 공부한 이주(李朱) 의학은 생활 환경 조건과 한서풍습(寒暑風濕) 같은 자연 조건, 식생활 습관같은 일상적인 것이 병의 원인이 된다는 현실적 의학이었다.

서민 출신이며 예리한 통찰력을 지닌 그는 스승의 가르침을 더욱 깊이 연구하여 의학을 불교로부터 분리했고, 종래의 구전(口傳) 비방(秘方)을 버리고 일본 의학을 학문적으로 체계화한 공로자이다. 그의 제자는 8백 명이 넘었고 뛰어난 후계자가 많았으며 그 당시의 권력자들도 많이 그의 치료를 받았다.

그러나 그는 온갖 출세와 치부의 유혹을 뿌리치고 오로지 환자만 고치는 참다운 의인(醫人)으로 살았다. 그의 뒤를 이은 겐사꾸(玄朔)도 뛰어난 의사로서 도요또미 히데요시, 도꾸가와 이에야스 시대의 통치자를 비롯한 당시 지도층 인사들을 치료하였다. 이에야스의 둘째아들이 걸렸던 매독을 치료하는 과정은 숨을 죽이게 하며 가또 기요마사의 악창(惡瘡)을 고치는 대목도 흥미롭다.

가모우 우지사또(蒲生氏鄕, 오다 노부나가, 도요또미 히데요시에 사관한 100만석의 성주이며 무장임)의 진료 기록은 복수가 차고 몸이 점점 부어올랐다는 병증이 적혀 있고, 복부 장기가 암이거나 간경변임을 알려 준다. 3개월 뒤에 그는 죽었다. 독살이라는 소문도 퍼졌으나 환자의 나이, 성별, 직업, 병증세 등을 자세하게 기록해 놓은 것은 놀라운 일이다.

그 시대에도 60세, 70세를 넘게 살았다는 기록도 많이 남아 있다.

제갈량과 다께다신겐도 천하통일을 앞두고 폐병으로 죽다

1572년 7월, 다께다 신겐(武田信玄)은 오다 노부나가(織田信長)와 일대 결전을 하려고 출진령(出陣令)을 내렸다. 그러나 갑자기 몸이 아파서 출진을 연기하였다. 석 달이 지난 10월, 천하통일을 위하여 서쪽을 치며 내려갔다. 11월에는 도꾸가와 이에야스가 지키는 니노마다 성(二俣城)을 항복시키고 곧바로 이와무라 성(岩村城)을 공략했다. 12월 22일에는 미까다 하라(三方原)의 대지(臺地)에서 오다 노부나가와 이에야스의 연합군을 철저하게 쳐부수어 노부나가와 이에야스의 간담을 서늘하게 하였다. 그러나 신겐은 몸이 너무 불편하여 대군(大軍)을 미까다 하라의 교부(刑部)에 진을 친 채로 그해 겨울을 넘겼다. 다음해 봄이 되자 다시 싸워 2월 15일에는 노다 성(野田城)을 포위, 함락시키고 17일에는 나가시노 성(長條城)으로 쳐들어 갔다.

그러나 그때부터 신겐의 병세는 더욱 악화하여 그의 원정군이 본진으로 돌아오는데 그때 허무하게 죽고 말았다. 1573년 4월 12일, 그의 나이 53세였다. 그의 주치의가 보내온 편지에는 이렇게 적혀 있었다.

"신겐 장군은 엔슈(遠州)를 정복하고 미가와(三河)의 여러곳을 공격했지만 폐(肺)와 간(肝)의 지병이 다시 도져 신슈(信州)에서 회복이 불가능할 정도로 위독해 졌다."

그때 다께다 신겐이 말하기를,

"나 신겐의 운명은 오늘로서 끝난다. 하지만 내가 죽었다는 소문이 퍼지면 적군이 봉기하니까 앞으로 3년 동안 내가 죽은 것을 감추고 장사도 지내지 말라! 전력을 다하여 천하를 통일하라! 그 다음에 나의 시체는 스와꼬 호수에 조용히 가라 앉혀라!"

얼마나 비장한 각오인가. 한편 고오요오 군감(甲陽軍鑑, 에도 초기 신겐의 전법을 기록한 병서)의 기록에는 이런 글이 적혀 있다.

"4월11일 미시(未時)부터 신겐 공(公)의 안색이 나빠지면서 맥(脈)이 몹시 빨라졌다. 12일 해시(亥時)에는 입에서 악취가 나며 이빨이 다섯개나 빠졌다. 그 뒤로는 맥이 죽은 것 같았다. 죽기 전에 이빨이 빠진다는 것이 병세가 매우 오랫동안 악화되었다는 증거다. 하지만 병세가 약간 소강 상태에 이르자 다시 출진하여 연전 연승하였다. 신슈(信州) 들판의 무서운 추위 속에서 오래 머물었기에 그의 병세는 돌이킬 수 없게 되었다."

옛날에도 폐와 간의 병은 의식이 없어 잘 몰랐다. 기록에도 '열이 심하고 피를 자꾸 토한다' 고만 써 있다. 지금의 폐결핵이다. 신겐이 19세 때 가까이 한 첩실이 폐병 환자였는데 그때 감염된 모양이었다. 그 여자는 바로 결핵으로 죽었고 본처도 50세에 결핵으로 죽었다. 본처이든 둘째 부인이든 젊은 부인이 폐병 환자면 당시에는 그 남편도 폐병에 걸려 죽게 되어 있다. 다께다 신겐도 젊어서부터 폐병이 옮아 일평생 피를 토하며 살았고, 천하통일을 눈앞에 둔 전투를 벌이면서도 각혈하다가 53세에 죽었다. 만약 이때 신겐이 폐결핵만 아니였다면 근대 일본 역사는 달라졌을 것이다. 당시로서는 이 나이까지 산 것만도 생각해보면 기적에 가깝다.

1568년 11월, 48세가 된 신겐의 병환은 날로 깊어져 가는데 전장에서 그를 처음 진찰한 이다사카 호오인(板坂法印)은,

"장군! 장군의 병은 아마 격(膈)일 것 같소. 그러니 서울에서 명의를 불러다가 치료받으시오. 그렇지 않으면 큰일납니다."

격(膈)이라는 병은 음식이 목구멍에 걸리는 병이다. 밥을 삼키지 못하면 큰일이다. 지금으로 치면 식도암이나 위암일 수도 있다. 또 식도 주변 정맥(靜脈)의 출혈(出血)일 수도 있다.

한편 고대 일본에서는 음식을 날로 먹어서 폐와 간에 많은 병이 발생하였는데 고오후(甲附) 지방에 많은 기생충에 의한 간경변이나 폐병이었다는 설도 있다. 1570년 다께다 신겐은 또 다시 병으로 쓰러졌다. 그 해는 한파(寒波)가 몰려와 그의 맞수였던 우에쯔기 겐싱(上杉謙信)이 첫 번째 중풍 발작으로 쓰러진 해다. 우에쯔기 겐싱이 죽은 데 대한 기록이 있는데 다음과 같다.

"노다성(野田城) 공방전 때, 이세(伊勢) 야마다(山田)에 무라마쯔(附松芳休)라는 피리 명인이 있어 밤마다 성중(城中)에서 피리를 불었다.

2월 9일 밤, 적장(敵將) 우에쯔기 겐싱(上杉謙信)이 피리 소리에 매혹되어 그 소리를 들겠다고 나와 있을 때 도리이(鳥居三左衛門)가 쏜 총에 맞아 부상당했는데 그 상처가 낫지 않아 결국 죽었다."

어쨌던 연전 연승하면서 수만 군병이 둘러 싸고 있는 본진 속에서 최후를 맞는다는 것은 무장(武將)으로서는 다시 없는 영광일 수도 있다. 천하 통일을 이루려던 다께다(武田信玄)의 유해는 3년 뒤인 천정(天正) 4년, 1576년 4월 16일 장례를 치렀다. 그러나 그의 유언대로 그의 시신은 스와꼬 호수의 물 속으로는 조용히 가라앉지는 않았던 것같다.

중국(中國)의 『삼국지(三國志)』에 나오는 호풍환우(呼風喚雨)하던 영웅 제갈공명(諸葛孔明)도 조조(曹操)한테는 이겼지만 폐결핵 균한테는 꼼짝 못하고 사마의(司馬懿)와 오장원(五丈原) 전투에서도 천하통일을 바로 눈앞에 두고 전쟁터에서 그만 병사하고 말았다. 이때 그의 나이 54세이다. 아까운 나이에 땅 속에 묻히고 그의 출사표(出師表)만 만고의 명문으로 남아 있다.

염색업(染色業)의 발달과 화학암(化學癌)의 발생

고대 이집트의 미라가 입고 있는 옷은 남색(藍色)이다. 사람이 옷을 곱게 물들여 입은 것은 오래 전부터이다. 신분(身分)에 따라 옷 빛깔이 달랐다. 왕이 입는 옷과 신하가 입는 옷의 빛깔이 다르다. 귀족들은 귀족색이 있어서 일반 백성들과 쉽게 구별하였다. 일본의 성무 천황(聖武天

皇) 시대에는 신분이나 계급이 옷 빛깔로 나타냈다. 헤이안(平安) 조에는 천황은 황려(黃櫨)색, 황태자(皇太子)는 황단(黃丹)색, 귀족도 1등급은 붉은 자색(紫色), 2~3등급은 엷은 푸른 파색〔淺蔥色〕이었다. 옷 색깔을 함부로 만들어 입지 말라는 금색법(禁色法)도 있었으니 재미 있다. 그러나 특수하게도 언제나 각 시대를 통하여 보라빛〔紫色〕은 존경받는 빛깔이었다. 원 자색(紫色)은 자근(紫根) 뿌리를 캐내서 여(櫨)나무 껍질과 섞어 재를 뿌려 만들어 낸 물감이다.

남색(藍色)은 인도(印度)에서 가장 좋은 물감으로 남빛도 역시 자색과 비슷하게 사람들이 좋아하는 빛깔이다. 영국 식민지인 인도의 갠지스강 삼각주에 원주민을 상대로 이와 같이 물감 공장을 만들어 많은 돈을 벌었다. 그런데 거기서 콜레라가 퍼져 많은 사람이 죽었다. 지금은 인도산 남색 물감도 화학 약품에 밀려 났고, 대영제국(大英帝國)의 그림자만 남았다. 푸른빛〔靑色〕 물감은 우연히 발명되었다고 한다. 1710년 독일의 디스바하가 어떤 실험을 하다가 푸른빛 침전물이 고이는 것을 보았다. 그것은 기막힌 물감의 원료였다. 디스바하는 그것에 프로시아 청(靑)이라는 이름을 붙였다. 그러나 제조법을 비밀로 했다.

그 뒤 150년쯤 지나 퍼킨이라는 젊은이가 우연히 인디고의 유기합성(有機合成)에 성공했다. 그는 청부업자 아들이었으나 화학에 빠져 15세 때 콜타르 권위자 호프만의 제자가 됐고 17세에 조수가 되었다. 퍼킨은 자기 집 안에 실험실을 만들고 부활절 휴가 때 스승 호프만이 말한 대로 키니네를 만들고 있었다. 트로이진을 기초로 하고 크롬산 처리를 했더니 그만 적갈색(赤褐色)의 지저분한 침전물이 생겼다. 실패한 퍼킨은 다시 시도했다. 이번에는 키니네 구조와 비슷한 아니린을 썼더니 시커먼 침전물이 생겨서 그것을 열탕(熱湯)으로 처리하였더니 자색 결정(紫色結晶)이 생겨났다. 그것을 모프〔보라색〕라고 이름붙였으나 키니네는 아니었다. 하지만 모프는 뛰어난 물감으로 실크까지 물들였으며 강한 햇빛을 쏘여도 빛깔이 바래지 않았다. 그것을 본 염색업자들은 빛깔은 최고지만 좀더 값이 싸야 했다고 하였다. 퍼킨은 아버지와 형들과 함께 작은 공장을 세우고 염료를 만들어 팔았다. 이 세상에 인공적 보라빛이 처음으로 나타난 것이다.

이 색은 프랑스에서 크게 유행하고 영국에서도 1862년 만국박람회 때 빅토리아 여왕이 보라빛 드레스를 입고 나타나는 바람에 유럽과 세계 여성들은 앞 다투어 보랏빛 옷을 입어 그야말로 보랏빛 시대를 열었다.

영국에서 염직 사업(染織事業)이 크게 번창하는 것을 본 프로이센의 비스마르크는 자기 나라의 염색 사업을 일으키려고 호프만을 귀국시키고 물감을 대량 생산하여 원가를 절감하는 데 성공하였다. 그 바람에 그 때까지 잘 나가던 영국의 퍼킨은 공장문을 닫고 망했다.

그로부터 30년 뒤 독일 의사 렌은 방광암 환자를 진찰했다. 그들 모두는 아니린 공장 노동자였다. 알아보니 그곳은 염색 물감 공장이었다. 렌은 화학(化學) 공장이 암(癌)을 만든다고 주장했다. 처음에는 무시당했으나 나중에는 영국과 스위스 등에서 차례로 인정하게 되어 화학암에 대한 보고가 발표되기 시작하였다 .

디슬레리 영국 수상과 부인의 죽음

암은 조기 발견하면 거의 완치된다. 그러나 모든 암은 일정한 시간이 지나면 수술이 불가능해진다. 그런가 하면 아주 빨리 전이되는 암도 있다. 의사의 암 치료율은 매우 낮아서 일본 의사들은 암을 치료하는 것이 아니라 구경만 한다는 말이 있을 정도다. 그런가 하면 암 치료법을 의사가 올바로 일러주어도 그대로 따라하지 않는 환자가 더 많았다.

영국의 명재상 디슬레리의 아내 메리안 부인도 암에 걸렸으나 일찍이 용감하게 암과 투병한 사람으로 유명하다. 수상 부인은 74세가 되는 1866년에 암 선고를 받았다. 영국 의사들은 위암이라고 진단했다. 그러나 수상 부인은 이 사실을 남편한테 숨겼다. 자기가 암에 걸렸다는 말을 하지 않았다. 남편이 영국 수상이기 때문에 자기가 암 환자라는 것을 알면 걱정해서 나라 일을 하는 데 지장이 될까봐 비밀에 붙이고 오히려 더 명랑하게 행동했다. 그들 부부는 아주 다정했다. 그래서 영국 의회가 늦게 끝날 때면 부인은 따뜻한 음식을 들고 가서 의회 정문 앞에서 남편을 기다릴 정도였다고 한다.

그러나 남편은 벌써 아내의 건강 상태를 알고 있었다. 남편은 남편대로 부인이 암에 걸렸다는 것을 알면서도 사랑하는 아내가 슬퍼할까봐 모르는 척하고 더 따뜻하게 신경을 써 주었다. 5년이 지나 부인의 나이 79세 되던 해 4월, 남편의 선거 운동을 따라갔던 부인은 남편의 인기가 너무 좋은 것을 보고 크게 기뻐했지만, 암은 자꾸 퍼져 칼로 뼈를 도려내는 듯이 아팠다. 그런데도 남편한테 눈치를 안 보이려고 파티를 열고 가까운 사람들을 불러 즐겁게 놀았다. 그러나 남편은 알고 있었다. 오히려 아내의 병을 모르는 척해 주었다. 부인이 계단을 올라갈 때도 남편은 80세 된 아내 손을 잡아줄까 말까 망설이면서,

"당신은 혼자서도 계단을 잘 올라가네요."

하였다. 그러나 부인은 그 뒤 외출도 못하고 음식을 잘 먹지도 못했다. 그런데도 자리에 눕기를 거부했고, 11월에 또 다시 파티를 열어 친구들을 불렀으나 그때 손님들은 수상 부인의 얼굴에서 죽음의 그림자를 보았

다. 의회에서 야당의 험한 욕설을 들어도 눈썹하나 까딱 않던 디슬레리 수상도 파티가 끝난 뒤에 혼자 눈물을 흘렸다.

12월 추운 어느날, 부인은 끝내 자리에 눕지 않고 의자에 앉은 채 숨을 거두었다. 위대한 수도승의 모습 그대로였다.

"죽음한테 지지 않으면 사람은 잘 죽지 않는 법이야."라고 부인은 자주 말했다고 한다. 메리안이라는 가문은 결혼한 남편은 아내가 죽으면 그 집을 나와야 하는 불문률 때문에 영국 수상 디슬레리는 33년 살던 정든 집을 나와 호텔방으로 옮겨갔다. 썰렁한 호텔 방안으로 들어서면서 영국 수상은 이렇게 중얼거렸다고 한다.

"세상에 변하지 않는 것은 없어."

디슬레리는 유태계 영국인으로 아무런 배경없이 자수 성가한 사람으로, 정치에 발을 들여놓아 의원 생활을 하다가 수상까지 지냈고, 그는 영국에서 가장 존경받는 정치가가 되었다. 디슬레리는 글래드스톤보다 더 위대하다는 말을 듣는다. 그는 변호사이자 작가였고, 말하는 솜씨가 천재적이며 예절 바른 사람이었다. 또한 디슬레리는 아주 잘 생긴 얼굴과 당당한 체격 때문에 영국 귀족 부인들의 흠모의 대상였다. 그러나 연애 결혼한 친구 내외가 서로 바람피우는 것을 보고 자기는 그렇게 하지 않기로 다짐하였다.

그의 아내는 가난한 해군 장교의 딸로 태어났으나 타고난 미인이라 부자와 결혼하여 47세에 과부가 됐다가 따뜻한 분위기를 지닌 젊은 디슬레리와 결혼했는데 그가 부인보다 12세 아래였다. 부인에게도 때로는 경박한 데가 있었으나 늘 남편을 위하는 착한 아내였다. 그에게 부인은 어머니 같은 아내였다. 그 부인과 결혼한 뒤부터 디슬레리는 출세 가도를 달리기 시작해서 수상에까지 올랐다. 열두 살이나 나이 많은 늙은 아내를 그가 부축하고 갈 때 짓궂은 친구들이 사정을 잘 모르고 비꼬곤 했다.

"천하의 공처가 양반! 부인한테는 절절 매시는군!" 그러자 수상이 대답했다.

"아내가 고마운 걸 어쩌겠나!"

그 말을 들은 동료들은 나중에는 크게 부끄러워했다. 대영제국을 위하여 큰 업적을 쌓은 디슬레리 수상한테 영국 여왕이 귀족 작위를 주려고 했을 때 그는 말했다.

"여왕 폐하! 그 귀족 작위를 저한테 주지 마시고 제 아내한테 내려 주십시오. 제발 부탁합니다.!"

그 말을 듣고 여왕도 울었다고 한다.

온 영국이 울면서 박수를 쳤다. 아내가 죽은 지 오래 지난 어느날, 디슬레리는 주변을 정리하다가 종이에 싼 머리카락 뭉치를 발견했다. 그 머리카락들은 아내가 살아있을 때 33년 동안 가위와 빗을 들고 남편의 머리를 깎아 줄 때 잘리낸 남편의 머리카락이었다. 차곡차곡 종이에 모두 싸여 깨끗하게 보관해 둔 것이었다.

남편은 통곡했다. 병(病)은 비록 육신은 사라지게 하였지만 사랑하는 마음까지는 없애지는 못하였다.

소독, 무균법(無菌法)과 위암 절제 수술

백년 전에도 위암의 위세는 대단했다. 건강하던 사람이 갑자기 이상해지고 음식을 못 먹고 토하다가 여월대로 여위어 죽게 된다. 시신을 해부해 보니까 위꼭지 부분에 암이 발생하였고 소화 기관은 실처럼 가늘어져 먹은 것이 내려갈 수 없게 되어 있었다. 종양을 잘라 내고 장을 이어 붙이면 된다고 누구나 생각했다. 그러나 수술 후에 경과가 좋을지 또 복막염이나 다른 후유증은 없을지 확실한 판단이 서지 않아 수술을 할 수 없었다. 개를 잡아서 위를 꺼내 장을 이어붙인 수술 실험은 이미 1810년에 멜름이 성공해서 발표했고 1970년대에는 많은 동물 실험에 성공하여 위 절제 수술은 가능하다고 생각하게 되었다. 하지만 누구도 선듯 나서지 못했다.

음악가 브람스와 친하던 빈의 빌로드는 병리학을 연구하다가 외과 의사가 되었고 1만 명이나 넘는 많은 환자를 수술하여 큰 공적을 남겼다. 그는 위절제 수술에 도전했다. 그러다가 드디어 1881년 43세 된 부인의 위아랫 부분에 발생한 암을 잘라 내고 위와 장을 붙이는데 성공했다. 그 여인은 아이가 여덟이나 있는 어머니였으며 지난 6주 동안 아무 것도 먹지 못해 피골이 상접할 정도로 말랐지만 수술을 받고 살았다. 외과 의사 빌로드가 성공한 것은 그의 제자 미클릭이 영국에서 배운 소독 살균법을 철저하게 한 때문이고 빌로드가 한 시간 반이라는 짧은 시간에 수술을 해냈기 때문이었다. 이 소식은 곧 유럽 전체로 퍼져나가 온 세계가 알게 되었다. 그 부인은 4개월 뒤에 암이 재발해서 결국 죽었으나 위 절제 수술의 성공은 획기적이었다.

빌로드의 제자였던 요하네스 미클릭은 그 뒤에 유럽 최고의 외과 의사가 됐으며 엄중한 소독 살균법, 무균 수술법을 확립하여 유럽뿐 아니라 러시아와 미국까지 수술과 교육에 힘썼다. 그의 교육은 엄했고, 철저했으며, 그가 교육하고 있는 모습은 마치 제왕과 같았다고 한다. 키는 작고 몸집은 왜소했으나 신경질에 매우 까다로운 스승이었다. 그는 나이가 들어서도 가슴 속을 수술해서 식도암을 낫게 하는 연구를 계속 했다.

잘 알지도 못하는 젊은 의사 자우엘 부르크를 그의 논문만 보고 제자로 삼은 것도 안전하게 가슴을 여는 수술법을 개발하기 위해서였다. 그가 직접 만든 저압 캐비닛을 이용한 첫 번 수술은 실패했으나 그 뒤 가슴뼈 아래 종양 긴급 수술은 성공했고, 이어서 16회의 수술도 무사히 끝내 오랜 꿈을 이루었다.

그러나 과로 때문에 매우 늙어 보였다. 그가 55세 되던 해 여름, 위가 거북해지고 이상한 것을 느꼈으며 또 가을에는 감기에 걸리고 악성 편도선염에 걸렸다. 12월 초에는 한밤 중에 뱃속이 부어 올라 잠이 깼으나 가족들에게는 말하지 않았다. 크리스마스를 지나고 사위인 가슈 박사한테 수술을 부탁했다. 새해 첫날 가족들을 모아놓고 그는 아무래도 암에 걸린 것 같다고 말하고 빈으로 가 수술을 했으나 이미 암이 퍼져 있어서 그냥 다시 덮었다고 한다. 3주 뒤부터는 태연함을 잃지 않고 병원장 직무도 성실히 하고 학회에도 나갔다. 4월 중순에 다시 피를 토하게 되었고 5월 중순에 더 이상 견딜 수 없어 마지막 2주일 동안은 고통을 참으려고 몰핀을 맞았다.

죽는 날 밤, 또렷한 목소리로

"부인! 그동안 미안했소. 먼저 가오" 하고 숨을 거두었다. 알고 보니 그는 죽기 전에 이미 자기 죽음에 대한 부고를 다 써 놓았다고 한다.

위절제 수술이 일반화된 것은 제2차 세계 대전 뒤부터였다. 항생 물질과 화학 요법의 조기 발견이 가능해졌기 때문이며 또 사람들의 영양 상태가 좋아졌기 때문이다. 식생활 환경이 서구보다 뒤떨어진 아시아 각국은 위암이 더 많았다. 후진국은 선진국이 걸어간 암 치료의 길을 그대로 따라가야 하는데 이것은 괴로운 일이다.

구강암(口腔癌)에 걸린 프로이드와 담배

I

1917년 프로이드는 61세 때 구강암에 걸려 치료를 받았으나 재발했다. 66세 때는 오른쪽 입안에도 종양이 생겨났다.

암에 걸려서도 오래 사는 사람이 많아 희망적인 세상이 되기도 하였다. 정신 분석학자로 유명한 지그문트 프로이드도 암 수술을 세 번 받았으나 그 뒤, 16년이나 더 살면서 새 학문을 개척하는 위업을 이루었다. 그는 빈 대학에 몸담고 있었지만 그 대학 외과 교수들을 믿지 않았다. 그러나 같은 학교에 몸 담고 있어 결국 4월 23일 수술을 받았지만 프로이드가 걱정했던 대로 수술 경과는 신통치 않았다. 예상했던 대로 입 속으로 피가 막 흘러들어갔다. 소리칠 수도 없는 그는 비상 벨을 눌렀으나, 고장 나 있었다. 누군가가 뛰쳐나가 의사를 불러왔다. 피투성이가 된 프로이드는 괴물처럼 의자에 앉아 있었다. 그날 밤,프로이드는 참을 수 없는 고통으로 의사를 불렀으나 끝내 의사는 오지 않았다. 다음날 아침 회진을 할 때 외과 교수는 제자들과 함께 프로이드에게 밤새 경과를 물어보고 돌아갔다. 그 뒤에도 입 속은 계속 아파서 전문 수술을 받지 않고는 근치가 어려우니 제대로 암 수술을 받는 것이 좋겠다고 생각하였다.

이번에는 신중하기로 유명한 구강외과 주임 피히러 교수가 지도하는 팀이 수술을 하기로 하였다. 그는 동물과 죽은 사람의 윗턱을 잘라 내는 방법을 통해 많은 연구를 하였으며 10월 4일 수술에 들어갔는데 입 속과 뺨과 아래턱을 넓게 잘라 내고 종양을 제거하였다. 그리고 그 자리에 의골(義骨)과 의치(義齒)를 박아 주었다.

이틀 동안 고열에 시달린 후 회복되었으며 3주일 뒤에 퇴원했다. 피히러는 프로이드에게 모든 수술 경과를 솔직하게 이야기해주고 한 달 반만인 11월 12일, 제3차 수술을 함으로써 모든 수술과 치료를 마쳤다.

피히러는 제1차 세계 대전 때 부상당한 장병과 병으로 앓는 장병을 위해 새로운 진료술을 개발한 구강외과 전문 의사였다. 그는 친절했으며 뒷날 나치로부터 고초를 당할 때 친구들이 지켜 주었다. 프로이드에 대한 15년간의 치료 기록은 제2차 세계 대전 뒤에 공개되었다. 프로이드가 첫 번째 수술을 받던 그날 가장 사랑하던 손자가 편도선 수술을 받았으나 두달 뒤에 어이없이 죽자 큰 충격을 받았고 다음과 같은 말을 했다.

"이제 나한테는 모든 것이 아무런 의미가 없어졌습니다."

그런데도 그는 의치의 압박감과 통증과 싸우면서 음식 먹는 법, 발성법을 익히는 일을 꾸준히했다. 이와 같이 사선을 넘고 고통을 견디면서 생과 사를 심리학적으로 분석해 나가 불후의 많은 저작(著作)을 남겼으며, 1930년 그는 독일로부터 명예로운 괴테상을 받았다.

그러나 1933년 1월, 히틀러가 나치 정권을 잡고부터는 유태인 추방을 시작하면서 5월에는 반나치 관련 저작물을 모두 불태웠다. 게펠스는 나치의 친위대 앞에서,

"영혼을 파괴하는 성(性)의 과대 평가에 나는 반대하며 프로이드의 저작물을 모두 불 속에 집어 던진다"라고 소리쳤다.

프랑크푸르트에서도 그런 일이 있었다는 소식을 듣고 프로이드는, "세계는 지금 거대한 감옥이 되어간다."라는 편지를 남겼다. 1938년 독일군이 오스트리아를 점령하자 프로이드는 82세의 늙은 몸으로 영국 런던으로 갔다. 프로이드는 마르크스주의에서도 위험을 느꼈다. 영국으로 건너간 지 1년 3 개월 뒤에 프로이드의 암은 재발되어 더 이상 치료가 불가능하게 되었다. 죽기 전에 프로이드가 농담으로 의사한테 말했다.

"죽게 내버려 두지 않겠다는 말을 이제는 나한테 할 필요가 없게 된

것 같소!"

늘 재기 넘치면서 품위 있는 유머로 프로이드는 그 동안의 삶에 대해서 감사하면서 영면하였다. 그의 나이 83세이었다.

Ⅱ

구강암(口腔癌)은 외부 자극과 밀접하게 관계되면서 발생하는 것으로 알고 있다. 지그문트 프로이드의 윗턱 암은 잎담배 때문이었다. 그의 병력을 다시 간단하게 더듬으면 다음과 같다.

그의 아버지는 양모상인(羊毛商人)이었으며 담배를 무척 많이 피우는 사람으로 81세까지 살았다. 공부를 잘한 프로이드는 의학 공부를 끝낸 뒤 연구 생활을 하였는데 그때 벌써 만성 비강염에 시달렸다. 장학금으로 파리에 나간 그는 유명한 샬코가 운영하는 살베토리엘 병원에서 신경의학(神經醫學)을 공부하였다.

거기서 코카인 진통과 마취 작용을 발견했다. 프로이드는 코카인을 정신병 치료에 쓰려고 했던 것 같은데 특히 자신의 코병 치료에 자주 썼다. 뒷날 코카인 중독이 문제되었을 때 코카인의 습관성은 정신적 특징이 있는 사람만이 걸린다는 가설을 낸 것도 자기가 경험했기 때문이란 말을 들었다. 그의 제자 콜라가 코카인 극부 마취 작용을 발견한 것을 이미 앞에서 밝혔다. 프로이드는 20대부터 병을 앓았고 26세에 위장염이 심했고 장티푸스 진단을 받기도 하였다.

28세 때는 좌골신경통, 이듬해에는 가벼운 천연두 진단을 받았다. 프로이드가 담배를 피우기 시작한 것은 24세 때부터이다. 처음에는 잎담배였으나 뒤에 궈련을 피었다. 37세 때 심장 발작을 일으킨 그는 38세에는 전형적 협심증으로 여러 번 실신했으며 부정맥(不整脈)과 가슴앓이가 반복되어 죽음의 환상을 보거나 우울증에 시달렸다. 그의 주치의이며 친구인 휘릭스는 담배가 병의 원인이라고 단언하며 금연(禁煙)을 강권했으나 프로이드는 여러가지 핑계를 늘어놓으며 담배를 끊지 않았다. 43세 때 몸이 너무 아팠던 프로이드는 그때 암에 걸렸다고 생각하였으나, 사실은 암은 24년 후 걸렸다. 58세 때부터 위장이 몹시 나빠졌고, 59세 때 제1차 세계 대전이 터져 식량 사정이 더욱 어려워 질 때, 프로이드는 입 속에 작은 종기가 돋았지만 담배를 피우니까 아프지 않아서 그냥 내버려 두었다가 67세 때 암수술을 받은 것이다. 그의 주치의는 담배를 끊지 않으면 죽게 된다고까지 했으나 프로이드는,

"담배를 끊으면 나의 지성(知性)이 죽어 아무 것도 못해요!" 하면서 열심히 담배를 피웠다. 스승이 담배 때문에 죽게 된다는 사실을 모르는 그의 제자들은 열심히 스승을 위해서? 좋은 담배를 골라 우편으로 보내 드렸는데 그때마다 스승은 감사 편지를 보냈다.

"맛 좋은 담배를 보내 주어 고맙네. 누가 뭐래도 앞으로 계속 담배만은 잊지 말고 보내 주기 바라네."

그런 프로이드에게 담당 의사 슐이 말했다.

"선생님이 지금까지 앓아오신 모든 병들, 즉 위장병, 편두통, 치통, 협심증, 심장 발작, 부정맥, 구강암은 모두 담배 때문입니다. 담배만 끊으면 선생님은 병으로부터 자유로울 수 있습니다. 담배를 끊으십시오!"

그러나 그는 세 번 수술로 목소리조차 잘 안 나오는 몸으로 16년간이 더 담배를 피어댔다. 프로이드는 아편, 몰핀 등 진통제는 별로 달라고 하지 않고 아픔을 잘 참았다. 그러나 결정적 역할을 한 것은 니코틴이다. 니코틴은 프로이드의 정신을 살리고, 학문 연구를 도와주고, 그의 지적 사고를 위한 인생에서 끊을래야 끊을 수 없는 그렇게 소중한 존재였는지 모른다. 그의 정신 분석학에서 담배 냄새가 나는 것 같다.

아시아의 식도암(食道癌) 벨트

암은 토착성이 강한 병이다. 그래서 고향을 멀리 떠나가도 고향의 암에 걸리게 되는 이상한 일이 많다. 세계의 암 지도를 보면 어떤 장기의 암은 어느 지역에 많고, 또 다른 어떤 암은 또 어느 나라에 몰려 있는 것을 알 수 있다.

식도암이 잘 걸리는 아시아의 암 벨트는 이란의 카스피해 남쪽부터 러시아, 우즈베키스탄, 카자흐공화국과 천산북로(天山北路)를 지나 난주(蘭州), 서안(西安)으로 길게 꼬리를 이루어 중국의 하남성(河南省), 산서성(山西省) 지역이다. 다시 양자강을 따라 동진하여 강소성(江蘇省) 전체가 들어있다. 또 한쪽은 몽골, 시베리아로 뻗었다.

중국에는 옛날부터 식도암이 많이 발생한 것으로 유명하다. 최근의 조사에 의하면 하남성에서도 10만 명에 3백 명 꼴이라 하는데 이것은 세계 최고라고 한다. 이 숫자는 일본의 20배 이상이라고 하는데 중국에서는 닭들도 식도암에 걸린다는 말이 있을 정도다. 하남성 사람들은 다른 곳으로 이사를 가도 식도암에 걸리기는 마찬가지라고 하는데, 이 식도암은 유전이라기 보다도 전통적인 식생활 습관과 술을 많이 마시기 때문이라고 한다.

역학적(疫學的) 연구에 의하면 식도암은 각각 그 지방 특유의 원인도 있으나 공통점을 찾으면 대개 발육기의 저영양과 빈곤 등 생활 환경으로 생긴다. 그밖에도 조잡한 곡물, 뜨거운 음식, 고량 수수와 강냉이, 나무열매, 떫은 감에 들어 있는 탄닌 등에 관계가 있다고 한다. 이런 식물들은 식도의 점막을 상하게 한다. 또한 토양에 몰리브덴이 부족하면 비타민 C등의 이용이 잘 안 되서 신진 대사와 회복이 늦어지는 것과 관계가 있는 것 같다. 한편 선진국에서는 식도암은 술, 담배와의 관계가 많다고 한다. 어쨌던 식도의 점막에 외부로부터의 자극이 반복되는 것이 문제일 수도 있다.

아프리카에서는 강냉이 술을 마시는 부족에 식도암이 많다고 한다. 프랑스에서도 칼바도스 애음 지역이 잘 걸리고 이런 술 속에 탄닌 성분이 많은 것을 알았다. 중국의 명주(名酒)인 산서(山西)의 훼주(汾酒)와 귀주(貴州)의 마오타이주(茅台酒)는 고량(高粱, 수수)으로 만들어 알콜 도수가 몹시 높다. 그런 독한 술은 구강과 식도를 상하게 하고 암을 유발시킨다. 중국의 명재상으로 불리던 주은래(周恩來) 수상도 식도암에 걸렸다. 주은래는 1899년 준하(準河)와 대운하(大運河)가 마주치는 준안현성(準安縣城)에서 태어났다. 어머니의 고향이 강소성인데 어머니도 식도암이었다. 주은래는 아홉 살 때 어머니를 잃고 가난하게 자랐다. 12세 때 삼촌이 있는 동북 지방으로 가서 공부했는데 처음 먹는 수수밥을 잘 먹지 못했다. 소년기를 식도암 본토에서 지낸 것이 불행했던 것이다.

70세가 지났어도 거뜬하던 주은래는 말년에는 48시간 계속해서 홍위병과 실랑이하면서도 호주가로도 유명하다. 그토록 피곤을 모르던 주은래도 74세가 되자 음식을 먹지 못하고 가슴 통증을 호소하였으며 체중도 줄어 들었다. 진단 결과 식도암으로 밝혀졌다. 투병 생활도 대단했으나, 1975년 9월부터는 면회를 사절했다. 용태는 계속 악화하였다. 다음해 1월 7일, 혼수 상태에서 깨어난 그는 주위를 둘러 보면서,

"이제 나한테는 오지 않아도 된다. 다른 환자들을 더 돌보라."고 이야기 하였다. 그로부터 10 시간 뒤, 큰 출혈이 있었고, 한편 80세의 노병(老病)으로 드러누운 모택동(毛擇東) 주석을 남겨둔 채 먼저 죽었다. 그때 주은래의 나이 78세였다.

(3) 당뇨(糖尿)와 통풍(痛風) 등

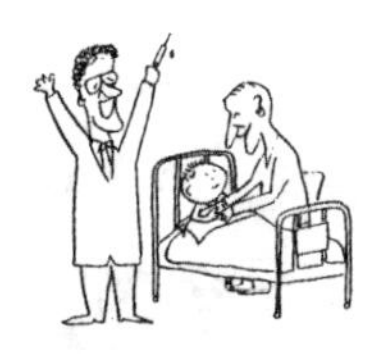

당뇨로 고생한 드골

당뇨병은 현대적 성인병이지만 옛날에도 있었다. 서기 1세기 때 로마와 함께 번영했던 소아시아는 의학 수준이 매우 높았다. 알타이오스는 자기가 쓴 책 속에 벌써 당뇨병을 정확하게 기록으로 남겼다.

'이상한 조갈증, 자주 오줌을 누고, 입속이 마르고, 피부에는 물기가 없고, 몸이 마르고.'

이와 같이 정확한 기록을 남긴 그는 사람이 당뇨병에 걸리면 영양분이 오줌으로 녹아서 새어 나온다고 생각했다. 그 이전에 고대 인도의 의사들도 오줌에서 단 냄새가 나는 것으로 이 병을 알았다. 일본에서 오줌이 달다는 것을 알아 낸 사람은 훈마 겐조(本間玄調)로, 메이지 시대로 들어오기 전에 벌써 이를 알아 냈다. 당뇨병은 잘 먹고 또 많이 먹고 운동을 게을리 하여 살이 찌면 거의 틀림없이 걸린다.

옛날 일본에서든 무라사끼 시끼부(紫式部)의 『겐지 모노가다리(源氏

物語)』에 나오는 주인공의 모델이 후지와라노 미찌나가(藤原道長)이다. 미남 대장부에 여성 편력이 화려했던 것을 보면 아주 건장했던 것 같다. 그는 셋째딸 다께꼬(威子)를 황후로 만들고 스스로 태정대신(太政大臣)이 되어 섭정을 하면서 그때 유명한 노래를 남겼다.

"이 천하를 내 것으로 생각함은,

저 밝은 달이 한번도 기울 때가 없음에 이르러야"

그만큼 그는 자신 만만하였다. 그때 미찌나가는 53세, 그러나 그는 당뇨병에 걸려 조갈증에 시달렸고, 눈에 백내장도 생겼다. 바로 코 앞에 서 있는 사람도 잘 알아볼 수 없었다. 목이 타서 밤낮없이 물을 마셔 댔다. 같은 것만 먹어서 체력이 쇠약하고 몸은 몹시 말랐다고 한다. 자신의 세도를 기울지 않는 달에 비기면서도, 그는 심장 발작을 일으켰고, 한밤 중에 소리를 지르며 아프다고 날뛰었다.

그런데도 10년 권세를 누린 후지와라 일문의 수장이었다. 62세 때인 여름날, 설사를 만나 더 쇠약해지고 등에 등창이 생겼다. 가슴이 여자 젖가슴만큼 부어올라 피고름을 흘리다가 다음 날 죽었다. 그는 육체적 고통을 덜기 위해서 불교 사원을 찾았는데, 집 근처에 법성사(法成寺)라는 절을 세웠으며 당대 고승들이 극락 왕생을 설법하는 가운데 숨을 거두었다.왕족과 귀족들이 산해 진미의 많은 음식과 맛 좋은 술을 밤낮으로 마시고, 또 여자를 가까이 하고, 운동을 게을리하면 당뇨병에 걸리는 것은 조금도 이상하지 않다. 미찌나가의 삼촌, 형제, 조카들도 모두 당뇨병으로 죽었다.

1958년, 다시 대통령 자리에 오른 프랑스의 드골은 식이 요법과 병행하여 약으로 당뇨병 치료를 하고 있었다. 2년 전 눈에 백내장이 생겨 수술한 뒤에는 특수 안경을 썼는데, 다른 사람이 있을 때는 절대로 그 안경을 끼지 않았다. 1964년, 그가 74세 때 드골은 주기적으로 헛것을 보는 등 환각 증상에 시달렸고 가끔 말을 하지 못해 절망을 느꼈다고 한다.

평생 동지였던 페땅 원수가 고통 속에서 죽는 모습을 본 드골 대통령은 노쇠(老衰)의 공포를 느껴 '나는 저렇게 죽지 말아야지' 하면서 빨리 대통령을 그만둘 기회를 찾았다. 그러나 프랑스의 현실은 드골 대통령을 편안히 쉬게 놓아 주지 않았다. 드골은 매일 격무에 시달렸으며 대동맥(大動脈)에 박리성(剝離性) 혹이 생겨났다. 드골은 그때부터 서둘러 은퇴할 생각을 하고 국민 투표를 실시하여 고향으로 은퇴했다.

드골 대통령은 두 형제가 있었는데 그들도 모두 대동맥이 막혀 죽었다. 1970년 11월 9일은 드골 대통령이 세상을 뜬 날이다. 그날 드골은 제2차 세계 대전 회고록을 쓰고 있었는데 갑자기 황소 울음 소리 같은 비명을 질렀다. 고통에 신음하는 소리였다. 부인과 측근이 달려 들어갔다. 드골은 그만 의식을 잃고 누웠다. 그때부티 30분 동안 한 번도 정신을 차리지 못하고 있다가 숨을 거두었다. 유언은 한 마디도 남기지 않았다. 만 80세가 되기 13일 전이었다.

1889년 멜링과 민코프스키는 개의 췌장(膵臟)을 척출(剔出)함으로써 당뇨병이 생기는 것을 알았고, 그것을 증명했다. 그러니까 사람의 당뇨병을 개가 가르쳐 준 것이다. 그러나 일부 학자들은 반대했다. 왜냐 하면 개의 기능과 어떻게 사람의 기능과 같으냐 하는 것이었다. 개의 췌장을 잘라내고 난 2년 뒤에 젊은 의사 번팅과 베스트가 췌장의 랑게르한스섬에서 호르몬을 분리하는 데 성공하고 인슐린이라는 이름을 붙였다. 그것이 지금의 당뇨병 치료약인 인슐린이다. 이리하여 당뇨병의 근대적 치료법이 확립되었다. 당시 세계적 영웅 드골 대통령도 당뇨병으로 쓰러졌는데 그가 생전에 어떤 치료를 받았는가 하는 것은 알려지지 않았다. 왜냐하면 국가 원수의 병 치료는 일반적으로 비밀에 붙여졌기 때문이다.

인슐린을 발명한 번팅

인슐린을 만든 캐나다 의사 번팅은 그 공로를 높이 평가받아 노벨 의학상을 받았다. 그러나 막상 그 자신은 얼어 죽었다. 눈보라치는 동토에서 동태처럼 얼어 죽었다. 그때 세계적으로 위대한 의사인 번팅을 죽게 한 것은 병이 아니고 추위와 눈보라였다.

당뇨병 치료에 대한 기록이 처음 나타난 것은 이집트의 파피루스에서이다. 거기에는 당뇨병을 치료하는 약이 여러가지 적혀 있고 처방법도 있는데 재미있는 것은 과자와 밀가루와 가는 모래〔細砂〕와 푸른 납〔綠鉛〕과 흙을 물에 섞어 여과시킨 뒤에 나흘 동안 먹으라고 한 것이다.

16세기의 의사 파라셀루스는 엉뚱하게도 당뇨에는 진통제와 달콤한 술이 좋다고 했다. 콩팥이 소금 때문에 메말라 기능이 위축되었으므로 술을 마시라고 했던 것 같다. 그 바람에 16세기의 술집에서는 파라셀루스가 최고라고 했으며 술이 잘 팔렸다고 한다.

그러나 찰스 2세의 주치의였던 윌스는 정반대로 당뇨병은 맛있는 술을 마셔서 생긴다고 했다. 중국에서는 돼지〔豚〕의 췌장(膵臟), 녹두, 배가 당뇨에 좋다고 했고 일본에서는 고구마 새순이 좋다고 했고, 식이 요법이 권장되었다. 당뇨병은 아이들이 걸리는 것도 있고, 어른이 걸리는 것도 있다. 옛날에는 아이들은 1~2년 사이에 죽었고, 어른은 10~20년 사이에 죽었다. 그러나 지금은 당뇨병 환자도 식이 요법과 약물 치료로 일반인보다 더 몸조심함으로서 당뇨병에 안 걸린 사람보다 더 오래 사는 세상이 됐다.

인슐린을 만든 캐나다의 번팅은 어렸을 때 소꿉 친구였던 여자 아이가 당뇨병으로 말라 죽는 것을 보고 너무 충격을 받아 의사가 되기로 결심했다.

제1차 세계 대전 때는 외과 의사로 군대에서 일했고, 전쟁이 끝난 후에는 당뇨병을 연구했다. 토론토 대학의 유명한 맥클라우드 생리학 교수를 찾아갔으나 거절당했으며, 세 번째 찾아갔을 때에야 그의 정성을 보고 제자로 받아 들여졌다. 그러나 실험실은 여름 방학 때만 약간의 실험 기구와 함께 쓰도록 제한했다. 거기서 베스트를 만났다. 베스트는 의사 집안에서 태어났는데, 제 1차 세계 대전으로 중단되었던 의학 공부를 계속하려고 학구열에 불타고 있었다. 당뇨병으로 늘 따르던 큰 어머니를 잃은 것도 베스트가 당뇨병 연구를 하게 한 동기가 됐다.

가난하고 이름도 없던 두 사람은 실험용 개를 돌보는 일에서부터 실험 준비에 이르는 힘든 일을 마다하지 않고 열심히 했다. 실패를 거듭한 끝에 변성(變性)시킨 췌장을 냉각 처리하여 거기서 뽑아 낸 물이 개의 혈당을 쑥 내려가게 했다. 그 뒤에는 췌장의 산소를 산성 알콜로 뽑아 낸다든가 소 뱃속의 송아지를 써서 높은 혈당을 낮추는 물질을 만들어 처음에는 아이레친이라고 했다가 인슐린이라고 개명하였다. 번팅이 인슐린을 처음 주사한 사람은 톰슨이라는 당뇨병 걸린 꼬마 소년이었다. 번팅은 자기가 먼저 인슐린 주사를 맞아 보고 이것을 소년의 부모에게 보여 준 뒤 아무런 부작용이 없다는 것을 확인하고 13세 꼬마에게 놓아주었다.그랬더니 다 죽어가던 소년이 살아났고, 또 병세 회복도 빨랐다. 주사 맞은 자리만 좀 부었지만 죽음 앞에 엎드려 있던 인간을 살려 낸 놀라운 업적을 이룩하는 순간이었다. 인슐린을 만든지 5개월이 지난 뒤였다.

어떤 발명, 발견도 그러하듯이 인슐린이 처음 나왔을 때도 말이 많았다. 그런 것은 옛날에 벌써 나왔다고 하는 사람도 있었다. 그러나 1년이 지나니까 인슐린 효과는 놀랍게도 전 세계에서 수많은 당뇨병 환자의 목숨을 살렸다. 인슐린의 도입으로 환자 생명의 연장 효과를 보면, 10세 환자는 120배, 30세 환자는 5배, 50세 환자는 2배로 그 효과는 대단한 것이었다.

번팅은 노벨 의학상을 받은 뒤에 영국 여왕으로부터 귀족 작위를 받는 영광을 누렸다. 제2차 세계 대전 때는 항공 의학(航空醫學)을 담당하여 활약하다가 비행기가 뉴펀드랜드에 추락하였다. 폐를 다친 그는 의사로서 그래도 피투성이가 된 조종사를 살리려고 갖은 애를 쓰다가 지쳐 쓰러져 그만 눈보라 속에서 얼어 죽었다. 비행기가 추락한 지 10시간 뒤였는데 그때 그의 나이 50세였다.

마르틴 루터는 통풍 환자

손발 뼈마디가 아프고 무릎 관절이 아프고 붓는 통풍(痛風)은 옛날 그리스 때부터 있었다. 가우트(gout)라는 병명은 '병독이 관절에 한 방울 한 방울 떨어짐으로써 질환이 발생한다고 생각하여 피가 독 때문에 엉킨다' 는 뜻이다. 통풍도 외인(外因)에 의해 아프다는 뜻이 있으므로 병의 원인은 밖에서 온다고 생각했던 모양이다.

육식 중심의 미식가에게 잘 생겨 황제, 왕, 귀족 등이 이 병의 단골이라 옛부터 제왕병(帝王病)이라 불리었다. 이 병의 신세를 진 사람을 보면 알렉산더 대왕, 쿠빌라이 칸(汗), 르네상스의 산실 메디치 가문(家門), 프랑스의 루이 7세, 루이 14세, 신성 로마 제국의 칼 5세 황제, 스페인의 필립 2세, 영국 여왕 제임스 1세, 조오지 4세 등이고 유명인으로는 마르틴 루터, 존 칼빈, 레오나르드 다빈치, 프렌시스 베이컨, 아이작 뉴턴, 윌리엄 하베이, 사무엘 존슨, 괴테, 밀턴 등이 있다.

통풍결절(痛風結節)은 약 2천 년 전에 가렌이 기록으로 남겼는데 결절(結節)에서 요산(尿酸)이 발견된 것은 1576년이었다. 1848년에는 환자 혈액 속에 요산이 많은 것을 알아 냈으나 병의 발생 원인을 알아 내는데 약 1백년이 걸렸다.

치료법은 기원 전 1500년에 이미 이집트 파피루스에 기록되어 있었고, 그리스는 지금 쓰고 있는 이누사후란의 유효 성분 고루틴을 알고 있었다. 남성에게 특히 환관(宦官)에게 압도적으로 많고 폐경기 여성에게 적다는 것은 벌써 히포크라테스에 의해 기록되어 있다.

유전 인자가 중시되어 통풍가계(痛風家系)가 많이 보고 되었다. 최근 발견된 레슈 나이한 증후군은 유전성 통풍으로 출생 직후 발병하여 정신 장애도 일으킨다. 사내아이만 걸리는 것도 특징이다. 중세기 로마 제국 황제 칼 5세와 그의 아들인 스페인 왕 필립 2세는 통풍 환사로 널리 알려졌다. 15~16세기 유럽에 통풍이 유난히 극심했던 것도 그 당시의 식생활 습관과 밀접한 관계가 있었던 것 같다.

스페인의 칼 5세는 1519년 왕이 됐을 때 20세였다. 그는 아버지로부터 서 유럽의 광대한 영토를 물려받고, 어머니로부터는 스페인 왕국을 물려받아, 매우 부강한 나라를 이끌었다. 콜레스 장군은 군대를 인솔하여 멕시코를 점령했고, 10년 뒤에는 피사로가 잉카 제국을 정복하여 막대한 금은보화를 갖다 바쳤다. 칼 5세는 프랑스 왕과 황제 자리를 놓고 다투었는데 그때 돈을 뿌려 선거에 이겼다고 한다. 칼 5세는 키는 작고 얼굴은 창백하고 턱은 합죽하고 콧잔등이 꺾였고 언행은 난잡했으며, 목소리는 양철통 찢는 소리가 났다 한다. 성격은 과묵하고 또 냉정하여 무슨 생각을 하는지 알 수 없으나 외교와 전쟁에 관심이 많았다.

그러나 이 청년 황제는 처음부터 종교 개혁을 감행한 마르틴 루터와

씨름해야 했으며 이 루터 때문에 일평생 시달려야 했다 한다. 무서운 대식가였던 칼 5세는 30세 안팎에 통풍에 걸려 모든 치료 수단을 다 동원하였으나 고치지 못했다. 의사는 유럽의 명의에서 돌팔이까지 다 찾아다녔다. 그러나 그들이 하라는 대로 한 적은 한 번도 없었다. 우선 그는 많이 먹었다. 그가 한 번에 먹어 치운 식사 기록을 보면 보통 사람의 2~3배 되는 쇠고기, 돼지고기, 양고기, 토끼고기, 각종 스프와 훈제 고기, 생선, 야채 등과 또 한 번에 마시는 맥주는 5 *l* 씩 몇십 잔을 마셔 댔다. 그래서 늘 장염으로 고생하였으며 통풍도 전신을 습격했다.

은퇴하기 4년 전 52세 때 인스부르크에서 정양하였으나, 이미 관절은 변하고 등은 구부러지고 안색은 나빠졌고 입을 벌리고 하는 것이 꼭 중병 환자 같았다고 한다. 그래서 칼 5세가 말을 타고 갈 때는 말 목에 끈을 매고 허리를 감아 떨어지지 않게 하였다 한다.

같은 시대의 마르틴 루터도 통풍 환자였다. 그의 초상화를 보면 어디가 목인지 알 수 없을 정도로 살이 쪘고 합죽턱에 시골 농사꾼의 모습이었다. 루터도 대식가에다 맥주를 많이 마셨다. 위궤양, 치질, 신장을 앓았다. 루터는 7형제의 장남으로 아버지는 광부였는데 완고하고 수전노에다 화를 잘냈다. 루터는 그런 아버지에게 매도 많이 맞았다. 처음에 법률가가 되기를 원했으나 어느 날 하늘에서 벼락이 요란하게 떨어졌으나 죽지 않은 것이 이상해서 하늘의 뜻임을 알고 수도원으로 들어갔다.

그러나 그는 유럽에서 종교 개혁이 한창 진행되고 있을 무렵인 25세 때 환속하여 결혼을 한 것도 뜻밖이다.

나폴레옹의 복통과 그의 최후

I

프랑스 황제 나폴레옹 보나파르트의 머리가 우수하다는 것은 누구나 다 알고 있다. 그에게는 이상한 버릇이 있었는데 서서 자는 것이었다. 이른바 깜빡 증세로 정신병은 아니었다. 그의 맥박은 보통 1분에 48정도로 느린 맥박이었기에 그 맥박과 깜빡 증세에 어떤 관계가 있다는 사람도 있었다. 파리 육군사관학교에 들어가서도 그는 말도 잘 안 하고 친구들과도 잘 어울리지 않고 고독을 즐겼다. 거만하며 자존심이 강해서 '키 작은 야심가' 라고 불렸다.

그러나 무서운 독서가로 전쟁 서적, 역사, 풍속, 법률, 문학, 천문, 기상, 인구학 등등 모조리 읽었고 많은 논문과 계획서를 만들었고 심지어는 '자살론' 까지 썼다. 그때까지는 몸이 말랐으나 1809년쯤부터 뚱뚱해지더니 결단력도 그전과 달라졌다고 한다.

그 무렵부터 반(反) 나폴레옹 체제가 강해져서 스페인 궤양이라고 불리던 반불 게릴라한테 애를 먹고, 집요하게 대적하는 영국한테 시달리고, 러시아와 손을 잡은 오스트리아의 도전을 받아 동분서주해야 했다. 그러나 스페인에 말라리아가 퍼지고 오스트리아가 갑자기 전의(戰意)를 상실하는 등 행운이 겹쳐서 나폴레옹이라는 별은 빛나고 있었다. 1809년 나폴레옹은 바람둥이 조세핀과 이혼하고 그 뒤에 메테르니히의 책동에 편승하여 오스트리아의 왕녀 메리 루이즈를 황후로 맞이했다. 이름없던 코르시카 청년이 유럽 왕실 합스부르그 가의 사람이 된 것이다.

깜빡깜빡 잠자는 증세가 주기적이 된 것은 이 무렵부터다. 왕실 안에서 만조백관이 서 있는데 그 자리에서 가슴에 손을 넣고 눈을 뜬 채로 서서 잤다. 옆에서 말을 걸어도 아무런 응답이 없었다. 1812년 4월, 러시아 황제의 도전을 받아 폴란드에 67만의 대군을 집결시켰으나 결전을 피하고 후퇴하는 러시아 군을 쫓아 뉴멘 강을 건너야 했다.

6월 3일, 리시아의 대군단이 도강(渡江)하는 것을 높은 곳에서 내려다보던 나폴레옹은 먼곳을 바라보며 누군가를 기다리는 것 같았다. 그러다가 갑자기 혼자 숲속으로 말을 몰아 2~3킬로미터를 달렸다. 그런데 그 짧은 사이에 있었던 일에 대해서 기억이 없고 혼이 빠져나간 것 같았다. 그는 러시아쪽을 향하여,

"조용하다. 끝없는 공간이다. 누군가가 나를 부르고 있다."고 하는 등 혼자 중얼거렸다.

자기를 부르고 있는 것은 사람이 아니고 질병이었다는 사실을 이 천재도 몰랐던 것이다. 전군을 동원하는 대규모 전투로 승부를 가리는 나폴레옹과는 반대로 러시아는 게릴라식으로 대응하여 마을을 불태우고 후퇴하는 등 초토화 전술로 대항했다. 러시아 군을 쫓는 나폴레옹 군의 대부대는 식량 부족과 이질, 말라리아, 발진티푸스 등 전염병으로 수많은 병사가 죽었다. 8월 중순, 스크렌스크로 들어 갔을 때 프랑스 군은 4분의 1만 남았다. 결전을 서둘러 모스크바로 향할 때 러시아 황제는 "이제야 병력이 서로 비슷해졌군!" 하면서 구드조프 장군에게 나폴레옹을 치라고 명령하였다.

모스크바 교외 포르디노에서 천하를 가르는 일대 격전이 벌어졌다. 양군은 9월 5일~6일 열두 시간의 격전 끝에 각각 7만 명의 전사자를 냈다. 그러나 그때 프랑스 군영에서 소리쳤다.

"폐하! 지금이 기회입니다. 전위대에 총공격 명령을 내리십시오."

그러나 침묵만 흘렀다. 나폴레옹이 깜빡 증세에 시달리고 있었던 것이다. 말 잔등 위에서 나폴레옹은 말이 없었다. 그때 나폴레옹은 위경련,

방광염으로 열이 났고, 다리가 부어서 말타기도 힘들 정도였다. 그는 그 순간을 놓쳐 유럽 천하를 통일할 승리의 기회를 놓쳤다. 그 사이에 러시아의 구드조프 장군은 잽싸게 러시아 군을 깨끗하게 후퇴시켰다. 러시아의 대문호 톨스토이는 『전쟁과 평화』에서 이 장면을 이렇게 묘사하였다.

"포르디노에서의 결전은 나폴레옹의 몸이 불편해서 이기지 못했다고 하지만 그것은 후세 역사가들의 헛소리다. 왜냐 하면 전쟁이란 것은 지휘관의 건강 상태로 이기고 지고 하는 것이 아니기 때문이다."

Ⅱ

화가 데이비드가 그린 나폴레용 초상화를 보면 찬란한 황제옷을 입었지만 오른손이 조끼 속으로 들어가 배를 누르고 있다.

그는 늘 배가 아팠던 것이다. 또 다른 그림도 있다. 유명한 「1814년의 전투」라는 그림은 매소니에가 그린 것으로 나폴레옹이 백마를 타고 알프스를 넘는 용감한 모습을 그린 것인데 나폴레옹은 삼각 모자를 썼고 백마는 두 앞발을 번쩍 높이 쳐들고 있는 그림이다. 그런데 이 그림에서도 나폴레옹의 오른손은 망또 속으로 들어가 배에 손을 대고 있다. 역시 배가 아픈 것이었다. 그 그림은 나폴레옹이 44세쯤 됐을 때 그린 것이다.

나폴레옹은 젊어서부터 배가 자주 아팠으며 깡마른 편에 머리도 자주 아프고, 피곤을 잘 느꼈다. "내 사전에는 불가능(不可能)이라는 세 글자는 없다"고 하던 나폴레옹도 다른 사람들처럼 음식을 즐겁게 많이 먹는 것만은 불가능하였다. 한참 잘 나가던 1806년 36세 무렵에도 위통이 계속되자 낙심하면서,

"나도 아버지처럼 배가 아파 죽을지 몰라."하고 말했다 한다.

탈레랑 등 프랑스 정부 요인들은 더 이상 전쟁터에서 프랑스 청년을

죽일 수 없다는 여론을 등에 업고 황제의 자리에서 나폴레옹을 끌어내렸다. 황제는 독약을 마셨다. 그러나 그 독약은 모스크바로 원정갈 때 만든 오래된 약이라 생명을 끊을 수는 없었다. 그러나 결국 나폴레옹은 1814년 엘바 섬으로 유배되었다. 거기서 1년을 지내면서 나폴레옹은 기회를 되찾았다. 다음해 2월 그는 영국 군함의 감시를 피하여 탈출했고 1천 명의 장병을 이끌고 다시 상륙하였다.

모든 신문들이 대서특필했는데 기사 내용이 바뀌는 것이 재미있다. 맨 처음에는,

"괴물! 섬에서 탈출하다!"로 시작하여 나폴레옹이 파리로 가까워 올수록 다음과 같이 바뀌었다.

'늑대 같은 인간', '맹호', '모험가', '악령', '전제(專制) 황제', '잠왕(潛王)', '보나파르트', '나폴레옹', '황제' 이와 같이 바뀌고 변했다. 예나 지금이나 동양이나 서양이나 인심이 얼마나 조석변(朝夕變)하는가를 알려준다. 다시 일어난 나폴레옹을 치려고 영국과 프러시아는 23만 대군을 동원하였다. 기선을 제압하려고 나폴레옹은 먼저 벨지움으로 출동했다. 리니 전투에서 프러시아 맹장 프루흐를 격파했지만 결정적 공격을 가하는 순간 또 그 놈의 깜빡증세가 발동하는 바람에 승리를 놓쳤다.

다음날 전투에서도 깜빡했는지 해가 떴는데도 추격하지 않아 적을 살려 주었다. 1815년 6월 18일, 유명한 워터루 결전의 날이다. 그날도 처음에는 파죽지세로 신나게 공격하였다. 그러나 지병의 발작으로 그만 깜빡하는 바람에 속전 명령이 늦어졌고, 그 사이에 웰링턴 장군이 전세를 가다듬고 역습하여 승리하였는데, 그 시간이 겨우 두 시간이었다. 워터루의 결전 결과를 알아 챈 영국의 유명한 은행가 로스차일드는 워터루에서 마차를 달려서 항구로 갔고 쾌속선을 타고 런던으로 달려가 주식(株式)을 사서 일확천금을 벌었다고 한다. 이때에도 정확한 판단과 정보는 바

로 돈이었다.

세인트 헬레나는 절해의 고도로 나폴레옹이 영국의 프리므스 항구로부터 이 섬으로 실려 오는데 열하루가 걸렸다. 그 곳은 화산섬으로 밤에는 춥고 낮에는 찌는 듯한 더위에 호우가 쏟아지고 사람이 날아갈 정도로 바람이 셌다. 서인도 회사(西印度會社) 소유의 이 섬은 이질, 열병, 간장병 등등 온갖 못된 질병들이 지배하고 있어 죄수도 살 수 없을 정도였다. 나폴레옹의 거처는 그 섬에서도 가장 험난한 곳에 있었다. 영국정부는 나폴레옹이 운동하는 것도 제한하였다. 섬이기 때문에 우유나 물도 귀했다. 그의 지병은 여전하였고, 러시아 원정 때 부종이 심했던 다리도 부었다.

1818년 9월, 48세인 나폴레옹은 오른쪽 흉복부가 아프기 시작했다. 배에서는 고깃덩어리 같은 것이 만져졌다. 다리도 몹시 부었으며 얼굴은 황랍처럼 누렇게 떴다고 보고되었다. 2년이 지난 후 10월이 되면서 복통과 함께 잔기침을 자주 했고 신열이 심했다. 황달인 것이 확인되었다. 귀도 멀어 난청(難聽)도 심해진데다, 광선과민증(光線過敏症)까지 겹쳤다. 햇빛이 눈부시다고 거튼을 다 쳐서 방안이 무덤 속처럼 어두웠다. 석 달이 지나 그의 상태는 더욱 악화되었다.

1821년 4월, 그는 면도칼로 자르는 것처럼 위가 아프다고 호소하면서 다음과 같은 유언을 남겼다.

"내가 죽거든 이 뱃속을 해부해서 도대체 왜 이렇게 아픈지 알아보아 달라."고 했다. 그러나 그의 임종에 입회한 영국 의사는 아무런 말이 없었다.

5월 2일, 나폴레옹은 신열이 몹시 나면서 난데없이 딸꾹질을 하더니 헛소리를 하기 시작하였다. 광선과민증 때문에 어둡게 한 방 안에서 외로운 간호사만 바쁘게 움직였다.

5월 5일 새벽, 새벽 바람이 바다 물결을 사납게 치고 있는데 침대에 누워 있던 나폴레옹이 갑자기 배를 움켜쥐고 뛰쳐나왔다. 아마 장(臟) 벽에 구멍이 뚫여 내출혈을 일으켰는지도 모른다. 어쨌든 그는 배가 너무 아파 침상을 뛰쳐나왔던 것이다. 이윽고 탈진한 영웅은 조용히 침대 위에 누웠다. 편안한 숨소리가 최후의 평화를 창조하고 있었다. 오후 5시 49분, 마지막 숨을 내쉬면서 일대의 영웅 나폴레옹은 최후를 마쳤다.

그의 나이 51세, 시체 해부를 한 사람들은 위암이다, 위궤양이다 하면서 떠들었다. 나폴레옹 아버지는 37세에 위암으로 죽었고, 누이 둘도 각각 45세, 57세로 위장병으로 죽었다. 한편 영국 정부가 나폴레옹을 독살했다는 이야기가 있었다. 그러나 그것은 말하기 좋아하는 사람들의 이야기였다.

영국의 영웅 처칠의 최후

혓바닥이 짧은 처칠은 만년에 질병 전시장 같은 종합 병동이었다고 한다. 20년 이상 온갖 질병과 투쟁하다가 최후를 맞이하였다.

그는 영국 수상을 그만둔 뒤에는 중매쟁이 노릇도 했다. 케네디 미국 대통령의 미망인 제클린을 오나시스에게 소개해 준 사람이 바로 처칠이었다. 그는 그런 식으로 돈 안 들이고 왕후, 귀족, 재벌들과 사귀면서 산해진미와 고급 술을 실컷 먹고 마시며 노후를 보냈다. 그러니 모든 인간들의 병을 주관하는 신[病神]이 그를 보고만 있었겠는가?

1939년부터 다시 시작된 독일과의 전쟁에서 영국은 전황이 불리해지자 해군 장관이던 처칠은 의회에서 탄핵을 받았으나, 유럽에서 전쟁은 확대 되어가고 병마에 시달리고 있던 챔벌린 수상의 뒤를 이어 수상 자리에 올랐다.

5월 13일, 수상 취임 연설에서 그는,

"나는 피와 땀과 눈물밖에 바칠 것이 없습니다. 우리 모두 모든 희생을 무릅쓰고 전쟁에 이깁시다."라는 역사에 남는 명연설로 국민을 독려했다. 두달 뒤 프랑스가 독일에 항복했다. 그리고 영국 본토에 폭탄이 떨어지게 되었다. 그러나 당게르크에서는 14만의 프랑스 군대를 살리고 독일과의 제공권 다툼에서도 지지 않았다. 처칠은 혀는 짧았으나 그 짧은 혓바닥으로 명연설을 자주하여 국민을 격려했기 때문에 인기가 올라가 한 때는 88%의 지지를 얻었다. 5년간의 전쟁은 가혹했으나 결국 처칠은 유럽에서 제2차 세계 대전을 영국의 승리로 이끌었다.

처칠은 귀족 출신의 아버지와 인디언 피를 받은 미국의 부자 어머니 사이에서 태어났다. 부유한 집에서 유모의 보살핌 아래 건강하게 성장하였다. 성격은 거만하고 영웅적인 데가 있었으며 학교 공부는 신통치 않아서 그의 아버지는 법률가를 만들려다가 단념하고 사관학교로 보냈다. 그가 사관학교를 졸업할 때 아버지는 벌써 죽고 없었다. 젊은 장교는 휴가를 내어 쿠바 반란 전쟁을 지켜보다가 르포 기사를 써서 런던 데일리 뉴스로 보내 원고료로 재미를 본 뒤부터 여기저기 국지전이 일어난 전쟁터를 찾아다니며 경험도 얻을 겸 돈도 벌어가며 전쟁 뉴스 특파원을 했다. 크레타 섬 반란, 보아전쟁, 인도, 수단 전쟁에서 처칠은 취재에 재미를 붙였다. 쿠바에서 잎담배를 배운 그는 한 평생을 즐겨 피웠다.

처칠은 외관상으로는 건강한 편이였지만 생활이 불규칙적이고 거칠어 늘 병에 시달렸다. 어렸을 때는 폐렴으로, 예비학교 시절에는 다리에서 뛰어 내려 콩팥의 파열로, 또 인도에서는 어깨가 빠진 적도 있으며, 46세 때 충수염 수술, 56세 때 미국에서 택시에 치어 몇 달간 치료를 받은 적도 있다. 그는 26세에 최연소로 의회의원에 당선되었고, 34세 때 내무장관, 다음해인 35세 때 해군장관을 했으며 그 뒤로도 계속 각료를 지냈는데 극단적 행동으로 반감을 사서 세 번이나 낙선을 경험하기도 했다. 그 기간 동안 많은 저술 활동을 하였으며, 세계 시찰길에 자주 올라 전 반생(前半生)을 보냈다.

격무는 사람을 늙게 만든다. 제2차 세계 대전 때 일본과 싸우던 처칠은 일본이 진주만을 기습하여 미국이 참전하게 되자 신이 나서 미국으로 건너가 루즈벨트 대통령을 만났다. 그런데 그날 협심증(狹心症)이 발작했다. 아무렇지도 않은 듯 회담을 끝냈지만 혈관 확장약을 먹는 등 법석을 떨었다. 1943년에는 아주 심한 폐렴에 두 번이나 걸렸으나 살바르산을 먹고 나았다. 그때 페니실린은 임상실험 중이었다. 그 다음해 70세의 노수상은 캐나다 퀘벡에서 영 · 미 수뇌회담을 했는데 전에 없이 많이 피곤해 보였다. 1945년에는 의회에서 질문에 대한 답변이 명확하지 않고 우물쭈물했고, 2월에 얄타 회담을 할 때는 루즈벨트와 함께 컨디션이 좋지 않았다. 그때 건강한 모습은 스탈린 한 사람뿐이었다.

독일이 항복한 후 2개월 뒤에 영국 총선거에서 보수당이 패배하고 처칠이 물러나면서 우울증에 시달렸다. 1949년 최초의 가벼운 뇌졸중이 왔다. 1950년 두 번째 뇌졸중 발작으로 전혀 말을 못하게 됐다가 차차 회복되었다. 본래 그는 발음 장애자였는데 그것이 더욱 악화되었다. 다행인지 불행인지 다음해 국내 문제로 노동당 정부가 쓰러지고 동맥경화로 고생하던 처칠이 다시 수상이 되었다. 취임 2개월 뒤에 세 번째 뇌졸중이 와서 오랫동안 치료했으나, 기억력이 떨어지고 혀가 말리고 눈물이 자주 흐르고 왼쪽 다리에 불편을 느꼈다. 미 · 소간의 냉전 문제로 미 국무장관 덜레스를 만났을 때 처칠은 덜레스가 자기를 환자 취급하는 데 매우 놀랐으며 당황하였다. 당시 뉴욕타임스는 피곤한 처칠의 얼굴을 크게 실었다.

1955년 4월, 80세가 된 그는 수상직에서 물러나고 쉬면서 각국 명사를 만났다. 재클린과 오나시스를 맺어 준 것도 이 때다. 그는 오나시스와 함께 유람선을 타고 지중해의 명소를 찾아 여러 번 돌아다녔다. 수상 시절보다 더 자유롭게 세계 명사들을 만나 즐겁게 이야기할 수 있었다. 그렇게 즐겁고 호화로운 5년을 보냈다.

5년 뒤, 운명의 시간이 왔다. 1959년 10월, 처칠은 다섯 번째 뇌졸중이 와서 인사불성 상태로 지내다가 그 다음 해인 1960년 1월 24일, 그의 아버지가 죽은 날과 꼭 같은 날 숨을 거두었다. 그의 나이 90세였다. 그가 죽기 2주 전 마지막으로 이런 말을 남겼다고 한다.

"아아! 정말 많이 마시고 먹었구나!"

처칠은 늘 우울증에 시달렸다. 어릴 적 어머니 사랑을 못 받아 성질이 거칠고 공격적이였으며 늘 자기 주장만 폈다. 말더듬이도 그래서 됐다.

케네디를 괴롭힌 류머티즘

케네디 대통령은 오스왈드가 쏜 총알에 쓰러졌다. 그러나 총알 아니고도 자기 내부에서 케네디를 쓰러뜨리려던 병은 너무너무 많았다. 대통령이 되고 난 뒤에도 케네디는 심한 고통을 참느라 애를 썼고 늘 약봉지를 옆에 놔두고 백악관 생활을 했다. 다만 그런 것들이 알려지지 않은 것은 본래 국가 원수의 건강 상태는 극비 중의 극비이기 때문이다. 특히 강대국의 경우는 더욱 그렇다. 약의 발견은 우연히 될 때도 있지만 환자를 치료하는 의사들이 환자를 관찰하면서 만들어질 때도 많다.

쉽게 말해 의사는 환자에게 약을 처방하는 과정에서 이런저런 약을 주다보면 환자의 병세가 달라질 때가 있다는 것을 보게 된다. A약을 줄 때는 그저 그랬는데 B약을 주니까 차도가 있다, C약을 주면 더 잘 났는다, D약을 줬더니 다 죽어가던 환자가 언제 그랬느냐는듯이 살아났다. 이런 경우 의사는 D약을 골라잡고 그 약을 주치약으로 선포한다는 것이다.

관절염, 류머티즘도 오래 전부터 인간을 괴롭혀온 악질 병이다. 관절염에 오래 시달려온 환자는 에이즈보다 관절염이 더 지긋지긋하다고 한다. 이런 관절염 정복에 나선 의사는 헨치와 켄달 두 사람이었다. 헨치는 관절염 환자가 황달에 걸리면 증상이 나아지는 것과 여성이 임신하면 한때 관절염 증상이 나아지는 것을 오랜 관찰로 확인했다. 헨치는 그 뒤에 관절염 환자에 대해서 어려운 관찰을 계속했다. 그리하여 황달일 때 간이나 담즙 중에 무엇이 있는지 또 여성이 임신하면 호르몬의 분비가 왜 늘어나는지 유심히 관찰했다. 그러다가 드디어 그들은 고통분자로 부신피질(副腎皮質) 호르몬을 알게 되었다.

몸 속에 들어간 콜레스트롤은 많은 스테로이드 호르몬에 생합성(生合成)되어 담즙 성분으로 또 성(性) 호르몬으로 신체조절대사(身體調節代謝)를 지배한다는 것을 알았다. 황달을 경험하고 난 12년 뒤, 캔달이 만든 코틴이라는 부신피질 추출물(副腎皮質抽出物)을 환자한테 써 보았더니 그 약효가 별로였다. 그러나 코틴과 호르몬을 합성하자 약효는 대단했다. 류마티스성 관절염을 앓던 환자들이 극적으로 나았다.

그때가 1948년, 그 뒤에 코틴은 코티존으로 개발되고 코티존은 그때부터 류머티즘은 물론 혈액 병, 알레르기까지 치료하게 됐다. 동시에 여러가지 부작용도 보고되었다. 그 부작용을 보고 또 다시 새로운 연구를 거듭한 끝에 스테로이드가 차례차례 개발되어 오늘에 이르고 있다. 부신피질 스테로이드는 약 30년 동안 온 세계의 수많은 환자들의 고통을 해결해 주었는데 미국에서 암살당한 존 F. 캐네디 대통령도 그 약의 혜택을 단단히 입은 사람이다.

케네디는 정계에 발을 들여놓은 지 겨우 8년만에 대통령이 된 사람이다. 43세의 젊은이가 노련한 정치인 닉슨을 누르고 당선됐다. 하지만 그의 건강은 나이만큼 젊지 못했다. 그는 어려서부터 백일해, 발진, 마마, 성홍열(猩紅熱), 청년기의 충수염, 만성 천식 등 온갖 질병을 다 앓았다. 그 밖에도 임파선염, 황달 등으로 고통을 당했으며, 19세 때는 미식 축구를 하다가 척추를 다쳐 디스크로 일생 동안 고통을 당했다. 제2차 전쟁 때는 솔로몬 군도에서 타고 있던 군함이 격침당해 가라앉았는데 그때도 부상당해 목발을 짚었고, 말라리아를 앓기도 했다. 전쟁 뒤 하원 의원에 당선되고 그 뒤에 상원 의원에 입후보하여 연설할 때는 죽을 것 같은 허리 통증을 그 멋진 웃음으로 가렸다. 밖에서 돌아온 케네디는 집에서 늘 누워있었는데 밖으로는 그의 병은 일체 비밀이었다.

1954년 척추 디스크 수술은 성공했으나 충격과 감염으로 회복은 늦었다. 아지슨 병에도 걸렸는데 그것도 비밀에 붙였다. 다행히 헨치가 약을 만들어 케네디는 언제나 그 약을 갖고 다녔다. 헨치의 약이 5년만 늦게 나왔어도 미국의 정치는 크게 달랐을 것이라는 말이 있을 정도다. 그는 물약과 알약을 먹으면서 대통령 선거전에서 싸워 이겼다. 헨치가 만든 코티존은 중독성이 없지 않아 케네디를 반대하는 정치 세력에서는 케네디의 중독을 들먹였다. 약물에 중독됐기 때문에 대통령으로서 정확한 판단을 못한다고 공격했다. 케네디는 자신의 병을 알고 용감하게 인생에 도전한 사람일까? 아니면 자신의 한계를 미리 알고 순응한 사람일까?

전 세계를 열광시켰던 케네디!

그의 요술이 조금씩 풀려 세계 각지에서 분쟁이 일고 신화가 무너지기 시작하던 1963년 11월 22일, 가지 말라고 말리는 사람들을 뿌리치고 달라스로 날아간 케네디는 흉탄에 쓰러져 아까운 일생을 마쳤다.

"Mr. President Still Alive!" 다급하게 외치던 아나운서의 목소리와, "Oh! No"라고,울부짖던 재클린의 절규가 지금도 귀에 생생하다.

"약(藥)과 독(毒)은 백지 한 장을 사이에 두고 서로 등을 대고 있다. 그러므로 잘 듣는 약은 조심해야 한다."

이말은 어느 내과 교수의 말이다. 약은 사람을 살리고 그 사람이 세상을 바꾸는 경우가 많다.

4 세계적 예술가와 학자들의 병력

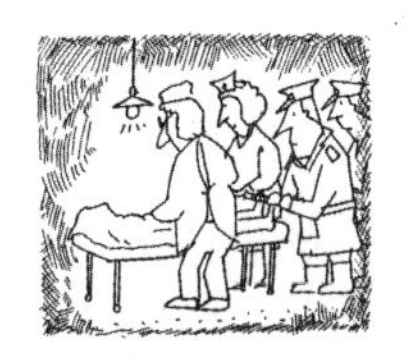

천재 음악가 모차르트의 지병과 수은 독살설

음악 천재 모차르트가 마지막으로 작곡한 것이 오페라 「요술 피리」다. 이미 회복할 수 없는 건강과 지친 몸을 이끌고 그는 불후의 명곡을 완성했는데 가난한 살림살이와 우울증을 앓는 아내 등 그의 환경은 최악이었으나 친구 시카네더의 권유가 큰 힘이 되어 격조 높은 위대한 음악을 작곡할 수 있었다.

모차르트는 1756년 바이얼리니스트인 아버지와 성품이 명랑한 어머니 사이에서 태어났다. 당시 찰즈브르크는 비위생적이고 병이 많아 7형제 중 살아 남은 것은 모차르트와 누이 두 사람뿐이었다. 모차르트의 음악적 재능을 파악한 아버지는 아들의 재능을 살리기 위해 여섯 살 때부터 벌써 연주 여행을 시작했는데 그때부터 어린 천재를 기다린 것은 전염병이었다.

뮌헨으로 가는 첫 번째 마차 여행에서 열이 나고, 빨간 물집이 두 팔, 겨드랑이와 엉덩이에 생겨 열흘간이나 누워야만 했다. 증세로 보아 원숭이 볼기짝같이 빨갛다고 하여 보통 성홍열(猩紅熱)이라고 하지만, 관절의 마디마디에 생기는 결절성(結節性) 홍반(紅斑)이었다. 여섯 살의 어린이가 받은 처방은 솔체꽃과 제비꽃, 그리고 기생목(寄生木)의 녹황색 열매와 작약의 뿌리를 바짝 달여서 환약 재료인 트라가간스(tragacanth) 고무 액으로 굳힌 알약과 앵속(罌粟)을 삶은 시럽 등이다. 그때 먹은 약으로는 버섯, 작약 뿌리, 민들레 잎, 겨자 시럽 등이며, 모차르트가 먹은 음식은 스프, 쇠고기국에 적신 빵, 보리죽, 민들레국, 우유 등이였다. 어린 모차르트가 걸린 유행병은 사망률이 높았는데 회복된 것은 그나마 다행이었다. 그 뒤에도 유럽 각지를 여행할 때마다 열이 나고 몸에 이상이 생겼다. 여섯 살의 어린이면 아직도 핏덩이인데 돈에 눈이 어두워 덜컹 덜컹 흔들리는 마차로 험난한 시골길을 매일매일 아침부터 저녁까지 흔들리며 다녀야했던 연주 여행은 이미 모차르트의 수명을 단축하고 있었다. 아홉 살 때 헤이그에서 장티브스에 걸렸는데 그때 벌써 여윌대로 여위어 뼈만 남아 있었다. 열 살 때는 관절염으로 무릎이 아팠으며 열한 살 때는 빈에서 천연두, 마마에 걸렸다. 2년 전 우두 맞을 때를 놓쳤던 것이다. 겨우 목숨은 부지했지만 집에 돌아왔을 때는 누나가 못 알아볼 만큼 얼굴빛이 좋지 않았다.

질병 전시장 같은 모차르트의 몸은 스무 살이 되면서도 위 카다르와 발열 등으로 계속 고생하였으며 그때마다 검은 알약과 딧나무 열매를 달인 시럽을 가지고 다니면서 먹었다. 26세 때는 류머티즘으로 다시 들어눕게 되었다. 모차르트는 어릴 때부터 병에 자주 걸리는 바람에 신체 발육이 제대로 안 되어 키가 150센티로 머리만 크고 코는 둥글고 근시안인 눈은 튀어나왔다. 귀는 이상하게 생겨 늘 머리칼을 길게 늘여뜨려 숨겼다. 얼굴에는 마마 자국이 남았고 성미가 급하고 언제나 조마조마해 하며 기침하듯이 말하고 정신 상태가 안정되지 못해 오래 한 곳에 앉아 있지 못했다. 그러나 성품은 고상하고 순진해서 부탁 받은 일은 거절을 못하여 안 해도 될 고생을 사서 많이 했다.

어려서부터 온 집안의 기대를 한 몸에 받은 것이 그를 심리적으로 압박하여 병을 앓게 했는데도 6백여 편의 주옥같은 음악 작품을 남긴 것을 보면 뛰어난 천재임에 틀림없다. 그러나 그와 같은 천재성이 그를 빨리 죽게 만든 것도 사실이다. 모차르트는 34세 때 봄부터는 몸이 전반적으로 나빠졌다. 거기다가 아내는 알뜰하지 못하고 경제의 중요성을 모르는 철부지로 가정 살림은 늘 파탄이 났고 불행은 계속될 뿐이었다. 이듬해 35세 때 요통(腰痛)에 전신 권태증으로 몸이 축 늘어진 그는 아내에게,

"누군가가 나를 죽이려고 한다"라고 했다. 9월에 「휘가로의 결혼」 극본을 쓴 드 폰테 한테도,

"나는 머리가 너무 심하게 아파요, 정체불명의 어떤 사람이 나를 강제적으로 부려 먹어요! 나는 틀림없이 죽게 될 것만 같소. 이런 운명을 벗어날 수 없을 것 같소!"라고 편지를 써 보냈다. 「요술 피리」를 9월 28일 완성하고 30일에 초연, 모차르트 자신이 지휘하여 성공했으나 너무 신경과민 상태였던 그는 가엾게도 어름어름 놀란 토끼처럼 보였다고 한다.

아내도 병으로 치료를 받자 33세 때부터 모차르트는 독신 생활하듯이 되는대로 살아 몸과 마음은 더욱 황폐화 되어 갔다. 11월이 되자 망상이 더 심해지고 어지럼 증세와 기절, 구토를 계속해 전신쇠약에 걸렸다. 11월 8일 공개 연주회 지휘를 맡아서 한 후에 팔다리가 붓기 시작했고, 복부도 부어 올랐다. 28일 발열성발진열(發熱性發疹熱)로 진단받고 고열에 시달렸다.

자리에 누운 모차르트는 머리에 물수건을 올려 놓고 치료 받으면서도,

"아아! 이제는 할 수 없다. 이제 희망이 하나도 없어졌다. 뒷 일을 잘 부탁한다"는 말을 남기면서 12월 5일 오전 0시 50분 숨을 거두었다. 죽었는데도 감지 못한 그의 눈은 어린아이 눈처럼 순진하고 푸르렀다. 모차르트의 죽음은 이상한 소문을 일게 했다.

작곡가 살리에르가 모차르트의 천재성을 질투한 나머지 수은(水銀)으로 독살했다는 소문이 돌았다. 그러나 모차르트의 병력을 알게 되면 모차르트는 벌써 더 일찍 죽을 수도 있었다는 것을 알 수 있을 것이다.

「한여름 밤의 꿈」과 멘델스존의 비극

달빛 비치는 숲속에서 사람과 요정이 벌이는 사랑의 드라마!

섹스피어가 쓴 『한여름 밤의 꿈』은 하지(夏至)인 6월 24일 성(聖) 요한 축제의 밤에 펼쳐지는 꿈 이야기다.

그날 밤이 되면 젊은 남녀들은 숲속으로 들어가 화환을 만들어 연인에게 주고 결혼 점을 쳐보고 그 날만 특별히 효험이 있다는 약초를 캐고 악귀를 쫓는 기도를 드리면서 하룻밤을 즐겁게 지낸다.

영국의 여름은 상쾌하며 이 시극(詩劇)은 일본의 열대야처럼 다정한 사랑의 이야기를 펼쳐 나간다.

펠릭스 멘델스존(1809~1847)이 「한여름 밤의 꿈」을 작곡한 것은 17세 고등학교 학생 시절이었다. 소년의 청순한 꿈이 맑은 공기처럼 흘러 우아하면서도 빈틈없는 이 악곡은 요정의 음악, 기적의 음악으로 불리면서 세익스피어의 작품을 한층 더 빛내고 있다.

펠릭스는 1809년 위대한 철학자를 할아버지로 현명하고 부자인 아버지의 장남으로 태어났다. 무엇하나 부족한 것 없는 어린 시절 그는 누이와 함께 철저한 재능 교육을 받았다. 새벽 다섯 시에 일어나 자연 과학, 역사, 문학, 음악, 희랍어, 그림 등 차례차례 학문과 예술 교육을 받았다.

여섯 살 때 이미 신동 소리를 들었는데 특히 음악에 뛰어났다. 아홉 살 때 벌써 피아노 연주를 공개적으로 했으며 열다섯 살 때는 오페라, 협주곡, 칸타타등 많은 작곡을 했으며 오케스트라 지휘도 했다. 스물여덜 살 때 결혼, 서른두 살 때 베를린 예술학원 음악 감독을 지냈다.

그는 언제나 일하면서 언제나 여행을 즐겨 그 무렵부터 피로가 겹쳐 화를 잘 내게 되었다고 한다. 당시 유럽은 도로 사정이 나쁘고 대 도시는 불결해서 전염병이 만연했으며 연주 여행은 늘 위험하였다. 이탈리아 여행 때는 마차가 뒤집혀 다치기도 하고, 무릎에 염증이 생겨 석달 동안 앓아 누워야 했다. 24세 때는연주하기 직전에 쓰러지기도 하고, 영국에서 전염된 콜레라로 인하여 죽을 고비를 넘겼다.

31세 때는 라인강에서 헤엄치다가 그만 실신하여 물을 많이 먹고 오래 동안 깨어나지 못했다. 20대 후반부터 괴롭혀 온 두통은 30세를 넘기면서 좀 나은 듯했으나 자주 감기와 중이염에 걸려 오케스트라 소리를 잘 못들었다. 1847년 오라토리오「엘리아」를 공연하려고 애쓴 결과, 런던에서는 현기증으로 시달렸고, 5월에는 사랑하는 누이가 베를린에서 급사해서 큰 충격을 받았으나 더욱 작곡과 연주 활동에 매어달려 늘 흥분 상태가 계속되었다. 그의 친구가 말하기를,

"정신적으로는 이전과 다를 바가 없으나 육체적으로는 전과 달리 너무 늙었고 활기 넘치는 모습을 찾을 수 없다"고 했다. 머리칼이 빠지고 흰 머리가 늘어났다. 1847년 10월 9일 친구집에서 병이 나 손이 마비되기도 하였다. 심한 두통과 위장병으로 시달리던 중 담당의사가 거머리로 피를 빨아내게 했다. 맥박은 흐리고 손발은 저리고 몇시간 동안 헛소리를 했다고 친구 데이비드는 말했다.

9일 동안 자리에 누웠다가 일어난 그는,

"누군가가 나를 노리고 있다. 온몸은 지칠대로 지쳐 제대로 가눌 수가 없다"고 하면서도 일은 계속하면서 불안한 나머지 25일 동생한테 빨리 오라는 편지를 써 보냈다.

10월 28일 오후, 발작하여 한동안 의식불명이었다. 정신이 들자 머리가 몹시 아프다고 했으며 30일에 동생이 달려와 모처럼 형제는 다정한 한때를 보냈다. 11월 3일 흥분 상태였던 멘델스존은 갑자기 날카로운 비명소리를 지르면서 졸도했다. 저녁 때는 머리 속에 음악이 흐르는지 노

래를 흥얼거리면서 북치는 흉내도 했다. 다음 날도 절망적이어서 자리에 누운 채 고르지 못한 숨을 쉬다가 한밤 중에 영원한 잠에 들었다.

그때 그의 나이는 38세, 그가 죽은 며칠 뒤 「엘리아」는 주인공 없이 연주되었다.

그의 아버지도 누이도 뇌졸중으로 죽은 듯한데 그의 누이는 아주 젊어서 죽었다. 행복하게 자라나 내성적이고 감수성이 예민한 멘델스존은 스무살 안팎부터 벌써 천재라는 무거운 짐을 지고 고달픈 여행을 되풀이하고 있었다. 항상 시간에 쫓기는 공연과 무리한 작곡의 강행군 속에서 손을 뗄 수 없던 멘델스존은 지칠대로 지쳤던 것이다.

그런 모든 것이 그로 하여금 빨리 죽게 만들었던 것이다.

지병과 환각 속에서도 불후의 명작을 남긴 스메타나

스산하게 내리던 장마가 걷히고 파란 하늘에 해가 얼굴을 내밀면 초여름 풍경은 밝게 빛난다.

「팔려간 신부」도 시원하고 푸르른 시골 풍경을 배경으로 벌어진다. 이 오페라는 어느 시골 거리에도 있는 사랑 이야기인데 욕심쟁이, 심술쟁이를 골탕먹이고 사랑하는 두 남녀가 맺어지는 유쾌한 이야기다. 그러나 정감 넘치는 음악의 흐름은 러시아 학정 밑에서 울분을 터트리는 보헤미아 농민의 외치는 소리같다. 존경하는 바그너의 영향도 있겠으나 체코 사람이면 누구에게나 통하는 민족적 감정을 음악 속에 집어 넣었으리라.

체코슬로바키아의 존경받는 작곡가 스메타나(1824~1884)가 태어난 것은 시골 마을, 18형제 중 열한번 째로 태어났다. 아버지는 맥주 양조업자이며 맥주를 좋아하고 음악광에다 춤도 잘 추고 총도 잘 쏘는 건장한 신사였는데 스메타나의 어머니는 그의 세 번째 아내였다. 스메타나는 근시에다가 내성적인 소년이였으나 음악을 좋아해 다섯 살 때 바이올린을 즉흥적으로 연주하였고, 여섯살 때는 피아노 공개 연주를 했다고 한다. 열여섯 살 때는 이미 작곡가라는 말을 들었으나, 학교 공부는 다소 게을러 아버지는 공무원을 시키려고 했다.

열아홉 살 때 프라하에 갔으나 비참하게 지내다가 겨우 백작집 피아노 선생이 되어 살았지만 그의 공개 연주회는 모두 실패하였다.

1848년 그가 스물네 살 때 프라하에 혁명이 일어나 급진 민주주의자들과 싸우다 쫓겨서 시골로 도피하였다. 그때 국민군 행진곡(國民軍行進曲)을 만들었다. 25세 때 결혼하였으며 신부는 어릴 때의 소꿉 친구였다. 행복했던 신혼 생활도 태어나는 아기들이 차례로 죽는 바람에 비탄에 빠졌다. 그리고 아내는 결핵에 걸려 앓게 되었다. 그는 절망했다. 유명한 리스트의 권유로 32세 때 스웨덴 케테볼크 악단 지휘자가 되어서 다음 해에 아내를 불렀으나 아내는 곧 죽고 말았다.

그후 스메타나는 아이들의 죽음도 모두 결핵과 관계가 있었다는 것을 알게 되었다. 다음 해 스메타나는 제수의 동생과 결혼했는데, 그녀는 성질이 온순하지 않았던 모양이다. 37세 때 귀국하여 음악 교실을 열어 생계를 꾸려갔으며 진보적 그룹과 함께 예술협회를 만들어 조국의 음악을 선양하는 데 정열을 불태웠다. 그때 만든 것이 「브란덴부르그 사람」, 「팔려간 신부」였는데 이 곡으로 왕비로부터 반지를 선물받았을 정도였다. 얼마 뒤에 프라하 오페라 악장이 됐으나 작곡 활동도 신통치 않았고 주변에 적도 많아 괴로운 나날을 보냈다.

50세 때부터 그의 음악적 천재성이 나타나기 시작하여 음악사상 손꼽을 명작들이 나왔다. 동시에 병마에 시달리게 되었다. 화농성 궤양(化膿性潰瘍), 목염증, 전신발진, 이명증, 어지럼증, 플롯의 환청(幻聽)에 시달리고 그 뒤에는 폭포 밑에 있는 것 처럼 요란한 귀울림에 시달렸다. 여러가지 치료를 받았으나 소용이 없었다. 그해 가을 유명한 관현악곡 「몰다우」를 완성했다. 몰다우 강은 체코의 서부 보헤미아의 중앙부를 흐르는 체코 국민들의 젖줄이다.

51세 되던 해 5월. 집에 문을 잠그고 몇 주일 동안 도찰(塗擦) 치료를 받았으나 낫지 않았고 귀는 하나도 들리지 않았다. 말을 못해 글을 써서 필담으로 대화를 나누었다. 2년 뒤 아무리 치료해도 소용없다는 것을 개닫고 그는 딸이 일하던 프라하 변두리 시골로 들어가 살았다. 「나의조국」, 「나의 생애에서」, 「보헤미아 무곡집」은 청각을 완전히 상실한 상태에서 작곡하였다. 그는 역경을 무릅쓰고 피아노 연주도 했고 지휘도 했다. 머리카락은 어깨를 덮고 금테 안경을 낀 채로 슬픈 표정은 하나도 보이지 않았다고 한다. 57세 때 국립극장을 수리하고 새롭게 개관 기념 공연을 할 때 참석한 황태자가 스메타나에게 안부를 묻자, "내 귀는 이제 전혀 안들립니다"라고 했다.

「팔려간 신부」의 100회 공연을 한 58세의 스메타나는 병이 도저 목소리도 안나올 때가 있었고 걷는 것도 힘들었다. 일시적으로 정신이 온전한 상태로 돌아왔을 때 오페라 「비오라」를 작곡했으며, 16쪽에서,

"여기가 마지막이다"라고 썼는데 정말 거기서 절필하였다. 60세가 되는 해 4월 정신 착란이 심하여 정신 병원에 입원하게 되었고, 2주일 뒤에 세계적 거장은 드디어 눈을 감았다.

그의 부검록에 사망의 원인으로 만성뇌막염, 뇌질, 적색위축(赤色萎縮), 청각신경위축(聽覺神經萎縮), 폐염(肺炎), 동맥경화(動脈硬化), 매독(梅毒) 등으로 기록되어 있다.

이 사실을 알고 평소에 스메타나의 음악을 좋아하던 당시 전국의 지도층 인사들이 매독이라니, 하면서 분통을 터트리고 사망 진단서를 다시 쓰라고 했다. 담당 의사에게 야단을 치고 압력을 넣어 다시 쓰지 않으면 내쫓는다고 소리쳤다. 보헤미아 의사협회는 긴급 총회를 열고 의논한 끝에 체코의 우상이요 영웅이 매독에 걸려 죽었다면 무슨 국제 망신이냐며 기왕 죽었는데 스메타나를 찬양하고 그의 일생을 아름답게 해주자고 했다. 그러나 사실의 기록은 지워질 수 없었다. 생전에 그를 많이 도와 준 리스트는 친구에게 편지를 썼다.

"이번에 죽은 스메타나는 위대한 천재였소! 나는 그의 죽음을 애통해하고 있는 중입니다. 그런데 매독이 무엇입니까?" 하고.

인간을 위한 음악가 시벨리우스의 우울증

체코에 스메타나가 있었듯이 핀란드에는 시벨리우스(1865~1957)가 있었다. 두 사람 다 조국을 사랑한 위대한 음악가였다.

1987년 8월, 헬싱키에서 국제 병리학회가 열렸다. 오랫동안 암발생 보고가 있었고, 또 동(東) 칼레리아는 암방지 대책의 세계적 모델이 되었기에 그쪽에서 국제 병리학회가 열린 것은 당연했다. 헬싱키는 핀란드의 수도지만 파리, 로마, 런던에 비하면 유럽의 변두리에 속한다. 여름에는 날씨가 궂어 기온이 낮고 습도가 높아 후덥지근하다. 거리에 들어서면 사람 그림자조차 보이지 않았지만 옛날 건물과 새 건축물이 조화를 이루고 있는 중심부로 들어서면 화려한 점포, 멋진 광고, 세련된 간판, 자유

분방한 시민들, 활기 넘치는 관광객들로 붐비는 북유럽의 매혹에 압도 당하고 만다. 특히 여성들이 많고 모두 미인들이다.

역사를 보면 약 4천 년 전 중앙 아시아에서 살던 사람들이 이동하기 시작하여 일부는 헝가리로 들어가고 일부는 핀란드로 이주하였다. 그때가 기원전 200년. 그들은 원주민을 내쫓고 살기 좋은 호숫가에서 살았다. 이른바 바이킹 족의 원조이다. 8세기에는 크게 갈라진 세 부족이 함께 살았고 11세기에는 후에 핀란드의 민족 서사시 '갈레와라'(Kalevala)로 세상에 알려진 고유 문화가 형성되었다. 로마의 역사학자 타키투스는 "북유럽에는 '휜너'라는 부족이 산다"고 썼다. 그들의 원주민 중에는 골격이 몽골족 같은 사람도 섞여 있고, 유목민으로 순록과 함께 살아가거나 고기잡이로 사는 무리가 많았다고 한다. 나중에 이주해온 사람들이 키가 작은 그들을 마법사라고도 불렀는데, 그것은 무당이나 주술사 같은 샤먼적 기질이 많았기 때문이었는지도 모른다.

12세기로 들어서면서 강력한 국가를 만든 스웨덴의 에릭 왕은 이교도들인 '휜'(Fin) 족들을 기독교화하려고 십자군을 보냈다. 세 번이나 십자군에 유린된 핀란드는 스웨덴의 지배하에 들어갔다. 19세기에 이르러 점령국 압정에서 벗어나려 했으나, 이번에는 러시아 황제 알렉산더 1세가 쳐들어와 스웨덴군을 몰아내고 핀란드를 점령했다. 1809년의 일이다.

제1차 세계 대전 때 핀란드는 러시아 압정에 항거하여 싸웠고, 1917년 러시아 혁명 뒤에 독립 선언을 하고 공화국이 됐다. 스웨덴의 지배를 당한 지 762년 만이었다. 여성 참정권도 확립됐다. 제2차 대전 때 다시 소련과 싸웠으나 항복하고 1944년 소련 지배하로 들어갔다. 전 국토의 11.8%를 빼앗기고 약 3억 달러의 배상금을 물었다. 그 당시의 인구 4백만 명 중 전사자 8만3천 명, 부상자 5만 명이나 되었고, 국민 소득의

10%를 8년 동안 소련에 바쳤다. 배상금 지불을 완료한 그 해 핀란드는 제15회 올림픽을 헬싱키에서 개최하여 성황리에 끝냈다. 이 모든 것이 정직과 굳센 의지로 노력한 국민성의 결실이었다.

핀란드가 독립하는 데는 시벨리우스의 공로가 컸다. 러시아 점령하에 음악의 불모지라고 하던 이 나라에서는 오케스트라의 연주를 들을 기회가 없었다. 시벨리우스는 민족의 대 서사시 '가레와라'를 열심히 읽었으며 피부로 느낀 민족의 특성을 서양 음악으로 승화시킨 것이다. 교향시 「핀란디아」는 1897년에 작곡하였으며 3년 후에는 온 세계로 퍼져나갔다. 큰 나라의 압정에 견디어 내는 우국충정을 노래한 이 곡은 자유와 독립을 갈망하는 핀란드의 국민들을 크게 격려했다. 이 관현악곡은 핀란드의 숲과 호수, 하늘과 땅, 온천과 사람, 민족성과 애국심, 갈대숲과 백조, 장엄한 저녁 노을과 구름과 바람을 노래한다. 그는 42세 때 목에 이상이 생겨 고통을 받았다. 65세 때부터는 우울증으로 전혀 작곡을 못했다.

평생토록 고독과 어두운 환경 속에서 늙은 그의 작곡 활동은 큰 제약을 받았으나 국민적 영웅으로 추대되어 영예롭게 눈을 감았다. 그때 나이 92세, 오래 살았다. 교향시곡 「핀란디아」의 주선률은 지금 우리가 부르는 찬송가 속에 들어있다.

"슬퍼하지 말라 내 영혼이여"로 시작되는 그 노래는 「영혼의 노래」, 「애국의 노래」, 「해방의 노래」, 「자유의 노래」다. 그 노래가 있었기에 핀란드는 고달픈 독립 투쟁에서 승리하였고, 그 노래 때문에 핀란드 국민들은 잃었던 용기와 투지를 찾았다. 그 노래를 부르는 사람은 총살까지 했으나 그럴수록 그 노래는 더욱 더 핀란드 전역에서 전 세계로 퍼져나가 "인간의 영혼이 자유를 희구할 때!" 그럴 때는 어떤 노래를 불러야 하는가를 온 세계 인류에게 가르쳐 주었다. 베토벤은 음악을 위한 음악을 만들었다고 한다. 그러나 시벨리우스는 처음부터 끝까지 인간을 위한 음악을 만들었다. 조국과 독립과 자유와 사랑! 그것들과 상관없는 시벨리우스의 음악은 없다.

그래서 노래의 제목도 「핀란디아」다.

피타고라스와 아르키메데스의 죽음

우리가 중학교 다닐 때 내 옆에 있는 친구는 피타고라스의 정리를 잘 몰라 '삑다구라스' 라고 해서 기하 시간이 웃음 바다가 된 적이 있다. 삑다구라스는 피타고라스의 정리로 유명하다.

피타고라스는 B.C. 590년쯤 그리스의 사모스 섬에서 태어났다. 학자의 집안에서 자란 그는 이집트, 바빌론에서 공부한 뒤 이탈리아 남쪽에 있는 크로톤으로 가서 일생을 살았다.

그리스가 이탈리아를 식민지화한 것은 B.C. 8세기쯤, 그가 갔을 때는 많은 도시가 생겨나 문화의 꽃이 피었다. 피타고라스는 제자들과 같이 연구하고 공부하였기 때문에 어디까지가 그의 연구이고 어디까지가 제자들의 연구인지 잘 알 수 없다. 그들은 규칙적인 생활과 학습 계몽을 하면서 고등 수학, 물질과 정신, 도덕과 윤리 등을 연구하였다.

그는 만물의 근원을 수(數)로 보았으며, 수학을 현대적 의미로 다룬 것도 그였으며 가설, 공리, 증명, 자연의 이치를 수학적 진리로 설명했을 뿐 아니라 우주의 질서도 수학으로 셀 수 있다고 설파했다. 수는 무엇인가의 특질을 가진다고 하였다. 예를 들면 남성적 요소는 3이고 여성적 숫자는 2, 결혼은 5, 우주는 10, 이런 식이었다. 이를 테면 요즈음 디지털의 원조인 셈이다. 그러나 삼각법의 법칙은 정수(整數)로 정할 수 없고 평방근(平方根)처럼 해결되지 않는 것이 있어 이론이 무너진다. 지금도 남아 있는 행운의 숫자 7은 처녀를 의미한다고 했고, 3이나 9, 13에 대한 미신적 생각은 그때부터 싹텄다. 그런데 불행한 일이 벌어졌다. 당시만 하더라도 피타고라스의 이와 같은 이론이나 숫자 개념에 반대하는 군중들이 학교에 불을 지르고 그를 붙잡아 불태워 죽였다고 한다. 피타고라스의 나이 81세 때의 일이다.

아르키메데스도 피타고라스 못지 않은 고대 과학 사상의 큰 인물이다. 그런데 이상한 것은 아르키메데스도 피타고라스처럼 극적인 최후를 마쳤다. 그는 B.C. 282년 이탈리아 시실리 섬의 시라쿠스에서 태어났다. 아버지는 당시 왕의 친구였고 천문학자였으며, 알렉산드리아에서 기하학을 배우고 지렛대 원리를 발견했으며 원주율(圓周率)이 3.1407과 3.1429 사이에 있다고 했고, 무한(無限)이라는 개념을 수학에 도입했다.

그는, 왕관(王冠)의 금과 그 양(量)이 얼마나 되는지 그것을 알아내라는 왕의 명령을 받고 '물에 잠기는 물체는 그 체적(體積)만큼 물을 넘치게 한다'는 사실과 '그 물의 무게만큼 가벼워진다'는 원리를 알아내고 너무 기뻐서 욕실에서 발가벗은 채 뛰어나와 거리를 달린 이야기는 너무도 유명하다.

로마군이 시라쿠스를 공격해 들어올 때 왕명에 의해 응용 과학으로 대포 비슷한 발사기를 만들고 또 큰 지렛대와 기중기를 만들어 로마 선단을 물리친 것은 다 아는 얘기다. 그러나 약삭빠른 로마군은 뒤로 쳐들어와 약탈과 학살, 그리고 강간을 자행했다. 그때 아르키메데스는 땅바닥에 그린 기하(幾何) 문제를 풀고 있었다. 로마 군병이 기하 문제를 발로 밟자, "야! 이놈아 어디를 밟느냐?"하며 소리치는 바람에 피살당했다고 한다. 또 다른 이야기도 있다. 로마 당국은 그를 보호하려고,

"같이 가십시다" 하였으나,

"나는 이 문제를 풀 때 까지 갈 수 없다" 고 버티다가 화가 난 로마군병의 창에 찔렸다고 한다. 어느 편이든 그가 죽었을 때 그의 나이 75세, 아르키메데스가 변사당한 뒤에 이런 말이 돌았다.

"로마에는 기하 문제를 풀다가 죽은 사람은 한 사람도 없었다." 로마인들도 아르키메레스의 묘를 만들고 그의 학문과 명예를 칭송하였다. 그의 묘비에는 그가 발견한 자랑스러운 수학의 원리가 새겨져 있었다고 하나 지금 그 묘비는 전하지 않고 있다.

병약한 파스칼의 하느님에게의 기도

"생각하는 갈대! 그것이 인간이다"

파스칼이 쓴 『팡세』는 언제 읽어도 감동을 준다. 파스칼은 프랑스의 중부 산악지대 오베르뉴에서 1623년 6월 19일 태어났다. 할아버지는 부유한 상인, 아버지는 법률을 공부한 세무 고등 법원 원장으로 귀족이었다. 경건하고 자애로운 어머니는 파스칼이 세 살 때 죽었다. 결핵이였을지 모른다. 파스칼은 말을 하면서부터 그 재능으로 사람들을 놀라게 했다. 성장하면서 추리력이 강해지고 늘 동료들보다 생각이 앞서 있었다. 아들의 재능을 알아차린 아버지는 자기 스스로 가르쳐서 파스칼은 학교교육을 받지 않았다.

국어를 가르칠 때 아버지는 각국의 말과 글이 만들어진 법칙과 원칙, 그리고 문법을 가르쳐 가장 능률적으로 교육을 시켰다. 아버지는 수학을 좋아했지만 이렇게 재미있는 것을 가르치면 라틴어 같은 재미없는 공부를 하지 않을까바 일부러 가르치지 않았다. 그런데 파스칼이 저 혼자 '삼각형 내각(內角)의 합은 180도' 라는 유클리트 기하학 제1권 32문제들 모두 풀어버리자 놀라서 수학책을 주었다고 한다.

16세에 「원추곡선론(圓錐曲線論)」을 발표했고 19세에 계산기(計算機)를 2년만에 만들어 아름다운 스웨덴 여왕 크리스티나에게 바쳤다. 그 무렵부터 그의 건강이 나빠져 일평생 질병과 싸웠다. 23세 때 트리첼리 생각을 증명하기 위하여 수은과 유리관으로 진공 실험을 했다. 31세 때는 「유체평형론(流體平衡論)」과 「대기(大氣)의 무게에 대하여」라는 두 개의 논문을 냈다. 그 안에 파스칼의 원리와 수압기 원리, 기압과 기상관계 등이 들어있다. 그러나 이 모든 법칙과 원리들은 파스칼이 죽은 뒤에야 출판되었다.

파스칼이 너무 병약했기 때문에 데카르트는 파스칸에게 충고하기를,

"매일 아침 열한시까지 침대에 누워서 쉬어라. 쇠고기 스프만 먹으라"고 했다. 그러나 이렇게 친하던 두사람의 천재도 뒷날 종교적 이유로 죽을 때까지 원수처럼 갈라서 지냈다. 파스칼은 31세 때 누이동생의 권유도 있어서 개교(改敎)했는데 항상 진지한 자세를 가진 그는 언제나 신(神)을 섬기는 생활을 했다. 그 해 마차에 부딪쳐 크게 다쳤지만 기적적으로 살아나고, 또 조카의 중병이 십자가에 손만 댔는데 나은 기적 등이 그를 독실한 신자로 만들었다. 「기독교변증론(基督教變證論)」을 쓰는데 힘쓰다가 끝을 보지 못하고 39세에 세상을 떠났다.

『팡세』는 그의 메모나 자료를 중심으로 유고(遺稿)를 편집한 책이다. 35세 때부터 그는 머리가 아프고 잠을 못 자고 이빨도 쑤셨다. 이런 고통이 4년간 이어졌는데도 견디면서 「확률론(確率論)」을 전개하고 사이크로이드(擺形圓形) 문제를 많이 풀었다. 질병에 고뇌에 관한 다음과 같은

명언도 남겼다.

'병을 고치는 최선의 방법은 하나님에게 기도하는 것' 이란 글을 써서 환자들의 마음을 위로했다. 그는 자기 인생의 마지막 해인 39세 때는 그 당시의 특권층만 타던 마차(馬車)를 서민들도 일정한 요금을 내고 쉽게 탈 수 있도록 서민 마차 회사를 만들었다. 파리시민들은 새로운 대중 교통 수단에 대하여 매우 기뻐했으며 파스칼은 요금으로 받은 돈을 가난한 사람에게 주었다.

죽기 두 달 전 누이 집으로 이사를 갔다. 자기 집에는 어떤 집 없는 가족을 살게 했는데 그집 꼬마가 전염병 마마에 걸렸기 때문이였다.

"그 어린 것을 격리시킬 수는 없다. 내가 차라리 나가는 게 낫다"고 하면서 누이 집으로 갔는데, 그때 파스칼 자신도 중태였다. 복통과 두통이 계속됐으며 자주 경련도 일었다. 유언장을 만들고 성체(聖體)도 받고 마지막으로 "하나님 나를 버리지 마세요."하는 말을 남기고 혼수상태에 빠져 있다가 1662년 2월8일 19일 새벽 마침내 숨을 거두었다. 사망 진단서에는 뇌(腦)에 큰 상처가 있다고 했다. 그것이 늘 머리를 아프게 했을 것이라는 것이다. 위장은 예상했던 대로라고 한 것을 보면 몹시 나빴던 모양이다. 결핵성 복막염이었다는 설도 있다. 만약 이것이 사실이었다면 20대부터 그의 병약한 모습이 설명되는 것이다.

"남들은 그런 것들을 생각도 못할 때 파스칼은 인간 과학의 전체를 알아내고 그 허망함을 깨닫고 종교의 문을 두드렸다"고 샤토브리앙은 말했다.

일본에 서양 의학의 바람을 일으킨 의사 시볼트

I

1541년, 포루투갈 인이 일본 규슈의 오오이다 현(大分縣) 남동부 해협에 있는 징고우 우라(神宮浦)에 표류해 온 것이 유럽계 백인으로는 일본 땅을 밟은 최초의 서양인이었다. 2년 뒤 다시 포루투갈 사람이 규슈의 가고시마 현(鹿兒島縣)남부에 있는 오오즈미 제도(大隅諸島)에서 가장 큰 섬, 다네가시마(種子島)에 상륙하여 전국시대의 무장이며 영주인 다네가시마 도끼다까(種子島時堯)에게 두자루의 총포(〔鐵砲)를 팔고 제조법을 가르쳐 주었다. 또 그 뒤에는 백인 의사들이 몇사람 왔는데 일본을 들끓게 한 서양 사람은 시볼트가 최초이다.

시볼트는 유럽에 일본을 최초로 소개하고 유럽에서 여러 가지 약을 가지고 왔으며 그의 호기심과 수집심은 대단해서 일본의 산물(產物)을 유럽으로 보냈다. 그러나 500년 전의 일이라 시볼트는 당시에도 서양의 첩자로 오해받아 추방되고 그와 사귀던 일본인들은 사형을 선고받거나 무거운 처벌에 자살했다. 이것이 시볼트 사건이다. 그 사건을 일방적으로 매도하는 사람은 시볼트를 멤피스토(『파우스트』에 나오는 악마)라고 했다. 하지만 시볼트가 유럽으로 실어간 일본 물건도 엄청나게 많아 오해를 받을 만도 했다. 시볼트가 유럽으로 실어간 일본 물건들을 보면 놀라지 않을 수 없다.

일본 식물 1,400종, 생물 500종, 그 중 식물은 자바, 라이렌 시 식물원에 보내고 500종의 동물은 사람을 시켜 박제를 만들었다 한다. 그 밖에도 일본 역사, 일본 지리와 인종학 재료 수집, 각종 무기, 각종 화폐, 지도, 각종 서적, 출판물 자료, 서화 등 손대지 않은 것이 없었다. 그가 유럽으로 가져간 것 중에는 국가 기밀에 관한 것도 있었고, 국외로 반출되어서는 안 되는 귀중한 문화재도 있었다. 그 밖에도 일본의 인구 상황, 사망 빈도, 각종 약제와 효능, 질병 진단법, 출혈 치료법, 신장(身長)의 지역차, 일본 해양도(海洋圖), 어류와 조류의 분포도 및 포획법(捕獲法) 등등 거의 모든 분야의 일본 문물을 총망라하였다.

또한 시볼트는 일본의 정치, 경제, 교육, 사회 정서, 각종 제도, 민정을 관찰하고 그 자료를 배에 실어 갔다. 그때 그는 28세의 청년 의사였으며 모든 것을 본국 정부에 보고 했다. 그의 파견에 따른 경비는 1년에 8,100길다였으며 나가사키(長崎)의 포루투갈 상인들의 거류지인 데지마(出島)에 식물원을 만들 때는 2,000길다를 썼다고 하니 그 당시의 일본돈으로 1,000길다는 큰 돈이었다. 추방당한 시볼트는 라이덴 시(市) 교외 라벤브르크에 박물관을 세우고 일본 물건을 진열하고 일본 화초를 키워 꽃피게 하고 일본 새들이 노래하는 별장 '야뿡'을 열었다. 그는 일본에 관한 책도 50권이나 출판하였으며 유럽의 수많은 학술회의 명예회원, 특별회원이 되었고 대령(大領)으로 승진하고 귀족이 되었다.

30년 뒤 추방령이 풀리자 시볼트는 또 다시 일본을 찾아 왔다. 그때 그의 나이 63세 때였다. 일본을 좋아한 그는 자연 과학 기계, 유리 그릇, 공예품, 약품, 활판 인쇄기를 가지고 왔다. 이번에는 일본 정부의 고문을 맡고 자연 과학을 지도하면서 또 여러 가지 일본에 관한 자료 수집을 했는데 일본책 200권, 그림, 조각 128점, 일본 화폐, 일본 악기, 동식물 표본, 광물 표본, 각종 의류, 각종 무기, 농기구 등등 2천여 점을 실어갔다. 바이에른 정부와 뮌헨 박물관에서 이 물건들을 사들여서 진열하여 놓았는 데 관리는 시볼트가 맡았다고 한다.

1866년, 시볼트는 나폴레옹 3세를 찾아가 일본에 관한 국제협회를 만들자고 제의했다. 그러나 황제는 이에 응하지 않았다. 이와 같은 진정서를 갖고 돌아다니던 시볼트는 까뻬에서 작가 도티라는 자를 만났다. 뜻밖에 그는 프랑스어로 진정서와 계획서를 번역해 주었다. 그 사례로 시볼트는 귀중한 일본고서 『맹목황제(盲目皇帝)』를 준다고 하면서 그것은 「16세기 일본의 비극」이라는 제목이 붙은 보물이라 했는데 받지 못하고 작가 도티는 그 책을 받으려고 뮌헨까지 찾아갔다.

『맹목황제』라는 책은 원제목이 『매배산부녀정훈(妹背山婦女庭訓)』인데 지까마쯔 한지(近松半二)와 미요시 쇼라꾸(三好松洛) 둘이서 썼다고 한다. 장님이 되어버린 덴지천황(天智天皇)이 보위에서 쫓겨나는 일로 시작되며 여러가지의 궁성 안에서의 정사(情事) 장면을 각색한 옛날 시대 풍자극인데 마지막에는 반역자들의 음모가 폭로되는 바람에 모두 처벌되고 천황을 도와 준 동지들이 포상을 받는다는 것과, 그 뒤의 파란을 그린 궁중 풍자극이다.

시볼트는 오사까(大阪)의 도돈보리(道頓掘) 거리에서 명배우 단조(團藏), 기꾸고로오(菊五郎)의 일본 신파 공연을 보기도 했다.

귀족 대령은 가슴에 많은 훈장을 달고 일본 물건으로 가득 찬 호화판 일본 방안을 왔다갔다하고 있었다. 동양의 신비한 것에 매료된 작가는 눈에는 처음 보는 일본 사진, 판화, 그림, 조각, 책, 백과 사전, 신사(神社)에서 치는 종, 무기, 구슬 등에 너무 놀랐다. 그러나 그날도 일본의 고서를 받지 못하고 다음에 다시 오기로 하였다. 그 다음에 한번 더 책을 받으러 찾아갔을 때 빽에 많은 사람들이 서성거리고 있었으며 방문이 닫혀 있었다. 이상한 생각이 들어 안으로 뛰어 들어가보니 지난 밤에 갑자기 죽었다고 시볼트를 검진한 의사가 더듬으며 말했다.

"혈액중독이었어요, 죽은 원인이."

Ⅱ

시볼트 집안은 대대로 의사였으며 학자도 많았다. 할아버지는 울츠브르그 대학의 교수로 뒤에 베를린 대학 교수가 되었다. 그는 외과와 산부인과에서 새로운 수술법을 많이 개발했고, 산파를 처음으로 양성했고 병리 해부 재료를 수집하여 의학 교육을 충실하게 했고, 리히터와 함께 독일 외과계(外科界)의 쌍벽이라 불렸다. 뒷날 남작의 작위를 받았다. 시볼트의 아버지도 울츠브르그 대학에서 생리학 교수로 임상학으로 이름이 높았으나 폐결핵으로 33세의 아까운 나이에 죽었다. 시볼트의 삼촌과 형도 의학과 동물학 교수로 유명했다.

시볼트는 세 살때 아버지가 죽었기 때문에 외삼촌 집에서 자랐다. 어릴 적 시련도 많았다. 하지만 어린 시절의 시련이 시볼트가 커서 많은 일을 하게 한 것이다. 시볼트는 열아홉살 때 울츠브르그 대학생이 되어 의학 공부를 하면서 지리, 인문, 민족학을 공부했다. 유명한 독일 의사가 올 때마다 의학 공부 이외에 고고학, 동식물학, 미술, 광물학 등을 같이 공부했다. 공부하는 것을 좋아했던 시볼트는 미지의 동양을 향해 부풀어 오르는 가슴을 지식으로 채워갔다.

일본으로 떠닐 때는 은사의 머리카락을 가슴에 안고 왔다 한다. 스승의 은혜 때문인지 시볼트의 대학 졸업 성적은 좋았다. 내과, 외과, 산과에서 의학사를 주었다. 그 대학은 실습 위주로 운영했기에 청진기, 체온계, 인후검사, 지혈법, 마취, 결석(結石) 수술, 식피(植皮)까지 가르쳤고, 안과에서는 최신수술 기술까지 가르쳤다. 그 때문에 18세기 최고 학교라는 평가를 받았다.

시볼트는 학생 시절 난폭하고 과격한 행동을 많이 했다. 그래서 얼굴에 칼자국이 무려 33개나 있었다. 걸핏하면 칼로 삼총사처럼 결투를 했다 한다. 그덕분에 일본 물건을 수집하여 갈 때 일본 사무라이들이 습격해도 끄떡도 하지 않았다. 어려서 아버지를 여인 시볼트는 아버지의 사랑과 후광을 입지 못했다. 그래서 미지의 동양으로 개척의 길을 떠나게 된 원인도 되었다. 콜럼버스와 마젤란이 부럽기도 했다. 그러나 자기가 일본에서 일본과 동양에 관한 많은 역사 자료를 가져오게 될 줄은 몰랐다. 동양으로 가기 위하여 그는 네덜란드를 택했다. 네덜란드는 동양에 식민지로 인도네시아를 갖고 있었기 때문이다.

그는 루트비히 황제의 허가를 얻고 네덜란드로 가서 아버지의 제자였으며 왕의 주치의인 하루바우어에게 부탁해 인도네시아 육군 병원 군의관 소령이 된다. 그때 네덜란드는 나폴레옹에게 패배하여 왕은 피신하고 없었다. 희망봉에서 동양으로 가는 항로는 영국이 지키고 있었기 때문에 20년 가까이 네덜란드는 동양으로 진출하지 못했다. 나폴레옹이 패망한 후에야 네덜란드는 영세 중립국이 되어 식민지 무역에 나설 수 있었다. 그때가 1816년, 드디어 시볼트도 의사가 되어 꿈에 그리던 동양으로 가게 되었다.

네델란드를 떠나기 전 시볼트는 인류 학자를 만나 동양과 일본에 대해서 공부를 하고 4백 톤의 배 아드리아 호를 타고 떠났다. 그 배에는 병사 1백 명, 장교 4명이 타고 있었으며 시볼트는 배 속에서 원인 모를 병에 걸려 넉 달을 앓아누었다. 때마침 일본으로 가는 배가 연결되어 나가사끼(長崎) 데지마(出島)로 출발하게 되었다.

1823년 7월 시볼트는 바다비아 항구를 떠나 나가사끼(長崎)의 데지마(出島)에 의사가 되어 가는 그날 일기에 이렇게 썼다.

"오늘 나는 가장 먼 나라로 간다. 행동의 자유가 없다지만 나는 생사를 돌보지 않고 열심히 일하고 공부하련다."

큰 결심을 한 것이다. 바다에서 석 달이 지났다. 8월 초순이 되어서야 일본 영해에 들어왔다. 태풍으로 난파한 일본 선원을 구하기도 하고 손짓 발짓을 다 동원하면서 순시선에 둘러 쌓인 채 나가사끼로 들어왔다. 데지마로 들어가는 데 검문 검색이 심했으며 가지고 간 탄약은 일단 압수당했다. 원숭이 같지만 일본 사람은 상냥하다고 기록하였다.

8월 11일 겨우 데지마에 상륙하는데 그때부터 시볼트의 많은 재미있는 일화와 함께 일본의 의학계는 새로운 유럽풍의 회오리 바람이 불기 시작하였다.

외과 의사 지오엘브르크와 노인병

늙는다는 것은 소리없이 다가 온다. 젊어서 건강하던 사람도 노년기에 들면 갑자기 병마의 습격을 받는다. 노인은 방어능력 즉, 면역이 약하기 때문이다.

어느 나라든 오늘의 그 나라는 노인들이 젊었을 때 피땀흘려 만들었다. 따라서 국가와 사회는 그 노인들에게 은혜를 갚아야 한다. 일등 국가는 노인 복지가 잘 된 나라고 이등 국가는 그렇지 않는 나라이다.

지오엘브르크는 20세기 전반의 세계 외과계에 군림했던 독일의 유명한 의사이다. 27살 때 흉강(胸腔) 내압차(內壓差)에 관한 논문을 발표했고, 죽는 줄만 알던 개흉수술(開胸手術)에 용감하게 도전했고, 드디어 폐(肺) 속의 기압을 인공적 외압에 합치하는 신기술을 개발했다. 흉부외과(胸部外科)를 오늘의 현대 의학으로 만든 공로자다. 그 당시는 결핵이 너무 만연하던 시대였다. 취리히 대학 교수 시절에는 흉곽 성형술을 크게 발전시켰다. 이탈리아의 포라니니가 인공기흉(人工氣胸)을 생각하고 폐를 안정시키는 치료법을 폈지만 늑막(肋膜) 유착 환자에게는 불가능하였다. 갈비뼈를 잘라내려 했으나 감염 등으로 어려워 결국 그는 갈비뼈의 휜 곳 일부만 들어 내는 수술을 감행하여 사망률을 5%로 낮추었으며, 횡경막 신경마비 수술, 기관지 확장층에 폐절제 수술의 성공으로 당시의 외과학계를 놀라게 했으며 또 식도 외과와 심장 수술의 새 길을 열었다. 그 결과 당대 최고의 권위를 자랑하던 베를린 대학 샤리테 주임 교수의 초청을 받았다. 그의 임상 강의실은 초만원으로 창가나 복도에까지 꽉 들어 찼었다.

제2차 대전은 그의 생활을 송두리째 바꾸어 놓았다. 총을 들고 소련군인들이 몰려들어온 베를린에서 지오엘브르크는 방공호 안에서도 수술했다고 한다. 동 베를린 신 정부는 그를 알아보고 나치스에 협력한 지난날의 죄과를 눈감아 주고 마음대로 대학에서 수술하게 했다. 하지만 뒤바뀐 세상에서 70살의 이 거인에게 급속한 변화가 찾아왔다.

1946년 간단한 수술할 때 다친 뒤로는 실수가 이어졌다. 제자들이 그의 수술에 관한 업무를 몰래 줄여 나가자 그 무렵부터 그는 사소한 일에도 화를 자주내며 제자를 손찌검까지 하게 되어 그들은 실망하며 사표를 냈다. 그를 어떻게 명예롭게 은퇴시키느냐?가 문제가 됐다. 황제 같던 그를 내보내기란 힘들었다. 정부와 대학 당국이 2년간 연구 끝에 겨우 간신히 물러나게 했다. 그때 그는,

"왜 내가 물러나야 하는지 모르겠다.?"라고 말하였다.

지오엘브르크가 전성기였던 시절의 사진을 보면 굵은 안경테 속에서 호랑이처럼 눈알이 번득인다. 그냥 보는 것이 아니고 노려보는 것 같다. 그가 쳐다보면 제자들이나 환자는 심장이 멎었다고 한다. 그러나 그는 명랑하고, 친절하고 겸손했다. 그러나 매우 성미가 급했고 화를 잘 내었

다. 그의 아내도 의사였는데 그의 아내를 보고,

"이런 환자는 생전 처음 본다"고 했다고 한다. 대학을 떠난 뒤의 그의 병도 급속도로 악화되어 2년 반 뒤, 아랫배가 아파서 쓰러진 뒤로 입원했으나 곧 바로 세상을 떠났다. 정신이 희미해진 채로 그는 침대 시트나 베개를 자꾸 쓰다듬었다. 수술하던 시늉을 하는 것이었다. 그를 모시던 간호원들과 제자들이 모두 울었다. 76세로 그는 그 병원을 영원히 떠나갔다. 자오엘브르크가 이룩한 업적은 이루 다 말할 수 없다.

일본에는 정년제라는 것이 옛부터 있어서 이 같은 노년의 비극을 없앨 수 있게 된 것은 다행한 일이다. 지금 노인의 정신병은 고령화 사회의 큰 문제가 되고 있다. 노인들이 질병에 시달리지 않고 즐겁게 살 수 있는 나라를 만드는 것이야말로 위정자들이 할 일이다.

5 질병과 치료에 관한 의학 밖의 이야기

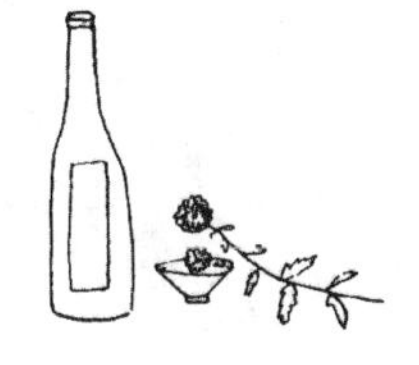

석가모니 부처님과 오명(五明, 학술) 팔술(八術, 의술)

석가모니(釋迦牟尼)는 기원전 463년? 히말라야 산기슭에 있는 가비라(迦毘羅)성의 성주 정반왕(淨飯王)의 왕자로 태어났다. 아명은 싯달타(悉達多)며 어머니는 마야(摩耶)왕비이다. 아기를 낳으려고 아버지 집으로 가던 중 룸비니 정원에서 쉬는데 진통이 시작됐고 아들을 낳았다. 사라(紗羅) 꽃 만발한 나무 그늘에서였다. 29세 때 태자는 생사해탈(生死解脫)의 법을 구하려고 출가했고, 6년 뒤인 35세 때 부다가야 보리수 아래서 정각(正覺)을 얻어 부처가 되었다.

석가모니는 태자 시절 벌써 '의방명(醫方明)'이라는 고대 인도 의학을 공부해 의료에 밝아 여러가지 시술이 경(經) 속에 적혀 있다. 의방명(醫方明)이란 성명(聲明 – 著書, 算術), 인명(因明, 이 세상 일들의 원인), 공교명(工巧明 – 農商工業, 音樂, 天文地理), 복산(卜算), 내명(內命 – 부처님의 가르침)과 함께 오명(五明)의 하나인데 오명이란 그 당시의 학술 전반에 이르는 것이다. 고대 인도 의학도 이집트 의학처럼 수준 높은 것이었다.

금광명최승왕경(金光明最勝王經)에는 팔술(八術 – 醫)이라 하여 파상(破傷 – 外科와 鍼術), 신질(身疾 – 內科), 귀신(鬼神 – 정신신경과), 악독(惡毒 – 阿伽陀 藥을 먹이면 해독되는 병), 해년(孩年 – 小兒科), 연년(延年 – 壽命學, 老人學), 증기학(增氣學 –체력과 건강 증진)으로 분류된 치료법이 있었다. 의료시술(醫療施術)은 승려(僧侶)들이 맡아 했는데 안색이나 용태를 살펴보고 병의 증세를 짐작하고 팔술(八術)로 치료하였다. 춥거나 더운 날씨와 섭취하는 음식물 등의 외적 요인이 중요시되었으며 정신적 과로, 즉 스트레스가 쌓이거나 절제하지 못하는 생활 습관을 경고

하였다. 예방 의학의 측면에서 항상 몸을 깨끗이 하고, 손발을 씻고, 양치질로 입 안을 청결히 하고, 마실 물은 늘 불순물 등을 여과시켜 제거하고, 배설물을 생활 주변 가까운 곳에 함부로 버리지 못하게 했으며, 방안 부엌과 식당 그리고 변소에 대한 청소 등 일상 생활 전반에 이르렀다.

석가모니는 45년 동안 포교하여 80세 되던 해 여름에 승려들을 각지로 분산시키고 자신은 민박(民泊)을 하면서 장마철을 지냈다. 이것을 '우기(雨期)의 정주(定住)' 라고 하는데 그때 건강을 해쳐 죽을 것 같은 아픔을 견디어야 했다. 회복은 되었지만, 그는 자신의 한평생이 끝나는 것을 미리 알고,

"나는 앞으로 석 달 동안 살 것이다"라고 말했다고 한다.

장마가 끝나고 승단(僧團)을 이끌고 다시 여행을 시작했다. 마지막 포교 여행 도중 어떤 마을로 들어가 대장쟁이 아들인 첸다의 망고나무 숲에서 설교 하였다. 첸다는 다음 날 아침 식사를 대접하려고 그날 밤 맛있는 음식을 마련하였다.

드디어 날이 밝아 아침이 왔다. 첸다는 어제밤에 만든 음식을 정성껏 올렸다. 그러나 석가모니는 버섯요리만 조금 먹고 다른 음식은 제자들이 먹게 했다. 그리고 나머지는 전부 땅에 묻으라고 했다. 잠시 뒤부터 석가모니는 엄청난 통증에 시달리다가 혈변(血便)이 쏟아져 나왔다고 기록되어 있다. 간신히 통증은 멎고 눈에 띄게 쇠약해졌지만 다시 길을 떠나 승단 집결지(僧團集結地)인 쿠시나라로 향하였다. 석가모니는 첸다가 식사 공양를 바칠 때 자기는 죽을 것을 알고 다른 제자들은 죽지 않게 버섯요리를 땅에 묻게 했으며 첸다가 부처님을 죽였다는 죄의식에 사로잡히지 않도록 하라고 타일렀다.

쿠시나라 마쯔라 족이 사는 우바밧다나에 이른 석가모니는 사라쌍수(紗羅雙樹)사이에서 북쪽에 머리를 두고 쉬었다. 사라쌍수란 두 그루의

큰 상수리 나무가 길게 가지를 뻗어 지붕처럼 얽혀 있는 나무다. 그때 때 아닌 사라꽃이 피었다. 아주 아름답게 활짝 피어났다. 그리고 석가모니가 누워있는 몸 위로 함박눈처럼 쏟아져 내려왔다. 상천세계에서 삼천년만에 한 번 핀다는 우담바라〔優曇鉢華〕 꽃이 피어 내렸다고 한다. 거기서 석가모니가 마지막 말씀하신 설법은,

「제행무상(諸行無常), 불태노력(不殆努力)」이었다.

즉, 이 세상의 모든 것은 끊임없이 변해 간다. 따라서 사람은 꾸준하게 수업(修業)하여야 한다는 말이다.

석가모니가 숨을 거둔 때는 기원전 383년 2월 15일, 입적할 때 지진이 일어났다고 한다. 석가모니의 몸은 정결한 천과 실로 5백 번 싸고 감았다. 무쇠기름 가마에 넣고 또 다른 무쇠 가마로 덮었고 향을 먹인 장작으로 다비(荼毘)하였다.

세계를 지배하는 제왕(帝王)의 장례식을 본따서 했다고 한다. 화장을 끝내고 보니 재도 거의 없고 사리만 남았다. 그 사리는 여덟 과로 나뉘어져 석가모니와 가깝게 지내던 곳으로 보내졌다. 또한 치아도 여러곳으로 보내졌다.

석가모니가 죽은 뒤 2천 년이 더 지난 1898년, 가비라 성 근처에서 영국의 인도 파견관인 윌리엄 페페가 자기 땅 안에 있던 고분을 팠더니 거기서 '석가모니 사리' 라고 새겨진 항아리가 나왔다. 그 작은 항아리는 태국 왕실로 넘어갔는데 그때 일본 공사 이나가끼가 사리 몇 과를 일본으로 가져와 나고야(名古屋) 각왕산(覺王山) 일태사(日泰寺)에 모셨는데 그때부터 나고야의 모든 불교계파들이 연합하여 모셨다.

각왕(覺王)이란 석존(釋尊)을 나타내는 말이다.

장생불사(長生不死)를 꿈꾸던 진시황도 오십에 객사(客死)

I

우리 나라의 평균 수명도 상당히 높아저 세계의 장수국의 대열에 들어간다. 일본은 우리 나라 보다 평균 수명이 더 높다. 누구나 사람이면 오래 건강하게 살고 싶은 것이 거짓없는 마음이다. 인간칠십고래희(人間七十古來稀)라는 옛말도 있지만 그것은 벌써 옛날 이야기가 되었고, 지금은 70세나 80세를 넘기는 것은 보통이다. 그러나 중국을 통일한 진시황(秦始皇)도 불노장생(不老長生)을 바랐지만 50살에 죽었다.

그때가 기원전 210년이니까 지금부터 약 2210년 전의 일이다. 진시황도 죽지 않으려고 얼마나 노력했던가! 그는 장생불사를 원했다. 늙지도 않고 죽지도 않으려고 했다. 그래서 불로초(不老草)를 구하려고 무진 애를 썼다. 그래서 불로초 같은 장생불사의 선약(仙藥)을 구하려고 비상한 노력을 다 했다는 것이 기록으로 남아 있다.

기원전 221년, 진나라 왕 정(政)은 할아버지로부터 물려받은 막강한 군대와 고도의 술책을 써서 차례차례 전국시대의 군왕(君王)들을 정복하고 마침내 북으로는 만리장성(萬里長城), 남으로는 광동(廣東), 베트남 일부를 포함한 남월(南越), 서쪽으로는 사천분지(四川盆地)에 이르는 광대한 중국 땅덩어리를 지배하기에 이르렀다. 그 위대한 업적을 후세에 남기고자 그는 황제(皇帝)가 되었다. 진 왕(王)은 자기가 정복한 6국이 모두 왕호(王號)를 쓰고 있어서 자기한테 맞지 않는다며 스스로 시황제(始皇帝)가 되었다. 시황제 정(政)은 자기 뒤를 이을 후계자를 이세황제(二世皇帝), 삼세황제(三世皇帝)라고 하며 만세(萬世)토록 이어가게 했다.

『사기(史記)』에 보면 진 나라 정이 왕이 됐을 때 그의 신하들은 왕 대신 태황(泰皇)이 되라고 했다고 한다. 왜냐 하면 중국에는 옛부터 천황(天皇), 지황(地皇), 태황(泰皇)이 있었는데 그 중에서 태황(泰皇)이 가장 존귀했기 때문이다. 그러나 시황제 정(政)은 3황(皇) 5제(帝)의 황(皇)자와 제(帝)자를 따서 황제(皇帝)라 칭했다. 정은 시법(謚法, 죽은 사람에게 이름을 높여주는 법)에 따라 자기 아버지 선왕을 태상황(太上皇)이라고 추존하다가 이 시법을 폐지하고 자기부터 비로소 황제라 칭한다면서 시황제(始皇帝)라 하였다. 그리고 스스로 천자(天子)로서 자신을 말할 때는 '짐(朕)'이라 하고 모든 신하는 자신을 '폐하(陛下)'라고 부르도록 하였다.

황(皇)자의 원자(原字)는 皇자인데 自가 白으로 바뀐 것이다. 自는 코를 나타내며 처음이란 뜻이고, 皇은 중국 최초(最初)의 의미를 나타낸다. 帝자의 글뜻과 모양은 위(上)는 제사 때 고기를 올려놓는 그릇이고, 아래(下)는 장작단을 쌓은 꼴이어서 조상들에게 제사 지내는 것과 연관된다.

시황제(始皇帝)가 이와같이 신격적(神格的)인 글자 帝자를 좋아하는 것은 중국 시조의 한 사람인 황제(皇帝)가 인의(仁義)로서 백성을 다스리고, 그 덕(德)으로 인하여 불로불사(不老不死)한 신선(神仙)이 되어 승천한 것을 부러워했을 것이라는 이야기이다. 만리장성과 같은 전대미문의 큰 역사를 하고 모든 권력을 독점한 진시황의 꿈이 늙지 않고 죽지 않는 것이었음을 당연한 소원이었을지도 모른다. 또 한편으로는 때때로 암살습격을 받은 것도 불사장생(不死長生)을 바란 또 다른 이유일 수도 있다. 지금도 모든 것을 가진 사람은 오로지 오래 사는 것을 원한다.

시황제가 된 진왕 정(政)은 광대한 제국영토(帝國領土)를 다섯 번이나 순행했다. 자기가 통치하고 있는 중앙집권제 정치가 잘 되고 있는지 직접 눈으로 보기 위해서였다. 또 다른 큰 목적은 불로초(不老草)인 신선약이 어느 곳에 있을텐데 그것을 찾기 위한 것이었다. 순행하는 길에서 그는 태산(泰山), 구의산(九疑山), 회계산(會稽山) 등에 올라가 제사를 지내고 빗돌을 세워 자신의 공적을 찬양하고 하늘에도 알렸다. 또 지금의 북경(北京) 근처인 연(燕)나라, 제(齊)나라 등 산동반도(山東半島) 근처에 옛부터 신선약에 대한 학문(學問)과 연구가 있었다는 것을 알았는데 그것이 그의 불행이 됐을지도 모른다. 왜냐하면 그것을 알고 난 뒤부터 신선약을 구하려고 진시황은 막대한 비용과 인원을 동원하는 등 엄청난 국력을 소진했기 때문이다.

기원전 219년, 진시황은 두 번째로 국토 순행길에 나섰다. 그때는 지금의 청도(青島) 근처인 낭사대(琅邪台)에서 제(齊)나라 사람 서복(徐福)을 만났는데, 그가 말하기를 멀리 동방해상(東方海上)에 봉래(蓬萊), 방장(方丈), 영주(瀛州)라고 하는 신선 나라가 있고 거기에 불로초가 있다고 말했다.

진시황이 서복에게,

"동해 끝에 가면 신선을 만날 수 있으며 거기 분명히 불로초가 있는가?"

"그러 합니다."

"그럼 신선을 만나서 불로초를 얻어 올 수 있는가?"

"아, 그럼요!"

"그럼 지금 당장 떠나라!"

"신선을 만나 황제 폐하의 선물을 전달해야지요"

"알았다. 그럼 필요한 선물을 줄 테니 가지고 당장 떠나거라!"

이라하여 제인(齊人) 서복(徐福)이 동방해상국(東方海上國)으로 떠났다. 오랜 여행과 갖은 고생 끝에 동방의 신선을 만나게 되었다. 서복이 신선에게 말했다.

"신선님! 황제 폐하의 심부름으로 값진 예물을 가지고 불로초를 구하러 왔습니다"

신선은 진시황이 보낸 선물을 보고 별로 마음에 들지는 않았으나, 버섯을 조금 내주었다. 이에 서복이 말하기를,

"아니, 이것은 버섯이 아닙니까?"

"야, 이놈아! 이 영지 버섯이 바로 불로초 약이라니까."

신선은 큰 궁전문 앞으로 데리고 가서 문을 열고 들여다 보게 했다.

"야아! 이게 전부 영지 버섯인데요."

"그래! 나는 이렇게 불사약이 많다. 그러니 너는 곧 돌아가서 네가 본대로 일러라!"

서복은 진시황에게로 돌아와서 자기가 본대로 일렀다. 진시황은 큰 돈을 들려 다시 가서 불로초를 가져 오도록 보냈으나 이번에는 바다에서 큰 상어떼를 만나 뜻을 이루지 못했다고 하는데 이것이 불로초에 관하여 전해오는 재미있는 이야기이다.

다른 한편 『진시황본기(秦始皇本紀)』에는 서복(徐福)이 다시 선약(仙藥)을 찾아 처녀총각〔童男童女〕 수천 명을 진시황으로부터 받아 배를 타고 동해(東海)로 나갔으나 행방불명되었다고 기록되어 있다.

또 일본의 기주웅야(紀州熊野)에 서복(徐福)의 무덤이 있다고도 한다. 서복은 영주산에서 불로불사약인 천태오약(天台烏藥)을 얻었으나 진시황이 죽었다는 소식을 듣고 그 땅에 머무르면서 벼농사 하는 법〔農事法〕과 고래잡이〔捕鯨術〕를 가르쳤다고 한다. 또 한편으로는 서복이 진시황의 학정을 피하려고 시황을 속이고 오곡(五穀)의 씨앗과 동남동녀(童男童女)를 데리고 동쪽으로 달아났다는 얘기도 있다. 서복의 이야기는 에도 중기에 다찌바나(橘南谿)가 『동서유기(東西遊記)』에 소개된

것으로 2천년이나 지났기 때문에 그것이 진실인지 아닌지는 확인할 수 가 없다. 천태오약(天台烏藥)은 지금으로 말하면 건위약(健胃藥), 강장제(强壯劑)로 알려졌으며 뿌리에 린데란 등의 결정성(結晶性) 방향화합물(芳香化合物)이 있다.

또 제주도 서귀포 지역에는,

"진시황의 사자 서뿔이 황명을 받잡고 불로초를 구하려 한라산에 올라 헤맨 보람도 없이 폭포의 암벽에 글자만 새겨 놓고 서쪽으로 돌아갔다" 는 전설이 있다. 그래서 오늘날까지 서귀포(西歸浦)라 불려지고 있다고 한다.

진시황은 연(燕)나라 사람 노생(蘆生)에게 신선이 되는 선약 갱문고(羹門高)를 찾으라고 했다. 그러나 노생은 진시황을 무서워하여 무덤 속에서 숨어 있었다고 한다.

인간은 혼(魂, 정신)과 백(魄, 육신)으로 되어 혼(魂)은 하늘로 올라가고 몸은 땅으로 돌아가는 것이기 때문에 혼(魂)과 백(魄) 두 가지를 붙잡는 두 가지 선약이 필요하다. 산(山) 속에 들어가 영약을 발견한 사람(人)이 선인(仙人)이 되는 것이다. 선(仙)이란 선(僊)에서 비롯된 것이고 선(僊)이란 고대 샤먼의 신(神)내림 굿춤이라고 한다. 무당춤을 많이 추어 황홀경에 이르러 신령(神靈)을 불러 악귀(惡鬼)를 쫓아 징수를 빌었던 것이다. 가혹한 노동에 시달린 농사꾼들의 아픈 마음을 달래주고 춤 때문에 굳어진 몸을 풀어 주는 작용이 있었던 선(僊)은 곧 묘약이라 할 수도 있을 것이다. 지금의 에어로빅이나 스포츠 댄스에서 이와 같은 것을 발견할 수 있는 것은 우리 인간의 근본 생각은 바뀌지 않고 있다는 것을 말하고 있는 것이 아닐까!

Ⅱ

위(魏) 나라 사람으로 진시황(秦始皇) 밑에서 태국위(太國尉) 벼슬을 지낸 위료(尉瞭)가 진왕의 위인(爲人)됨을 살펴본 즉, "진시황은 봉준장목(蜂準長目)에 비둘기 가슴〔鳩胸〕, 그리고 목소리는 승냥이 소리 같다."고 했다. 봉준(蜂準)이란 말안장 모양과 같이 코가 크고 높으며, 장목(長目)이란 말의 눈과 같이 크고 찢어진 눈을 가르키며, 구흉(鳩胸)이란 비둘기 가슴처럼 튀어나온 가슴을 말한다. 게다가 목소리는 승냥이나 들개 소리 처럼 찢어지는 목소리를 지니고 있어 그의 속 마음도 늑대나 짐승과 같은 것이다. 들개 소리를 내는 것은 어릴 때 기관지염을 앓았기 때문인 것으로 진시황은 그다지 건강한 편은 못 되었다고 한다.

진시황은 그의 아버지가 조(趙)나라 도읍 한단(邯鄲)에 인질로 잡혀 있을 때 진나라와 조나라 사이에 전쟁이 한창이었다. 조(趙)나라 도읍지 한단성(邯鄲城)에서 그의 아버지 이인(異人)과 춤을 잘 추는 여불위(呂不韋)의 젊은 애첩 조희(趙姬)와의 사이에 태어나서 어릴 때 이름은 조정(趙政)이라고 하였으며 여불위의 계교에 의해 드디어 왕위에 까지 오르게 된다. 진시황은 영특하고 매우 총명하였으나 어려서부터 연약했기 때문에 건강한 사람을 늘 부러워했다고 한다.

그때 연(燕)나라 태자(太子) 단(丹)도 같이 인질로 잡혀있었는데 손아래인 진시황을 귀여워해 주었다. 뒷날 단(丹)이 진나라 인질로 잡혔을 때 냉대하여 단(丹)은 얼굴에 검정칠을 하고 종놈 옷을 갈아입고 낮에는 숨고 밤이면 걸어서 연나라로 달아났다. 단(丹)은 자객 형가(荊軻)를 보내 광폭한 진시황을 비수로 암살하려 했지만 실패하여 멸망하고 말았다.

『사기(史記)』에는 진시황 정(政)의 성격을, "은혜를 모르고, 여유가 있을 때는 호랑이 같은 마음이며, 궁할 때는 사람 밑으로 잘 기고, 권세를 잡았을 때는 사람을 얕본다"고 했다.

자신의 이익을 위해서는 수단 방법을 가리지 않으며 늘 의심하는 마음이 깊어서 사람을 믿지 않으며 근거 없이 모략하는 말을 해 사람을 쉽게 죽였다. 유명한 진나라 장군 왕선(王蘚) 대장군도 초(楚)나라를 토벌하러 떠나기 전에 부지런히 많은 논밭과 좋은 저택을 은상으로 바쳤다. 이것은 반드시 돌아온다는 것을 나타내며 황제에게 반역하는 마음이 없다는 것을 확인시키기 위해서였다. 만약 그렇게 하지 않으면 일선에 나가 있을 때 어떤 처벌을 받게 될지 불안해서 싸우러 나갈 수 없었기 때문이었다. 황제 암살 사건이 꼬리를 물어 진시황이 마음 놓고 접견한 신하는 환관 조고(趙高)와 재상(宰相)인 이사(李斯) 두 사람뿐이었는데 이런 일이 뒷날 진나라의 운명을 재촉 한다.

국내 순찰할 때 큰 바람이 몹시 불어 장강(長江)을 건널 수 없게 되자 점을 쳐보았더니 근처에 있는 상산(湘山)에 있는 물귀신 때문이라는 점괘가 나왔다. 그것을 믿은 진시황은 죄수 3천 명을 시켜 그 산의 나무를 모두 다 잘라버리게 한 일도 있었고, 불로불사 선약을 찾지 못한 방사(方士), 노생(盧生)과 후생(候生)이 겁을 먹고 달아난 것을 계기로 이에 진노하여 술사(術士)와 황제를 비방하는 학자(學者)등 460명을 땅을 파고 생매장해버렸으며, 이사의 말을 듣고 학문과 사상의 통제를 위하여 역사책과 유교 경전등을 불태워버리게 한다. 이것이 분서갱유의 동기이다.

황제를 최고 권력자로 하고 짐(朕)이라는 일인칭(一人稱)을 독점한 것은 어떠한 일도 자기의 마음대로 해치우려고 했기 때문일 것이다. 그러나 사상기반(思想基盤)은 겨우 음양오행설(陰陽五行說)의 테두리를 벗어나지 못했으며 인생이 늙는 것을 불로초로 해결하려 했던 것을 보면, 한 시대의 수준을 벗어나지 못하는 것이 인간의 운명이다.

진시황이 죽기 2년 전, 떨어진 운석(隕石, 별똥)에,

"진시황은 죽고 땅은 갈라질 것이다"라고 새겨져 있다는 말을 듣고 그 마을 사람을 다 죽이고 운석을 열로 녹여 버렸다고 하는데 그때부터 진시황은 심신이 모두 이상해져 늘 신경쇠약과 정신이 불안했다고 『사기』에 적혀 있다. 그리고 이 증세는 그를 죽음에 이르게 한다.

기원전 210년, 다섯 번째로 국토순행에 나선 시황제(始皇帝)는 남쪽으로 멀리 내려가 장강(長江)을 건너 회계산(會稽山)에서 성왕(聖王) 우(禹)를 제사 지내고 북상(北上)하여 산동반도(山東半島)에 이르렀다. 어느 날 밤, 사람 모양을 한 바다의 신과 싸운 꿈을 꾸고 점을 쳐보니,

"그 바다의 신을 없애면 선약을 얻을 수 있다"는 말을 듣고 바닷가에서 큰 물고기를 활로 쏘아 잡았다. 그러나 그때부터 병이 더 도졌으며 서둘러 귀경하는 길위에서 객사했으니 하북성(河北省) 땅이었다. 죽을 때의 마지막 유언은,

"내 큰 아들 부소(扶蘇)를 후계자로 삼는다."고 하였다. 그러나 그 유언은 환관 조고(趙高)에 의해 묵살된 채 그의 시신은 온경차(溫環車, 오늘의 냉난방차)에 실린 채로 죽음을 숨기고 간신히 함양(咸陽)으로 돌아왔다. 시체 썩는 냄새를 없애기 위하여 호위차에 포어 일석(鮑魚一石)을 같이 싣고 왔다고 한다.

진나라가 만든 다섯 개의 신작로〔縱貫道路〕는 중국 전체를 관통하고 굳은 진흙을 판축으로 잘 다진 땅 위에 덮어 씌운 포장도로였다. 넓이 15m, 길이 7천5백㎞, 세 발〔三丈〕마다 가로수를 심고 요소에는 역(驛)을 두었다. 그 위로 온경차가 달렸던 것이다. 그러나 10년 동안에 다섯 번이나 강행한 무리한 국토 순행은 진시황을 피곤하게 하여 목숨을 단축하였다는 것만은 확실하다. 몸이 쇠약해진 것을 회복하려고 온갖 수단을 다한 것도 사실이다.

다른 한편으로는 방사(方士), 노생(盧生)들이 황제에게 말하기를 "시

황제가 무욕(無欲)의 경지에 이르면 악귀가 떨어져 진인(眞人)이 될 수 있다. 그러기 위해서 우리가 있는 곳을 사람들이 몰라야 한다"고 했다. 그래서 궁전으로부터 별궁에 이르는 길과 다리 양쪽에 벽이 있는 용도(甬道)를 만들어 사람들이 자기들을 못보게 하고, 한편 진시황은 사후 세계도 생각하여 죄수 70만 명을 동원하여 지하 왕국을 건설했다.

세 번씩 지하수를 뺄 만큼 땅을 파내려가 구리(銅)로 묘실(墓室)을 덮고 궁전과 누각을 세워 백관(百官)의 자리를 만들었으며 황하(黃河)와 양자강(揚子江)을 수은으로 본 따 그것을 기계로 흐르게 하였다. 또 천장에 별자리〔星座〕를 만들고 인어(人魚) 기름으로 영원히 꺼지지 않는 등불을 켰다고 한다. 하지만 그 공사가 끝나기 전에 진나라는 멸망하고 말았다. 땅 속에서 진시황을 지키던 병마토용은 진시황 최후의 확장 공사 때의 것으로 외곽 지대에 있는 것이라 한다.

제1호 갱(坑)이 동서로 210m, 남북으로 60m, 동서에는 열한 개의 긴 복도가 있고 삼천 개가 넘는 병마토용이 있다. 제2, 제3의 갱을 합쳐서 3군의 병마를 거느리려고 한 것 같다. 지상에는 위수(渭水), 남쪽에 종묘를 만들어 여러 개의 궁전을 우주 질서에 따라 배치하여 지상 왕국을 도모하였다. 그 중의 하나인 아방궁만해도 동서로 300발, 남북으로 60발, 안으로 13m의 토관을 이어놓은 우물 모양의 냉장고가 있었다고 한다.

진시황의 국사 처리는 신속하고 정력적이었으며 하루의 일거리를 정하고 그것을 다 끝내지 않으면 쉬지 않았다. 그는 많은 사람(人材)을 등용하였으며 초(楚), 연(燕), 제(齊), 한(韓), 위(魏), 조(趙) 여섯 나라를 정복하고 여러가지 정치 제도를 만들었으며 만리장성 등 큰 토목공사를 일으키는 요란한 내부충동(內部衝動)과 오만과 재기에 불탄 끝에 왕중왕인 진시황은 끝내 선약을 못 구한 채 인생 오십에 그만 생명을 놓아 주고 말았다.

단오날 나무잎 떡과 역병

5월 5일은 단오절((端午節)이다. 단오절이란 우리 나라, 중국, 일본 등지에서 즐기는 명절의 하나이다. 단오는 5월 처음〔端〕, 다섯번 째의 날〔午, 5〕이란 뜻인데 옛부터 처음 5수가 겹친 날을 길일(吉日)로 중오절(重五節)이라 불렀다. 단오절이 되면 여인들은 창포(菖蒲) 물에 머리를 감고 창포잎과 뿌리로 지붕도 덮었다. 일본에서는 천황이 창포잎으로 짠 가면을 쓰고 무덕전(武德殿)에서 축제를 올리고 떡이나 약을 내렸다. 이런 창포제는 일본 궁중에서는 없어졌으나 무사들과 민간으로 이어져 아시까가(足利) 시대에는 크게 퍼졌다.

도꾸가와 집안은 오사까성(大阪城)의 낙성일이 5월 6일이어서 그 하루전 날인 5월 5일도 축제 분위기 속에서 잘 지냈다고 한다. 창포는 향기롭고 악귀를 쫓는 약초로서도 알려졌다. 뿌리는 술을 빚는 데도 쓰이고 또 강장연명제(强壯延命劑)로도 많이 쓰였는데 특히 뱀에 물렸을 때 사독(蛇毒)을 없애는 데 많이 썼다. 또한 목소리를 잘 나오게 했으며 관절장애와 어린 아이들의 경기에도 효험이 좋았다. 환약(丸藥)은 향기 좋은 사향(麝香), 침향(沈香), 정자(丁字), 감송(甘松), 용뇌(龍腦)를 주머니에 넣고 창포를 다른 약초와 함께 기둥이나 발에 매달아 액땜을 하였다고 한다.

중양절(重陽節, 음 9월 9일)에는 이를 벗기고 국화 다발을 매달았다. 제작이 완료된 배(船)를 진수시킬 때 그 뱃머리에 둥근 자루를 매다는 것은 이런 고사에서 연유한 것이다.

단오 때는 가랑잎으로 떡을 싸고 떡을 바치는 밑받침으로 많이 썼다. 가랑잎으로 떡을 싸면 종이에 싼 것처럼 달라 붙지도 않고 가랑 잎 향기가 떡에 스며들어 향기롭고 약효도 있었다. TV의 지구촌의 오지 탐험 기록에서도 가끔 밀림지대 주민들이 나무 잎파리로 음식을 싸서 먹고 보관하는 것을 볼 수 있다. 중국에서는 수수도 썼다고 하며 단오날에 떡 먹고 역병(疫病)을 면했다고 하는데 그런 이야기 중에서도 가장 오래된 것이 굴원(屈原)의 이야기다. 굴원은 초(楚)나라 사람으로 왕의 신임을 얻어 내정(內政)과 외교(外交) 양면으로 크게 활약하였는데 특히 진나라에 대한 육국(六國) 연합작전 추진자로 유명하다. 하지만 그는 모략을 받아 유배형에 처해졌다.

굴원은 유배지에서도 나라를 걱정하는 유명한 우국시(憂國詩)인 「이소(離騷)」를 지어 세상에 호소했으나 받아들여지지 않았고 60세가 넘어 더 이상 희망이 없자 회사부(懷沙賦)를 남기고 단오날 양자강 근처 멱라에서 큰 돌을 안고 물에 빠져 죽었다. 초나라 사람들은 이를 슬퍼하여 참대통에 쌀을 넣고 강에 던지며 제사지냈다. 그러던 어떤 날 굴원의 망령이 나타나서 말하기를,

"당신들이 날 먹으라고 던져주는 음식을 저 교룡(蛟龍)이 다 먹어 버리니 이제부터는 백선 단나무 잎사귀에 음식을 싸고 오색실로 묶어서 강에 던져달라."고 하였다고 한다.

굴원의 시는 나라 사랑 하는 마음이 가득할 뿐 이니라 세상에서 밀려난 자의 괴로움과 원망으로 가득차 후세 사람들, 특히 불우한 정치가, 학자, 시인들의 존경을 받아왔다. 한편 5월 5일은 양일(陽日)이 끝나고 음일(陰日)로 이어지기 때문에 악귀를 쫓을 필요가 있다고 했다. 그래서 전국 시대 제(齊) 나라 제상 맹상군(孟嘗君)은 단오날 태어났기 때문에 주변에서 몹시 신경을 썼다고 한다. 옛날 일본에서는 단오날 물에 빠져 죽은 아버지를 따라 물 속으로 몸을 던진 효녀 이야기라든가 바다에서 폭풍을 만나자 오색실로 감은 가랑잎을 바다에 던져 오색 이무기가 하늘로

올라가고 태풍이 잠잠해졌다는 이야기도 있다. 강남(江南)에서는 5월 5일을 기우제를 지내는 날, 물가에서 몸을 씻어 악귀를 쫓는 날이였는데 이런 일들은 모두 5월은 무더운 여름철로 이어지는 환절기로 질병이 적지 않았기 때문으로 보인다.

한편 단오날은 약초를 뜯는 날이었다. 그날 뜯은 약초는 특별히 효험이 높았다고 했으며 단오날 오는 비는 약비라고 했다고 한다. 일본에서는 단오날 무서운 가면을 썼는데 그것은 아이들에게 공포심과 아울러 한편으로는 안도감을 심어 주었다고 한다.

중국 당(唐)나라 황제 현종(玄宗)이 병에 걸려 앓아 누웠을 때 꿈 속에서 귀신이 애첩 양귀비의 보석을 훔치며 말하기를,

"나는 사람들의 기쁨을 슬픔으로 바꿔 버린다"고 소리치는 바람에 몹시 놀라 떨었다. 그러자 그 순간 푸른 옷을 입고 각대(角帶)를 두른 큰 사내가 나타나 그 악귀를 때려 잡았다. 현종이 고마워 이름을 묻자 그 사내는 이렇게 말했다.

"나는 종남산(終南山) 진사(進士)인데 과거 시험에 떨어져 자살했습니다. 그런데 현종 황제께서 내 시체 위에 녹의(綠衣, 푸른옷)을 덮어 주어서 그 은혜를 갚고자 천하의 악귀들을 때려 잡았습니다."

현종이 꿈을 깨니 병이 말끔이 나았다. 현종은 화원을 불러 꿈 속에서 본 거한(巨漢)인 무서운 사내의 얼굴을 그리게 하였다. 그리고 그 그림의 얼굴로 연을 만들어 설날이나 단오날 무병 장수하기를 기원하며 띄우게 하였다. 일본에서도 화승(畵僧) 셋슈(雪舟)의 그림이 유명하여 도꾸가와 시대에는 풍속화〔浮世畵〕나 중국에서와 같이 무섭게 보이는 수염투성이의 사내 얼굴을 그린 그림이 잘 팔렸으며, 또 그런 그림을 그려 연을 만들어 단오날에 하늘 높이 띄웠다.

중양절 국화주(菊花酒)와 과식한 두보(杜甫)의 죽음

음력 9월 9일은 중양절(重陽節)이라고 하며 1월 1일, 3월 3일, 5월 5일, 7월 7일과 함께 1,3,5,7,9의 5절기의 마지막 길일이다.

옛부터 사람들은 이런 날 음식을 차리고 조상에게 제사를 지내고 음식을 나누어 먹으면서 자신과 가족들의 건강을 빌었다. 따라서 어떻게 보면 중양절은 질병을 예방하는 날이라고 할 수 있었다. 정월 초하루는 새해가 시작되는 기쁜 날이고, 3월 3일은 강남갔던 제비가 돌아와서 기쁜 날이고, 5월 5일은 단오날이라 청포물에 머리를 감고, 7월 7일은 견우직녀가 만나는 기쁜 날이고, 9월 9일은 양(陽)의 극수(極數)가 겹치는 날이기 때문에 이 날만은 중양절이라 불렀다.

중양절에는 높은 곳에 올라가 과일 주머니를 매달고 국화 술을 마시면 악귀도 쫓고 건강하게 산다는 관습이 옛부터 있어 왔는데 이것은 『중국고대기(中國古代記)』에 전하는 이야기에서 비롯된 것이다. 일설에 의하면 일곱 살의 어린 나이에 왕이 된 위(魏)나라 문제(文帝)가 신선(神仙)이 따라준 국화술을 마시고 70세까지 장수하였다는 이야기에서부터 비롯되있다고도 한다.

국화는 소염작용(消炎作用), 진통작용(鎭痛作用)을 하고 고혈압에도 효과가 있으며 수유나무 열매와 함께 자양강장제로 노화방지 효과가 있으며 팔미환(八味丸)을 만든다. 가을 하늘 높고 기분도 상쾌한 이때에 영양을 섭취하여 체력을 증진시키고 기분 전환하는 데는 더 없이 좋은 방법인 것 같다. 국화술에는 두 가지가 있는데 술에 국화꽃을 담그는 것이 있고 수수와 국화를 섞어서 발효시킨 것이 있다.

중양절은 동양 각국에서 명절로 지냈다. 일본에서는 순화 천황(淳和

天皇)의 천장(天長) 원년인 824년부터 기록이 남아 있다. 그날 일본 천황은 남전(南殿)에서 주연을 베풀고 천황이 내린 시제(詩題)에 만조백관이 시를 지어 올렸는데 그때부터 중양절은 일본 황실의 중요한 가을 행사로 전해 내려오게 되었다. 헤이안(平安) 전기의 학자이며 정치가인 유명한 스가와라노 미찌자네(管原道眞)의 「가을을 생각하는 시〔秋思의 詩〕」는 다이고 천황의 9월 10일 중양절 후연(後宴) 때 지어 바친 시로서 그 시를 읽은 15세의 천황은 너무 감동한 나머지 어의(御衣)을 벗어 주었다고 한다. 미찌자네(道眞)는 우대신(右大臣)까지 올라갔지만,

"신(臣)은 귀족이 아닙니다" 하면서 두 번 세 번 사양했다. 그가 지은 시를 보아도,

"꽃은 시들고 꾀꼬리 또한 늙어 가네!"

라고 읊었고, 「가을을 생각하는 시〔秋思의 詩〕」에서도,

"내 님〔天皇〕은 춘추(春秋) 아직 어리시나 신은 늙었도다! 은혜는 끝간데 없이 많으나 그것을 갚아 나가기가 왜 이리 더딘고!"

라고 노래한 것을 보아 자기 자신의 부귀영화를 나타낸 글은 하나도 없다. 앞날에 대한 막연한 불안이 느껴졌을까? 넉달 뒤에 그는 갑자기 집이 포위당하고 붙잡힌 몸이 되어 태제부(太宰府)로 끌려 가는 신세가 되었다.

당(唐)나라 시인 두보(杜甫)도 중양절을 노래한 시가 있는데 그것이 「등고(登高)」이다. 병에 걸려 시달리던 만년의 작품인데 내용은,

"고생하며 시달리는 바람에 머리카락은 백발이 되었고 그 좋아하던 술도 이젠 못 마시누나!"라고 한탄하고 있다.

두보는 서기 712년 낙양(洛陽) 근처인 하남성(河南省)의 공원(鞏原)에서 부잣집 아들로 태어났다. 어려서부터 신동소리를 들으며 자랐는데 일곱 살 때 벌써 시를 지었으며 열두 살 때는 문인(文人)들 모임에 끼었다.

그러나 과거에 떨어져 그때부터 서른다섯 살 될 때까지 오(吳), 월(越), 조(趙), 제(齊) 등 여러나라를 방랑하며 다녔다. 이태백(李太白), 고적(高適)과 친해진 것도 그때였다. 장안(長安)으로 돌아와 벼슬하려고 무척 애썼으나 끝내 관직에 나가지 못했다.

그의 나이 마흔 살이 되었을 때 현종 황제(玄宗皇帝)에게 「삼대예부(三大禮賦)」를 지어 바쳐 인정받았지만 사람이 편협하고 너무 오만하다고 벼슬을 주지 않았다. 그 뒤 44세 때 겨우 우위솔주조참장(右衛率青曹參將)이 되었는데 안록산(安綠山)의 난(亂)을 당하여 도망가다가 붙잡혀 장안에 갇혔다. 너무 운이 없었다. 2년 뒤인 46세 때 장안에서 빠져나와 숙종(肅宗) 밑으로 들어 갔으나 평상시의 언어 행동이 거만하다고 해서 또 다시 지방으로 쫓겨났다.

48세 때 큰 흉년이 들어 먹을 것이 없어 벼슬도 버리고 진주(秦州)로 갔으나 도토리나 메뿌리 등 산골 음식으로는 도저히 살 수가 없어서 사천(四川)의 성도(成都)로 들어왔는데 거기서는 초당(草堂)을 꾸미고 몇 해 동안 비교적 평온한 나날을 보냈다.

두보는 장안에 있을 때 말라리아에 걸렸다. 그뿐만 아니라 사천(四川)에서도 말라리아로 고생한 적이 있었다. 거기에다 류머티스 성 관절염까지 걸려 오골계(烏骨鷄)를 길러 보양탕으로 장복하면서 치료하였다고 한다. 두보는 당뇨병에도 시달렸고 폐병도 앓았다는 기록이 있는 것을 보면 많은 병을 앓고 있어 두보 역시 부잣집 아들로 태어나서 풍류를 즐긴 탓인지 갖은 병을 다 앓았다. 54세 때 두보는 관직에서 물러났다.

성도(成都)를 떠나 중경(重慶)에 들어갔고 운안(雲安)까지 양자강을 따라 내려갔으나 거기서 병으로 쓰러졌다. 약 2년 동안 누워 있었는데 반신불수 상태였으며 이빨은 절반쯤 빠지고 눈이 잘 안 보였으며 왼쪽 귀는 거의 들리지 않았다고 한다. 죽을 때가 되었음을 알아차린 듯 강남

(江南)에서 노후를 지내려고 57세 되는 해 정월부터 양자강을 내려가 강릉(江陵)을 거쳐 악주(岳州)에 이르고 그 다음 해 봄에 동정호(洞庭湖)에 이르렀다. 그러는 동안에도 두보의 주량(酒量)은 줄지 않았으며 언제든지 목숨쯤은 큰 문제도 안 된다는 내용의 시를 지었다.

두보는 걸어다니기가 힘들었는지 그때부터는 배만 타고 다녔다. 상강(湘江)을 거슬러 올라가 장사(長沙)에 이르고 다시 남쪽으로 배를 타고 가서 충양(衝陽)에서 놀고 악천(岳川)으로 돌아왔다. 59세 되던 해 봄 악천에서 반란이 일어나자 최대의 비극이 일어났다. 두보는 반란을 피해 장인 최위(崔偉)의 신세를 지려고 내양(來陽)까지 배를 타고 갔는데 큰 홍수(洪水)를 만나 오도가도 못하고 닷새를 굶었다. 다행히 고을 현령이 두보의 소식을 듣고 기름에 튀긴 소고기와 백주(白酒)를 보내 굶주림을 면했다. 두보는 자기 목숨을 살려 준 현령한테 고맙다고 시를 지어 보답했으나 곧 죽었다.

『명성잡록(明星雜錄)』이라는 책에는 오래 동안 굶었던 사람이 갑자기 고기와 술을 너무 많이 먹으면 갑자기 죽을 수도 있다고 기록되어 있다. 먹다 남은 소고기를 욕심 내다 식중독으로 죽었다는 말도 있다. 또 여러 가지 질병을 앓던 노인이 오랫동안 지친 여행 끝에 갑자기 맛있는 술과 음식을 절제하지 못하고 과식을 하면 반드시 탈이 나기 마련이다.

두보한테 당뇨병과 고혈압이 있었던 것으로 보아서 급사했다는 것은 순환기 계통의 발작으로 인한 사망이었을지도 모른다. 오랜 세월 앓던 몸을 이끌고 마지막 몇해 동안 여행을 계속 강행하면서 노시인은 왕성하고도 꺾이지 않은 창작 의욕과 호기심으로 동양문학사에 길이 남을 많은 시문(詩文)을 남겼다. 오늘날까지도 사람들을 놀라게 하고도 남는다.

정월 보름날〔元宵節〕 매병(賣病) 풍속

정월 대보름날은 중국에서는 원소절(元宵節)로 새해 들어 처음 맞는 연중 가장 큰 보름달〔滿月〕을 축하하는 날이다. 옛부터 중국에서는 단오절(端午節)이나 중추절(仲秋節)과 함께 3대 명절이다. 대등절(大燈節)이라고도 하며 거리의 주요 건물에 빨간 등을 달고 초파일날 밤에 연등행렬하듯 수많은 젊은 남녀들이 거리를 누비며 옛 풍습을 재현한다. 큰 공원이나 사람이 몰리는 곳에는 눈 축제 비슷한 전시물을 만들어 놓고 손오공(孫悟空), 복신(福神) 등의 옛 이야기와 함께 새로 나온 전자제품, 로켓트 등의 각종 상품과 거리 축제 행렬 등이 줄을 잇는다.

구경 나온 사람 가운데는 부녀자와 어린 아이, 노인들도 많아 그들은 어두운 길바닥에 넘어져 발을 삐거나 다치는 경우도 많다. 정초부터 바빴던 사람들이 쉬는 날이며, 그 날에는 일꾼도 쉬게 하고 고향으로 가게 했다. 폭죽 터트리는 소리가 낮과 밤을 이어 요란하고 꽹과리와 장고를 치며 노래를 부른다. 이런 행사는 옛부터 액막이를 한다고 믿었으며, 다리 세 개를 건너면 삼재(三災)를 면하며 또 연중 내내 다리가 튼튼해진다고 생각했기 때문에 축제 장소에는 세 개 이상의 다리를 등불로 장식했다. 옛날에는 부녀자는 교자를 타고 등불을 밝혀 다리를 건넜으며 어린 아이는 어른들의 어깨 위에 무등을 타고 다리를 건넜다.

귀신 쫓는 행사를 할 때는 용등(龍燈)이라고 하여 나무나 참대로 뼈대를 만들고 그 위에 용을 그린 천을 발라 거대한 용을 만들었는데, 그 용을 13마디로 나누어 마디마다 나무막대를 꽂아 13명이 하나씩 들고 상하좌우로 움직여 용춤을 추기도 하고 달려가게도 했다. 또 높은 죽마(竹馬)를 타고 가장행렬로 시내를 누비고 배를 만들어 타고 다닌다. 이 모든 것이 그 한 해의 형통과 각자의 건강을 빌었던 것이다.

매병(賣病, 병을 파는 일) 행사도 이어지는데 동전을 던져서 병을 피하기도 하고 그 밖에도 눈썹에 검은 칠을 해서 병(病)의 신(神)을 속이는 것도 있다. 중국 동북부(中國東北部)의 겨울은 몹시 추워 영하 25도 아래까지 내려가는데 삼한사온(三寒四溫)으로 따뜻한 날도 있다. 음력 정월은 혹한 때문에 역병이 돌지 않는 것은 반가운 일이기도 했다.

중국의 원소절(元宵節)에는 원소(元宵)떡이 또한 별미다. 떡을 쳐서 동그랗게 빚고 그 속에 달고 맛있는 속을 넣고 계피향을 바른 뒤 기름에 튀겨 만든 것으로 아주 맛있다. 제대로 먹지 못하던 사람에게는 좋은 영양식이다. 남부 중국은 동북부보다 따뜻한 대신 질병 발생이 많고 그 만큼 액땜, 주문 등이 많다. 원소절의 행사는 일주일 동안 계속되고 마지막 날은 모든 등을 끄면서 막을 내린다.

중국 대륙에서는 옛부터 큰 질병이 여러 번 창궐했다. 『후한서(後漢書)』에는 건무(建武) 13년(37년)부터 건안(建安) 22년(217년)에 이르는 180년 동안 중국 대륙은 스무 번의 대역(大疫), 기역(飢疫), 수한잘역(水旱疾疫)이 휩쓸었다는 기록이 남아 있는데 주로 하남, 양자강 변 등의 인구 밀도가 높은 지역에서였다. 장중경(張仲景)이 살아있던 시대였는데 그의 일족 2백 명 중 3분의 2가 열병으로 죽었다. 맥닐이 말하기를 중국과 로마에 역병이 퍼진 것은 평행선을 긋는다고 하면서 육로 또는 바다길로 열병이 중국으로 들어온 것 같다고 했다.

호북성에서 있었던 적벽대전은 서기 208년 조조(曹操)가 손권(孫權)과 유비(劉備)의 연합군에 참패하여 그 결과 삼국정립(三國鼎立)이 되었으나, 적벽전은 역병이 돌아 조조가 패한 싸움이기도 했다. 『삼국지』 무상기(武常紀)에는 "적벽전에 불리하게 역병이 크게 돌아 병사들이 많이 죽어 군대를 퇴각시켰다"는 기록이 있다. 조조의 아들이며 시인이던 조식(曹植)은 건안 22년에 퍼진 역병을 보고 이렇게 말했다.

"역병은 잘 먹는 부자보다 못 먹는 빈민층이 많이 걸린다. 병원(病原)은 귀신이 아니다. 날씨가 고르지 않아 더운 날씨나 비오는 날이 많아 고온 다습한 일기 때문에 생기는 자연 현상이다. 그런데 이것을 부적이나 주문이나 푸닥거리로 고치려 하니 얼마나 어리석은 짓인가."

그때 역병으로 조식은 살았으나 왕찬(王粲), 서간(徐幹) 같은 대문장가도 죽었다.

요즘 중국의 상해(上海) 주변부터 양자강 연변에서는 A형 간염이 많이 발생하였다. 이것은 조개에서 특이한 바이러스가 검출되고 강과 물이 오염됐기 때문이다. 그 지역은 간염, 간암이 많이 발생되고 아울러 이에 대한 국제 연구와 백신 접종도 빈번하다.

한 중국 친구는 중국의 위생 상태가 요즘 많이 나아졌다고 한다. 그것도 중국의 경제 발전과 함께 보건 환경이 개선되고 방역 대책이 추진되고 있기 때문이다. 지금까지는 끊임없는 전염병에 많은 사람들이 희생되었다. 그러나 당국의 방역 대책으로 옛날같이 일시에 수많은 사람들이 전염병에 걸리지 않아 큰 다행이다.

이태백의 중추절 보름달과 불사(不死)의 산(山) 전설

음력 팔월 보름은 일본 황실이나 일반 국민이 다같이 쟁반같이 둥근 달을 구경하는 날이기도 하다. 우리 나라에서도 음력 팔월 보름달은 행운을 가져다 준다 하여 옛부터 많은 사람들이 보름달을 쳐다보며 자신과 가족들의 행운을 빌고 농사가 잘 되어 풍년이 들기를 빌었다.

901년, 당시 우대신(右大臣)이였던 스가와라노 미찌자네는 규슈의 태재부(太宰府)에 유배(流配)당한 신세였다. 그는 거기서 보름달을 보며 하루라도 빨리 유배지에서 벗어나기를 빌면서,

"지난 해의 오늘밤은 청량전(淸涼殿)에서 놀았건만"이라는 유명한 시를 남겼다. 청량전이란 일본 황실의 궁전 이름이다. 그는 유배지에서 멀리 있는 궁중을 그리며 애를 태웠으나 불행이 겹쳤다. 두 아들이 죽었고 가신들도 모두 죽어 갔다. 또 자신도 늘 괴롭히던 각기병과 함께 위장병이 도져 음식물을 먹지 못하고 용변도 제대로 보지 못하다가 59세에 그만 죽었다.

일본 역사에는 유배지에서 보름달을 쳐다보고 눈물 지으며 옛 영화를 그리며 과거를 반성하는 내용의 사연이 많이 전하고 있다.

"궁중에서 울려 퍼지던 풍악소리 그리워, 이천리 밖의 인심 또한 못잊어,"라든지,

"그때 내게 하사하신 어의(御衣)가 여기 있거늘!" 이런 시를 읊으며 천황(天皇)이 내려주신 옷 한벌을 꺼내보며 흐느꼈다고 하는 등의 많은 이야기들이 『겐지 모노가다리(源氏物語)』의 「스마노 마끼(須磨篇)」에 적혀 있다.

헤이안(平安) 초기의 작품인 저자 미상의 「가구야 공주(かぐや 姬)」이야기도 보름달에 얽힌 비극이다.

대나무에서 태어난 절세의 미녀 가구야에게 다섯 명의 귀공자가 구혼을 하지만 그때마다 욕심많은 양부모는 무리한 난제(難題)를 내어 물리친다. 하지만 자신은 하늘로 올라가야 된다는 운명을 안 가구야는 천황의 부름에도 응하지 못하고, 양부모를 설득했지만 이해를 못하는 그들은

가구야를 토방(土房)에 가두고 가구야를 후궁으로 삼으려는 천황에게 부탁하여 이천 명의 군인들로 집을 지키게 한다. 그러나 8월 15일 심야가 되자 평소 보름달의 10배가 넘는 밝은 빛이 집을 비추자 군인들이 그만 무엇에 홀린듯이 바보처럼 늘어졌다. 그때 하늘에서 소리도 없이 선녀들이 내려와 가구야에게 천사의 옷으로 갈아 입히고 하늘로 데리고 올라가버린다. 그야말로 UFO의 고대 일본판이다.

가구야가 하늘로 올라갈 때 천황에게는 불사약(不死藥)과 편지를, 그리고 양부모 한테는 입던 옷을 주어 나를 보듯 하라고 전한다. 편지와 불사약을 전해받은 천황은 기분이 좋지 않았다. 밥도 못 먹고 잠도 못 자고 가구야 생각만했다고 한다.

그러면서 시조를 지었다. 이른바 5,7,5,7,7 조다.

그대 못 보고 (5)
눈물 흘리는 나의 (7)
슬픈 신세여 (5)
죽지 않는 이 약이 (7)
그 무슨 소용이냐 (7)

일본 천황은 쓰끼가사강(月笠岩)이라는 자를 불러 일본에서 제일 높은 산꼭대기에 올라가 거기서 가구야의 편지와 죽지 않는 약[不死藥]을 불태워 버리라고 했다. 연기는 가구야가 있는 달나라까지 올라갔다. 그때부터 그 산을 불사(不死)의 산(山), 즉 후지산(不死山, 富士山)이라고 불렀다.

「백발삼천장(白髮三千丈)」으로 유명한 중국의 이태백(李太白)도 그의 시문에 보름달을 많이 읊었다. 당나라에 유학갔던 일본의 아베 나까마로(阿部仲麻呂)도 중국 땅에서 일본을 그리워하며 고향의 달을 읊었으나 귀국선이 파손되어 당나라서 죽었다. 당(唐) 현종(玄宗) 때 궁안에서 나까마로를 알게 된 이태백은 나까마로가 죽었다는 말을 듣고 추도시를 쓰기도 하였다.

그의 어머니가 임신했을 때 태백성(太白星)인 금성(金星)이 치마 폭 속으로 들어온 꿈을 꾸었기에 그의 이름을 태백(太白)이라 했다. 그는 중앙 아시아의 쇄엽(碎葉)에서 태어났다. 삼장법사(三藏法士)가 서유(西遊)의 길을 떠나던 연변의 도로 곁에 있는 작은 고을이다. 이태백은 다섯 살 때 사천(四川)으로 이사가 백가(百家)에서 정통적인 유학 이외에도 많은 것을 공부했으며 여기저기서 많은 달을 보았을 것이다. 그는 시를 잘 지어 현종의 사랑을 크게 받으며 여러 편의 명시를 남겼다. 그러던 어느날 술에 취하여 당대 권력가인 고력사(高力士)한테,

"내 신발을 벗기라!"

고 하며 호기를 부린 사건이 벌어졌다. 그 다음날 죽는 대신 유배를 가게 되었다. 세상 모르는 천진스럽고 술을 좋아하던 로맨티스트가 첫번째로 당한 좌절이다. 그 뒤로는 계속 좌절이 연속되었다. 현종의 아들 영왕(永王)과 함께 출진했으나 영왕이 반역자로 몰린 바람에 이태백은 또 사천(四川) 땅으로 정배를 가게 되었다. 간신히 특사를 받아 장안으로 돌아오나 그 때부터는 건강도 좋지 않아 친지들의 신세를 지려고 당도현(當塗縣) 사또를 찾아갔으나 신세는커녕 바로 죽게 되었다.

이태백은 보름달이 뜬 기분 좋은 밤, 배를 띄우고 물 위에서 대취하여 강물에 뜬 달을 잡으려다가 물 속에 뛰어들어 죽은 것이다. 그래서 그강변에는 제월대(提月台)라는 명소가 있다. 그는 대시인답게 죽은 것이다. 그러나 사실은 이태백이 농흉(膿胸)을 앓고 있었던 것같다.

후당(後唐)의 시인 피일휴(皮日休)는 말하기를 이태백은 옆구리가 썩는 부협질(腐脇疾)이라 냄새가 고약하다고 썼으며 또 곽말약(郭沫若)은 천공성 농흉이라면서 이태백은 가슴에서 고름이 나와 그 냄새로 주변 사람을 미치게 한다고 했다. 또 만성병과 함께 매일 마셔대는 말술이 그를 빨리 죽게 하였다. 이태백은 젊어서부터 자기가 스스로 약을 제조해서 장복하고 있었기 때문에 만성 수은 중독으로 일찍부터 쇄약했다고 한다. 돈 많은 장사꾼 집에 태어나고 젊어서는 건강하던 이태백을 빨리 쇄약하게 만든 것은 술과 함께 도교(道教)에서 말하는 불노불사약(不老不死藥)이였다고 한다. 이태백은 죽을 때,

"대붕(大鵬)이 날아서 장차〔飛將〕 하늘을 찌를 것〔衝天〕같았으나 아깝게도 중천(中天)에서 떨어졌다"는 유명한 글을 임종가(臨終歌)로 남겼다.

일본 최고(最古)의 의학전서 『의심방(醫心方)』

우리 나라의 의학계의 비조(鼻祖)를 꼽는다면 누구일까? 한참 TV드라마에서 인기 절정을 달렸던 『동의보감』의 허준(許浚)일까?

일본의 고대 의술의 비조는 대물주신(大物主神)인 오오구니누시노 미꼬도(大國主命)와 스꼬나히꼬나노 미꼬도(少彥名命)라고 한다. 오래된 일본의 『약학서(藥學書)』를 펴면 스꼬나히꼬나노 미꼬도가 도포를 걸치고 있는 그림을 볼 수 있다. 그 두 사람이 나라를 다스리고 백성을 치료하며 엮은 책이다.

『일본서기(日本書紀)』나 『고사기(古事記)』에도 옛날 일본에서 약으로 쓴 동식물 70여종이 기록되었다. 스꼬나히꼬나노 미꼬도는 에비스(惠美須)라는 말이 있다. 에비스란 일종의 돌연변이와 비슷한 것으로 천지개벽 시대에 다까아마노 하라(高天原)에 나타난 진혼신(鎭魂神)인 다까미무수비노 가미(高皇産靈神)가 1,500명의 아이를 낳았다. 그 중에서 제일 작은 것이 손가락 사이로 떨어졌는데 그것이 에비스라는 것이다.

고대 일본에는 글이 없었다. 그래서 우리나라 왕인(王仁) 박사가 일본으로 건너 가서 글을 가르쳤다. 그런데 의학서가 우리 나라 보다 더 오래 전에 있었을까? 그것은 중국 때문이다. 글이 없던 일본에 천자문(千字文)이 들어간 것은 오징 천황(應神天皇) 때라고 한다.

그보다 먼저 교메이 천황(孝明天皇) 때 진시황의 명령으로 불로초를 구하러 서복(徐福)과 백제나 고구려의 의사들이 일본으로 건너갔다. 최초의 의서는 긴메이 천황(欽明天皇) 30년에 오(吳)나라의 지총(知聰)이 『약서명당국(藥書明當國)』 등 160권을 가지고 온 것이었다. 나라(奈良) 시대에는 수(隨), 당(唐)의 의서가 많이 들어 왔다. 성덕태자(聖德太子)가 『의강본기(醫剛本紀)』 2권을 번역 편집했다고 하나 믿기가 어렵다. 가장 오래된 필사본(筆寫本) 의서는 『신수본초(新修本草)』라는 당서(唐書)인데 다나베시(田邊史)라는 만엽시인(萬葉 詩人)의 사인이 있고 천평(天平) 3년, 즉 731년이라고 써 있다.

헤이안(平安) 시대에 들어와서는 헤이조 천황(平城天皇)이 옛날부터 전해오는 의료 시술법이 없어지는 것을 걱정하여 『대동류취방(大同類聚方)』이라는 의학 전서로 만들어 냈다. 천황이 편찬한 최초의 책이며 민간 요법을 비롯해 궁중, 명가, 신사, 복술사들이 쓰던 치료법을 모두 모았다.

현재 일본에 남아 있는 가장 오래된 의학 전서는 『의심방(醫心方)』이다. 이 『의심방』은 984년 엔유 천황(丹融天皇) 시대에 단빠야스요리(丹波康賴)가 엮은 책으로 모두 30권으로 되어 있다. 다행히 겐뻬이(源平) 시대부터 가마꾸라(鎌倉), 무로마찌(室町) 시대의 전화(戰禍)나 재해(災害)도 무사히 지나 책이 상하지 않은 채 그대로 궁중(宮中)에 비장(秘藏)되어 왔기 때문에 세상을 위하여 실제 활용된 적이 없다. 이 전서는 수(隨) 나라의 소원방(巢元方)이 쓴 『병원후론(病源候論)』을 근거로 『천금방(千金方)』, 『소녀경(素女經)』, 『임령경(任齡經)』, 『산경(產經)』, 『목초경(本草經)』 등 그 당시 수입되어 들어 온 일백 수십 가지의 의학 책을 추리고 엮은 것이어서 진실로 수준 높은 의학 서적이었다.

서양에서는 그 무렵 이탈리아의 살레루노에 의학교가 생겨났다. 살레루노는 그 이전부터 의사의 메카라고 했으며 수많은 환자들이 산 넘고 물 건너 치료받으러 몰렸으며 의사 조합도 있었다. 그러나 살레루노의 의학수준은 별로 신통치 않았다.

유명한 니콜라우스의 처방집을 보아도 12세기 초의 처방이 100% 완벽한 것도 아니고 50~60% 정도였으며 독창적인 것은 없었다는 기록이 남아 있다. 이것은 그 당시 중국(中國)의 의학이 얼마나 발달하고 있는가를 짐작케 하는 귀중한 문헌이다.

『의심방(醫心方)』은 무로마찌 시대 말엽, 마사지끼마찌 천황(正親町天皇) 때에 비서(秘書)가 만들어 그당시 최고의 의사인 한세이(半井)한테 주었는데 그 뒤에 한세이 씨는 자기 집에 꼭꼭 숨겨놓고 다른 사람에게 보여주지 않았다. 그런데 도꾸가와 시대 간세이(寬政)년간에 이르러 인화사(仁和寺) 문고에 또 다른 『의심방』이 있는 것을 알게 되었다. 도꾸가와 막부의 의사 다끼(多紀) 씨가 사본을 해서 책을 내려고 했는데 결본(缺本)이 있었다. 그래서 한세이가 숨겨 놓은 『의심방』을 잠깐 빌려달라고 했으나 거절당했다. 그런데 한세이의 친척인 호오죠사가마노가

미(北條相模守)가 심한 각기병(脚氣病)에 걸려 낫지 않았다. 주치의였던 다끼 안슈꾸(多紀安叔)는 한세이 씨에게 각기병 치료법을 『의심방』에 자세하게 있으니 그 책을 빌려 달라고 해서 『의심방』 제 8권을 빌려 필사했다. 그러나 환자가 죽어 버려서 처방을 미룬 채 원본은 돌려 주었다. 그때 환자는 각기충심(脚氣衝心)으로 죽었다.

가에이(嘉永)시대로 들어와 한세이의 자손들은 지난 날의 책을 숨겨 둔 잘못을 깨달았는지 아니면 새로운 서양 의학에 놀랐는지 『의심방』 전 30권을 도꾸가와 막부에 내놓았다. 그때부터 다끼와 몇사람을 편집책임자로 하여 필사하기 시작하여 그 뒤 7년만에 『의심방전집』을 출판해 냈다고 한다. 명치 유신이 눈 앞에 닥친 복잡한 시절이었다.

6 소독법과 백신의 개발

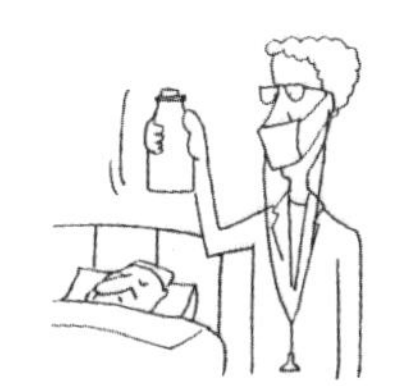

산욕열(産褥熱)을 해결한 염소수 소독법

지금은 에이즈 이야기로 시끄럽다. 처음 에이즈는 카포시 육종(肉腫)으로 알려졌다. 이것을 발견한 의사는 헝가리의 카포시였다. 그래서 카포시 육종(肉腫)이라 불렀다. 아시아 계 마자르 인을 조상으로 하는 헝가리는 유럽 각 민족이 몰려 든 항아리 같은 나라인데, 수도 부다페스트는 실로 잡다한 민족들이 모여 살고 있다. 나라는 작아도 항가리는 세계적 인물을 많이 배출했다.

세계적으로 유명한 음악가를 헝가리만큼 많이 배출한 나라도 드물다. 그뿐만 아니라 헝가리는 유명한 의사도 많이 키워 냈다. 산욕열(産褥熱)의 원인과 예방법을 고생고생하면서 밝혀내고도 그 업적을 살아 생전에는 인정받지 못해 고민하다 죽은 필립 젬멜바이스도 헝가리 부다페스트 출신이었다.

젬멜바이스는 1818년 다뉴브 강 오른쪽 지역인 부다에서 태어났다(다뉴브강 왼쪽 지역은 페스트, 두곳을 합쳐서 부다페스트라고 한다). 젬멜바이스는 부유한 상인의 아들 7형제 중 넷째로 태어났다. 당시 유럽에서 행세하려면 외국어 두 가지 정도는 마스터해야 했는데, 젬멜바이스는 그것이 안 되어서 애를 먹었다고 한다. 그래서 그의 아버지는 아들을 빈으로 보내 법률 공부를 시켰다. 그러던 어느날 커피 집에서 의과 대학생을 만나 여러 가지 이야기를 듣고 의사가 되기로 결심하고 의과 대학에 들어 갔다.

1844년 26세 때 빈 대학을 졸업하고 산부인과 의사를 지망했다. 당시는 임산부들이 산욕열(産褥熱)로 많이 죽었다. 이에 비상한 관심을 가진 젬멜바이스는 로탄스키 교수 밑에서 산욕열의 병리 해부를 열심히 공부했다. 그때 그 의과 대학에 이상한 일이 있었다. 제1진료과에서는 산욕열 사망률이 18%나 되는데 제2진료과에서는 사망률이 3%미만이었다.

그래서 빈의 여자들은 제발 제1진료과에 들어가지 않게 해달라고 난리를 쳤다. 제1진료과로 들어가면 죽을지도 모르기 때문에 그것을 무서워한 것이며 제2진료과로 들어가야 예쁜 아기를 낳아서 가슴에 안고 집에 돌아와서 행복하게 살 수 있기 때문에 빈의 젊은 미인들은 모두 제2진료과를 원했다. 왜 그랬을까? 제1진료과에서는 공부를 많이 한 의과대학생들이 호기심을 가지고 다소 미숙하게 아기를 받아 냈지만 제2진료과에서는 공부는 많이 하지 않았지만 능숙한 조산원들이 경험을 바탕으로 조심스럽고 안전하게 아기를 받아 냈기 때문이다.

1847년, 병리학자 한 사람이 시체 해부를 하다가 그만 병균에 감염되어 죽었다. 그 소견이 산욕열과 같았기 때문에 병원 당국은 혹시나 하는 생각으로 염소수(鹽素水) 소독을 시켰다. 의과대학생들이 임산부를 진찰할 때나 출산 전에 손을 염소수에 씻게 하였다. 그러나 그 이전에는 의과 대학생들은 시체 해부를 한 뒤에 손도 씻지 않고 임산부 치료도 했기 때문에 시체에 있던 병균이 임산부의 질 속으로 옮겨와서 아까운 사람들을 죽인 것이다.

그러나 조산원들은 절대로 시체 해부하는 데는 들어가지 못하였기 때문에 안전했다. 의과 대학생들이 손도 제대로 안 씻었으니 얼마나 한심하던 시절인가. 염소수로 소독을 한 뒤부터 임산부 사망률은 18%에서 1.2%까지 떨어졌다. 그런데도 손을 씻을 필요가 없다고 주장하는 의사들도 많아 그런 의사한테 걸리는 임산부들은 많이 죽었는데 패혈증(敗血症)으로 많이 죽었다.

스코다, 로탄스키, 헤브라 같은 유명한 의학자들은 염소수 소독을 찬성했으나 이상하게도 산부인과 주임 교수 클라인 교수는 염소수 소독은 필요없고 손을 씻을 필요도 없다고 주장했다. 지금부터 불과 150년 전의 일인데 얼마나 원시적이었는가를 알 수 있다.

염소수 소독으로 많은 임산부를 살린 공로로 젬멜바이스는 아이러니하게도 의사자격을 박탈당하고 창피하게도 조산원 교육을 맡게 됐다. 이와 같은 모욕적 대우를 받게 된 또 하나의 이유는 논문을 못 썼기 때문이다. 논문은 독일어로 써야 했던 것이다. 병원을 그만 두고 나온 젬멜바이스는 고국 헝가리로 돌아와 연구를 계속해 자기 생각이 정확하다는 것을 확인했다. 1855년 부다페스트 시(市)의 성(聖) 록스병원에 들어가 산부인과 교수가 되어 그 동안에 자기가 연구한 「산욕열의 원인과 예방」이라는 제목의 논문을 발표했다. 그러나 아직도 인정해 주는 사람이 적어 미친 사람 소리를 들었다. 자기 주장을 너무 강하게 하고 상대방을 너무 지독하게 공격했기 때문에 그는 사면초가였으며 늘 외토리였다. 그의 공격은 집요했다. 예를 들면 독일 뷜헤름대학 교수한테,

"당신이 가르치는 의학 교육은 당신 같은 의사가 무식하기 때문에 억울하게 죽은 시체 위에서 하고 있다. 당신들이 이런 짓을 하는 한 나는 당신을 살인자라고 규탄한다"고 하였다. 그래서 사람들은 젬멜바이스를 미친 헝가리 인이라고 비웃었다. 우울한 나날을 보내는 가운데 그는 정신이상을 일으켰고 끝내 그의 아내에 의해 입원하게 되었다. 그의 불행은 그것으로 끝나지 않았다. 입원하기 전에 최후의 수술을 받았는데 그때 상처를 입고 세균에 감염되어 산욕열과 같은 증세인 패혈증(敗血症)으로 죽었다.

그때 그의 나이 47세, 그가 죽은 뒤, 그의 논쟁 상대였던 스페이드 교수가 젬멜바이스의 이론을 전폭적으로 인정했다. 그러나 너무 늦었다. 재미있는 것은 젬멜바이스가 죽기 하루 전인 8월 11일에 당시 영국의 유명한 외과 의사 리스터 경이 무균수술(無菌手術)을 발표했다. 산욕열 가

설(假說)이 나온 지 15년이 지난 후였다. 마지막에는 프랑스의 파스퇴르가 산욕열의 원인균을 검출해 냄으로서 논쟁은 끝났다. 파스퇴르는 아기를 받는 산과 의사들에게 자주 손을 씻으라고 했다. 결국 젬멜바이스의 이론이 옳았다는 것이 증명되었으나 그 사람은 이미 죽고 없었다. 지금의 의사들은 손을 자주 씻는데 그 때의 유럽 의사들은 왜 손 씻기를 그렇게 싫어 했는지 지금 생각하면 알 수 없다.

젬멜바이스를 의학 교수로 받아들였던 성 록스병원장 록스는 프랑스 수도사였다. 프란시스코 파에 속했으며 순례하면서 로마로 갔다. 페스트(黑死病) 환자를 간호하다가 자기도 걸렸는데 죽지는 않았다. 그러나 모국으로 돌아오자 스파이로 오인되어 감옥에서 아깝게도 죽었다. 그러나 사람들은 젬멜바이스와 함께 그의 공적을 찬양하여 전염병 구제의 성자로 생각했다. 또 이를 영원히 기념하기 의하여 그의 병원 이름을 지금도 젬멜바이스 병원이라 부르고 있다.

무소독 조산(助産)기구로 인한 임산부들의 희생

아득한 옛날부터 여자들은 아기를 낳다가 죽는 일이 많았다. 그러나 그 대부분은 정상이 아닌 출산이었고, 산욕열로 쓰러졌다는 기록은 그다지 많지 않다. 위생이나 청결과는 거리가 먼 오막살이에서 산모 혼자서 아기를 낳고 스스로 탯줄을 자르던 시대에도 산후의 병균 감염으로 죽은 경우는 많지 않았다.

그리스 시대에도 산파들이 포도주로 손을 씻었다는 기록이 있는데 이 소독법은 어디까지 보급됐는지는 알 수 없다. 그러나 조산에 많은 연구와 노력을 해온 것도 사실이다. 2세기에 들어와서는 솔라노라는 사람이 조산원에 관한 책을 출판했는데 그 중에는 분만용 의자, 질경(膣鏡), 태아 축소술, 태반용 수박리(手剝離)에 관한 내용이 기록되어 있었다.

중세(中世)로 들어와서 많은 과학적 기술과 사고 방식이 없어졌는데 그것은 중세 암흑기 때문이었다. 또한 일반 서민층 여인들의 산욕열은 줄었으나 반대로 왕후 귀족층 부인들이 많이 죽었다. 그것은 이상 출산(異常出産) 때문이었다. 르네상스 시대로 들어와서는 이상 출산에 대한 대책으로 희랍 시대의 족위회전술(足位回轉術)이 도입되었으며 제왕절개도 하기 시작했다. 한편으로는 조산원이 무지했기 때문에 일어난 사건도 많았다.

15세기가 되어서는 독일에서 레슬리가 『임산부와 조산원의 장미원』이라는 책을 출판하여 조산원 교육에 힘썼다. 또 조산원 허가제가 실시되면서 하나의 전문적 직업이 됐으며, 그들이 사회적 지위를 보장받게 된 것도 조산 기술 향상의 덕택이었다.

16세기에는 프랑스의 귀재 암브로아스 파레가 외과 수술 이외에 이상 출산 처치에도 노력했다. 족위회전술(足位回轉術)의 필요성을 인정하고 보급하기 위하여 노력하는 한편, 분만 의자, 젖꼭지 우유병, 조산용 기계를 다시 만들었다. 이발소 의사로 시작한 그도 왕의 주치의로서 명성이 높았으며 따라서 그의 의료 기술에 관한 학설이 널리 퍼져 나갔다. 그의 제자 자크 기모어는 세계 최초의 산부인과 전문의라고 불렸다. 그러나 산부인과는 여전히 남자들에게 금남지역(禁男地域)이어서 기술의 발전이 느렸다. 루이 14세의 왕비가 첫 아이를 낳을 때 훌륭하게 받아 낸 쥬르 클레망은 세상의 주목을 한몸에 받았다. 파리의 오데르 뒤 병원에서 처음으로 남자 의사를 산부인과로 받아들임으로서 산부인과 관련 학문은 크게 발전하게 되었다.

18세기로 들어와 유럽은 여기저기 도시가 생겨나기 시작했으며, 병원도 늘어나고 많아졌다. 자선병원도 생겨나 가난한 사람도 입원할 수 있게 됐다. 머리좋은 사람들이 의사가 되어 병원으로 몰려오는 덕분에 이전 같으면 죽어야 할 사람도 많이 살아났다. 그때부터 병원은 사회에서 가장 존경받는 존재가 되었다. 그러나 한편으로는 여러 사람이 몰리기 때문에 병원은 모든 병균의 집합 장소가 되기도 했다.

염소수소독법(鹽素水消毒法)을 개발한 헝가리의 천재 의사 젬멜바이스보다 백년 전에 영국 의사 버튼은 "산욕열은 의사나 조산원의 부주의로 생긴다."고 말했다. 그 뒤에 맨체스터의 의사 화이트도 생활 수준이 낮은 사람들의 위생 문제가 발병 원인이라고 말했다. 1795년 영국 애버딘의 의사 골든은 「산욕열의 유행에 관하여」라는 논문을 발표하여 같은 주장을 폈다.

그는 예방을 역설하면서 모든 환자의 옷과 병상, 소지품과 의사, 조산원이 쓰던 물건까지도 소독하라고 하였다. 더블린의 의사 콜린스는 염소수로 손을 소독하면 산욕열이 줄어든다고 보고했다. 당시 산부인과의 의료 기구로서는 상아, 거북이 잔등, 진주, 뼈 등이 있었는데 소독이나 살균 등 아무런 위생처리 없이 그런 물건들을 여인들의 몸속으로 집어 넣다니 생각하면 아찔하다. 미국도 처음에는 의사나 병원이 없어서 매우 어려움을 많이 겪었다. 그러나 이민간 여자들은 건강한 아기들을 쑥쑥 잘 낳았다. 19세기로 들어오면서 사람들이 몰려들면서 산욕열과 함께 병이 많이 발생하였다. 하지만 그 당시 미국인들은 모두가 운명이려니 생각했다.

1843년, 하버드 대학 해부학 교수 홈즈는 미국의 산욕열 사정을 잘 알고 있었기 때문에 보스톤 의료개선협회에 산욕열 연구에 관한 논문을 보냈다. 그 논문 속에는 이런 내용이 적혀 있었다.

"여러가지 질병으로 죽은 시체를 해부한 뒤에 임산부를 치료하면 그 시체에 있던 균들이 임산부의 질(膣) 속으로 들어가 큰일이다"

이 논문을 보면 그 당시 의사들은 죽은 송장의 시체를 해부하고 손도 안 씻고 임산부의 질을 만진 것 같다. 그런데도 당시 미국의 수도 필라델피아의 산부인과 교수와 많은 의사들은 하버드 대학의 홈즈를 반박했다. 이유는 홈즈는 산부인과 의사가 아니라는 것이였다. 홈즈도 지쳤다. 이때 여인들의 질 속으로는 병균들이 밥 먹듯 드나들었다는 것을 잘 알았지만 산부인과 의사들과 싸우고 싶은 생각이 없어서 중단하고 말았다. 따라서 아무도 임산부의 위생 문제에 대한 연구를 더 이상 하지 않았고 십자가를 지지도 않았다. 젬멜바이스가 임상 실험을 하기 4년 전, 논문 발표하기 18년 전이었다.

병원도 있었고 산부인과학(産婦人科學)도 있었지만 근대 과학 속에 태어난 인류 구원의 손길이 너무 무지한 부분이 많아서 새로운 희생자를 내지 않고는 의학이 발전하지 못하였다. 이와 같이 은혜와 희생이란 언제나 같이 따라다니는 귀찮은 존재였다.

소독법의 발달

19세기의 병원에서는 산욕열뿐 아니라 패혈증이나 병원괴저(病院壞疽)로 죽는 환자가 많았다. 마취의 시조 심슨(Simpson)은,

"병원의 수술대 위에 있는 환자는 나폴레옹과 싸운 워터루 전쟁터의

영국 병사보다 죽을 확률이 더 높다!"

외과수술에 근대 소독법(消毒法)을 도입한 의사는 조셉 리스터였다. 그 전에는 수술을 해도 소독은 별로 신경쓰지 않고 했다. 우리는 미국의 서부 개척 시대 영화에서 총탄이 박힌 동료의 허벅지에 위스키를 입에 넣고 푹 뿜어서 소독한 다음, 핸드 나이프로 탄환을 빼 내는 장면을 많이 보았다. 소독이라야 고작 그 정도였다.

조셉 리스터는 1827년 영국 에섹스의 양조장 집 아들로 태어났다. 그의 아버지는 양조장을 경영하였으며, 한편으로 현미경이나 카메라 렌즈 개량을 열심히 연구한 과학자이기도 하여 뒷날 영국왕실 아카데미 회원이 된 사람이다. 그 덕분인지 리스터에게는 어릴 적부터 과학하는 재질이 있었다. 처음에는 예술 활동에 빠졌으나 환자를 전신 마취하고 수술하는데 정신이 팔렸다. 멀쩡한 사람도 마취를 시키면 죽은 사람이 되는 것도 신기하고 또 죽었던 사람이 마취가 깨면 살아나는 것은 더욱 놀라웠다. "야! 이거다!"하고 소리친 리스터는 의학 공부를 시작했다. 조직학 특히 염증학(炎症學)을 배운 뒤에 외과 공부를 하기 시작했다. 그후 리스터는 유능한 외과 의사가 되었으며, 또 외과 기재를 만들어 내기도 하였다. 33세에 그라스고 대학 교수가 됐다. 그는 생각했다.

"단순 골절은 염증을 일으키지 않고 잘 낫는데 뿌러진 뼈가 가죽을 뚫고 나오는 복합 골절은 왜 염증이 생기고 고름이 나고, 악취가 나고 잘 낫지가 않을까?"

고름은 병을 낫게 하는 과정이라고 배웠기 때문에 환자가 가끔 죽는 것은 그 이유를 도무지 알 수 없었다.

어느 날, 화학자(化學者)인 친구가 집으로 놀러 왔다. 그 친구는 리스터에게 프랑스의 파스퇴르가 쓴 논문을 보여 주었다. 그 논문에는 포도주가 썩는 것은 공기 속에서 무엇인가가 떨어지기 때문이라고 써 있었다. 리스터는 복합 골절 상처를 썩게 하는 원인도 그와 비슷하다고 생각했고, 단순 골절된 피부는 상처가 없어 썩지 않는다고 생각했다. 그후부터 리스터는 공기로 인한 부패를 어떻게 막는가를 매일 생각하고 있을 때 친구 한사람이 이렇게 말해 주었다.

"이거봐! 카레이슬이라는 거리에서는 하수도나 변소 악취를 없애는데 석탄산을 뿌린대!"

이 말은 리스터를 자극했다. 하수도 악취는 썩고 발효하기 때문에 발생하는 것으로 환부가 썩는 것과 같다. 그래서 더 알아보았더니 그 소독한 하수를 마신 가축은 염증에 걸리지 않는다는 것도 알아냈다. 그는 석탄산의 강한 자극을 적게 하려고 고약을 바르고 또 명주천으로 상처를 보호하면서 석탄산 소독을 했다. 석탄산은 희석하여 연하게 해도 그 효과가 있었다. 수술실 공기는 스프레이를 만들어 석탄산을 뿌려서 소독했다. 가운 옷깃에 꽂고 다니던 상처 봉합 바늘도, 실도 모두 석탄산에 담가 소독했다. 수술용 해면(海綿)은 염산에 담그고 쓸 때마다 열탕에 끓이고 씻어서 썼다. 붕대도 아무거나 쓰던 것을 모두 열탕에 소독했다. 1867년 3월, 그는 『란셋트 회지』에 그 동안의 소독 결과를 발표하였다. 그 이후로 복합 골절 사망률은 3분의 1로 줄어들었다.

영국의 외과 의사들은 이런 사실을 믿지 않았다. 그러나 유럽 각지에서는 리스터의 수술을 견학하러 왔고 독일, 프랑스에서도 그의 소독법을 써서 성과를 올렸다. 결국 영국에서도 석탄산 소독의 필요성을 인정했지만 또 한편으로는 부작용도 밝혀 졌다. 영국의 젊은 외과 의사 테드는 수술실 안의 공기를 소독하는 것은 필요 없다는 것을 증명했다. 그 바람에 석탄산 분무는 금지되었다.

세상은 세균학(細菌學) 시대로 들어와 있었다. 코흐, 파스퇴르등의 혁명적 업적으로 감염론(感染論)이 확립하여 리스터 생각이 옳다는 것이

입증되었다. 리스터는 런던으로 나가 그 동안 자기를 비판한 많은 내용들이 잘못된 것이었다는 것을 실증으로 보여주었다. 그의 아내는 석탄산으로 소독한 오줌을 병에 넣어 남편이 강연하는 곳마다 들고다니면서 더 이상 부패는 하지 않는다는 것을 구경시켰다. 51세에 그는 영국 여왕의 주치의가 되었고, 5년 뒤에 작위를 받아 귀족이 됐다. 70세에는 왕실 한림원장이 되었다. 리스터는 80세가 되면서부터 몸이 쇠약해 공무를 더 계속할 수 없어 은퇴하고 85세 때 죽었다.

그의 소독법은 처음에는 무시당했으나 세균학 시대를 만나 인정받았으며 그로 인하여 세상의 칭찬과 존경을 받았다. 그의 성격은 온화하면서도 냉정하고 아버지로부터 물려받은 인내성과 함께 자기를 공격하는 적에 대해서도 너그러웠다. 그런 점에서 그의 일생이 단순한 행운만은 아니었다.

일본에서 소독법은 무로마찌(室町) 시대에 금창의(金瘡醫)가 전쟁 부상자에게 정신이 들게 하는 약을 주고 상처를 씻었다고 적혀 있다. 일본 전국 시대의 남만류 외과(南蠻流外科, 서양 외과)는 소주로 상처를 씻고 기름을 발라 꿰매고 붕대로 감아 주었던 것 같다. 유방암 수술로 유명한 하나오까(華岡青洲)는 소주로 소독을 했다. 콜레라가 퍼졌던 분큐(文久)시대에는 전염병을 예방하려고 유황(硫黃), 두송자 몰약(杜松子沒藥), 유향(乳香)을 불에 태워 연기를 피우고 소석(燒石), 소철(燒鐵)에 식초를 부어 그 연기를 쏘이라고 써 있다. 그 방면의 권위자인 다까노(高野長英)도 식초 소독을 주장했다.

명치 시대의 초기에 스크리버 박사가 석탄산 분무 소독법을 썼다. 명치 시대 후기가 되면서 동경대학에는 철판으로 만든 근대식 외과 수술실이 만들어졌는데 그 강철 철판은 모두 유럽에서 수입한 것이었다. 일본 의사가 무균수술(無菌手術)을 하기 시작한 것은 그때부터였다.

무균 외과 수술과 옥도정기 소독

소독(消毒)은 병원체의 감염을 방지하는 것이지만 살균(殺菌)은 모든 병균과 미생물을 죽여 없애는 것이다. 살균은 140도 이상의 고온에서만 가능하다. 메스같은 것은 직접 불에 달궈 살균할 수 있지만 수술복이나 붕대 같이 금속 물질이 아닌 것은 불가능하다.

1883년 프랑스 파리에 있는 살페토렐 병원의 의사였던 옥타브 R.S 데리온은 오토크레이브라는 증기 소독기를 만들어 내압(耐壓)을 2~3기압이라는 고압으로 140도를 유지하여 모든 수술 자료를 살균하는 데 성공하였다. 약은 하나도 쓰지 않고 순전히 고열로 소독하였다. 이때부터 나무로 만든 수술 기기들을 모두 버리고 금속으로 바꾸기 시작하였다. 이런 방법으로 일반 외과뿐만 아니라 산부인과와 비뇨 생식기 수술에도 큰 성과를 올렸다.

4년 뒤 프랑스 외과학회 통신란을 통해 이 방법을 세상에 알렸다. 많은 외국 의사와 의료 관계자들이 찾아와서 견학하였는데 그 가운데에는 영국의 리스터, 독알의 폰 베르그만 교수도 있었다.

데리온은 1844년 지주의 아들로 태어났다. 처음에는 가업인 농사를 지으려고 농림학교에 들어갔으나 도중에 의학을 공부하기로 하였다. 성적이 우수하여 콜비잘 상(賞)을 탔다. 콜비잘은 나폴레옹 황제의 주치의였다. 보불전쟁(普佛戰爭) 중 부상한 군인을 치료했고 패혈증(敗血症)에 관심을 가진 듯하였다. 항상 병원 안에서 시체 해부를 도맡아 패혈증의 원인과 상태를 뒤지고 동물 실험도 많이 했다. 33세 때 교수 시험에 합격했고, 35세 때 병원의 외과 주임 의사가 되었다. 리스터의 석탄산 소독법의 결점을 알고 파스퇴르의 무균 외과수술에 호응하여 연구해 나갔다.

데리온의 업적은 1892년 「외과 무균법과 멸균법」을 발표한 것이었는데 그것은 책으로 나왔다. 그러나 불행하게도 그보다 1년 전 독일 의사였던 쉼멜부쉬가 「베르그만 교실에서의 무균 수술 실적」을 베르린 국제의학 회의에서 발표하는 바람에 베르린파가 무균 수술 개발자로 알려져서 데리온의 이름은 알려지지 못했다. 그의 불행은 더 겹쳤다.

수술 중에 환자의 고름이 데리온의 눈에 들어가 농독증(膿毒症)을 일으켰고, 2년 간 투병 생활 뒤인 1895년 51세로 죽고 말았다. 데리온을 외과 의사의 아버지라고 부른 파스퇴르가 죽은 석 달 뒤였다. 데리온의 업적을 높이 평가한 파스퇴르는 데리온이 앓고 있을 때 병문안을 했다고 한다. 프랑스 정부는 데리온을 외과 무균법(外科無菌法)의 창시자로 정하고 1957년에 데리온 기념 우표를 제작하였다.

베르린의 폰 베르그만은 리트아니아 태생이다. 군의관을 지낸 경험이 있어 리스터의 소독법 신자가 되었다. 『두부 손상외과(頭部損傷外科)』라는 명저(名著)가 있으며 최초의 현대적 외과 의사였다. 베르그만은 무균 수술을 하기 위하여 여러가지 기계 개발도 했으며 근대 수술실 설계도 했다. 그의 제자가 만든 증기 소독기는 이름을 쉼멜부쉬라고 붙였으며 제2차 세계 대전이 끝난 후에도 오랫 동안 사용되었다.

1889년에는 부링거가 비누와 솔로 손가락과 손톱을 기계적으로 씻고 증류수와 알코올로 화학적으로 소독하는 방법을 개발하여 발표하였다. 2년 뒤에는 무균 고무 장갑이 나왔다. 그것이 1889년의 일이다. 그 전에는 의사들은 고무 장갑도 끼지 않고 모두 맨손으로 근무하였다. 그리고 죽는 것은 환자 몫이었다.

수술한 환자 피부에는 옥도정기(沃度丁機, 요오드팅크)를 두 번 발라주고 말린 다음 덧날까바 알코올로 옥도정기를 닦아 내는 소독법이 이탈리아 의사 그로시히에 의하여 발표되었다. 옥도정기의 살균력은 강하진

않지만 상처나 다친 피부를 잘 낫게 하기 때문에 삽시간에 온 세상으로 퍼져 나갔다. 근대 외과 수술법은 이렇게 하여 점차 확립된 것이다.

이탈리아 의사 그로시히는 마리아 테레사에 의하여 헝가리에 합병된 트리에스테 근처의 휴메 시(市)의 시립병원 외과 과장이었다. 제1차 세계대전 후 그 지역은 연합정부 군정하에서 살았는데 그때 그로시히는 시민회의 의장이 되었다. 강화회의 뒤에 그곳은 이탈리아와 유고슬라비아가 서로 차지하려고 했는데 1919년 『사(死)의 승리』를 쓴 이탈리아 작가 다눈치오가 의용군을 이끌고 와서 휴메 시를 점령했다. 그로시히는 다눈치오를 도왔다고 한다. 그 뒤에 휴메 시는 자유시가 됐는데 4년 뒤에 무솔로니가 이탈리아 지역으로 편입했고 다눈치오는 추방당했다. 그러나 제2차 대전 후에는 다시 유고슬라비아로 귀속당했다. 이탈리아 의사 그로시히의 인생 후반기는 정치가와 인도주의자가 되어 유명해졌으며 그의 이름을 붙인 재단도 많았다.

일본에서는 데리온이 논문을 발표한 다음 해인 1893년, 일본인으로는 최초의 동경대학 외과 교수가 된 우노(宇野朗)가 붕대 재료 소독법을 가지고 스크리버 교실로 돌아왔다. 그로부터 6년 뒤에는 제1회 외과학회가 열렸고 호오가(芳賀榮次郎) 교수가 외과적 살균법(外科的殺菌法)을 발표하여 일본에서도 유럽에서와 똑같이 무균 외과 시대가 열리기 시작했던 것이다.

백신의 성공과 함께 열린 새로운 의약 시대

급성 전염병이 없어지고부터는 의과대학 학생들은 환자를 쉽게 구경?할 수 없게 되었다. 이는 예방 접종(接種)이 이룬 성과 덕분이었다. 젠너는 천연두(天然痘)를 예방하는 데 우두(牛痘)가 좋다는 것을 확인했지만 근대 예방 접종은 파스퇴르가 해냈다고 할 수 있다. 아직도 에이즈를 고치는 백신은 만들지 못하였지만 지난 날 파스퇴르의 업적은 실로 위대하다고 할 수 있다.

1880년, 프랑스의 파스퇴르는 뚜르스의 수의사(獸醫師) 투산으로부터 수탉 머리 하나를 받았다. 닭 콜레라 균을 배양하기 위해서였다. 닭 콜레라는 한 번 퍼지면 한꺼번에 수백 마리, 수천 마리가 떼죽음을 당하는 무서운 병이다. 아르카스의 모리츠가 닭 콜레라의 기록을 남기고 이탈리아 의사 베튼시트가 그 균을 발견했다. 투산은 그 균을 키우려고 했으나 잘 되지 않아 고심하다가 파스퇴르라면 균 배양에 성공할지 모른다는 생각에서 수탉 모가지를 잘라 보냈던 것이다.

그의 예측은 제대로 맞아 들어갔다. 수탉 모가지를 받은 파스퇴르는 균 배양에 성공했다. 닭 콜레라 균은 생체(生體)의 양분(養分)으로 산다고 생각한 파스퇴르는 닭고기 국물을 탄산가리로 중화하고 110℃~115℃로 끓여서 배양지(培養地)에 넣어서 균 배양에 성공했다. 24시간마다 배양해 가면 언제나 맹독균을 얻을 수 있었고, 내버려두면 균수(菌數)도, 독기(毒氣)도 떨어졌다. 동시에 닭에게는 맹독인 이 균도 토끼나 모르모트 한테는 농양(膿瘍)밖에 주지 못하기 때문에 동물에 따라 저항력이 다르다는 것을 알아 냈다.

어느 날 중화하는 것을 깜박 잊고 내버려 두었던 맹독균을 닭에게 접종시켰더니 닭은 죽지 않고 잠시 뒤에 살아났다. 그 뒤부터 그 닭은 아무리 맹독균을 접종해주어도 죽지 않았다. 이 실험을 여러 번 되풀이해서 약한 균을 먼저 접종해 두면 나중에 맹독균을 막아내는 저항력 즉 면역(免疫)이 생긴다는 것을 알아냈다. 언뜻 보기에 단순해 보이는 이 일은 참으로 굉장한 관찰이요, 위대한 발견이었다. 파스퇴르는 이전부터 우연한 기회라는 것은 평소에 노력하는 사람한테 오는 것이라고 생각했는데 이제 그 기회가 온 것이었다.

그는 젠너의 우두에 경의를 표하면서 자기가 고안해 낸 의료 방법을 백지네이션(豫防接種)이라 부르고 그 약은 백신이라 불렀다. 이 말의 어원은 라틴 어인데 황소(숫놈)란 뜻이다.

이 천재에게도 세상 풍파도 심했다. 해마다 수백만 프랑에 달하는 큰 손해를 보면서도 양을 치는 농장 주인과 의사, 수의사들은 백신을 반대했다. 그렇게 좋은 약이 나왔는데도 쓰지 않았던 것이다. 그뿐 아니라 그 '엉터리 약'을 공개 실험하자고 했다. 그들은 그것이 실패할 줄 알았다. 그러나 60세의 노련한 학자는 말 없이 공개 실험하기로 하였다. 그는 자기가 하는 일이 어떤 결과를 가져올지 잘 알고 있었기 때문이다. 어떤 의학 잡지에는 '하루 강아지 범 무서운 줄 알라'는 기사가 실리기도 했다. 드디어 공개 실험하는 날이 왔다.

1881년 5월 5일. 그는 50마리 양의 절반인 25마리에게 백신을 접종했다. 그리고 2주 뒤에 재접종했다. 나머지 25마리는 내버려 두었다. 6월 2일 백신 접종을 하지 않은 양들은 한 마리만 남고 모두 죽어 버렸지만, 백신을 맞은 25마리는 모두 아무 이상이 없이 건강했다. 그제서야 사람들은 놀라 환성을 질렀다. 그때부터 가축 접종을 하기 시작하였다. 과학 축산의 길이 비로소 열렸다. 해마다 죽어 나가던 수백만 두의 가축을 살리는 데서 오는 이익도 천문학적이 되었다. 백신의 발견은 인간에게 새

시대를 열어주었다.

미친 개한테 물리면 사람도 미친다. 그래서 광견병(狂犬病)은 옛부터 공포의 대상이었다. 그런데 불행하게도 아직까지 광견병 백신 효과는 미친 개한테서만 증명될 뿐 사람한테 응용하지는 못한다. 하지만 사람들은 파스퇴르를 전적으로 믿었기 때문에 1885년 7월 6일, 알사스의 아홉 살짜리 조셉 마이스터가 이틀 전에 미친 개한테 열네 군데나 물리자 그 아이 어머니와 함께 파스퇴르한테 달려와 살려달라고 했다. 파스퇴르는 망설였다. 개한테는 접종해 봤으나 사람 특히 어린아이에게 접종해 본 경험이 없었기 때문이었다. 그는 불안했다. 그래서 경험이 많은 노련한 의사 두 사람과 의논했다. 그들은 다음과 같이 결론을 내리고 말했다.

"어린아이가 미친 개한테 열네 군데나 물렸으니까 내버려 두면 죽는다. 어차피 죽을 바엔 당신의 백신을 맞혀 보라! 미친 개한테 효과를 본 백신이니까 아이도 살릴 수 있을 것이다."

파스퇴르는 14일 간 처치한 거의 무균(無菌)에 가까운 백신부터 놓았다. 희망과 공포로 잠을 못 이루다가 깜박 잠이 든 파스퇴르는 꿈에서 소년이 미친 개한테 물려 죽더니 그 다음엔 자기가 놓아준 백신 때문에 죽는 꿈을 꾸기도 했다. 파스퇴르의 백신을 다 맞은 소년은 7월 27일 아무 일도 없었던 것처럼 알사스의 집으로 돌아갔다. 그 뒤에도 아무런 탈이 없었고 건강하게 살았다. 그해 10월에는 양을 습격하는 미친 개와 사투를 하는 친구를 돕다가 되레 물려 다 죽게된 양치기 소년이 왔다. 미친 개에게 물리고 6일이 지났다. 그러다가 파스퇴르의 소식을 듣고 달려왔던 것이다. 용감한 소년도 깨끗하게 나았다.

그때부터 소문이 퍼져 미친 개한테 물린 사람들이 몰려 왔다. 러시아에서는 미친 개한테 물린 지 19일 지난 사람도 다 죽어서 왔다가 살아 돌아갔다. 파스퇴르는 미친 개들의 구세주였다. 러시아에서 19명의 농민이

와서 16명이 살아 돌아갔다. 예방시설(豫防施設)의 필요성을 느낀 대통령은 파스퇴르 연구소를 세우기로 하고 그의 말대로 국민 모금으로 완성했다. 그 뒤부터 거기서 놀라운 업적들이 나왔다. 에이즈 바이러스 최초의 발견도 그곳 연구원 몽타니에가 이룩한 것이다. 마이스터 소년은 일평생 그 연구소에서 일했다. 양치기 친구 주비유가 미친 개와 싸우는 동상이 연구소 마당에 세워져 있다.

아직도 파스퇴르는 미생물 학자는 물론, 프랑스 국민들의 영웅이다. 과학사는 파스퇴르의 위대한 업적을 영원히 기록할 것이다.

병균은 병균으로 제압

지금부터 얼마 전까지만 하여도 가을 바람에 불면 결핵 예방 주간이 시작되고 포스터가 나붙었다. 그러나 지금은 언제 결핵이 있었느냐 하는 시대가 됐다. 그러나 요즈음 다시 결핵에 대해 국민들의 관심이 높아지고 있다. 엉큼한 이 병은 슬그머니 찾아와 천천히 활동하기 시작하여 "아, 뭔가 이상하다!"고 느낄 때는 벌써 환자를 물고 늘어져 저승으로 데리고 가는 중이다.

페스트를 얼굴이 검게 타서 죽음에 이르는 흑사병(黑死病, Black Death)이라고 한데 대하여 결핵은 얼굴이 백지장 같이 하얗게 말라 죽게 된다고 백사병(白死病, White Death)이라 했다. 18세기부터 사회가 산업화되고부터 도시인들은 밀집 생활을 했기 때문에 한 번 걸리면 요원의 불길처럼 번져 많은 사람을 죽게 하였다. 거기다가 사람들의 영양 상태가 좋지 않고 의사들의 치료도 약이 없어 '장님 문고리 잡는 격' 이어서 앞날이 유망한 아까운 생명들이 치료도 제대로 한번 해보지 못하고 죽어갔다. 당시는 결핵에 대하여 속수무책이어서 귀족층이나 부자들도 하인들과 함께 죽어 인생이 얼마나 허무한 가를 보여 주었다. 그래서 사람들은 탄식했다. 그 바람에 18세기 유럽 문학이 자연주의(自然主義)에서 갑자기 낭만주의(浪漫主義)로 바뀌었다고 말하는 역사가도 있다. 결핵은 사람에 따라 그 증세가 달라 병원균 발견이 힘들었다. 그러나 결국 1882년에 이르러 병원균이 발견되었다.

결핵균은 가늘고 긴 자루꼴이라 세포의 밖은 미코르 산(酸)이라는 특수고형(特殊固形)의 지방산이 있으며 지방질 층으로 덮여 있다. 마치 토치카 같은 요새 속에 들어가 있기 때문에 약을 써도 약이 못 들어갔다. 자외선에 약한 데도 길바닥 위의 가래 속에서도 며칠이고 산다. 사람 몸속에서 생존 조건이 나빠지면 자기 몸을 해체해 현미경으로도 볼 수 없게 된다. 그러다 사람이 약해지면 과립처럼 뭉쳐져 한 줄로 늘어서면서 또 다시 균이 증식된다. 이렇게 무서운 인류의 적한테 사람은 모든 노력을 다 쏟아 부으면서 별의별 수단을 다 썼으나 효험을 못 보아 결핵균이 멋대로 날뛰는 한 세대를 겪어야 했다.

전세기 말부터 토양에 사는 미생물을 연구하던 팀들은 방사선이 사람의 병원균 발육을 저지한다는 사실을 발견하고 계속 연구한 끝에 병균은 병균으로 제압할 수 있지 않겠는가, 하는 생각을 가지기 시작했다. 아무리 약에 강한 병균도 이 꿈을 꺾지 못하였다.

제2차 대전이 끝날 무렵 르네듀보스 박사는 토양균(土壤菌)에서 포도상균의 발육 저지 물질을 만들었으나 독성이 강했다. 그의 스승이던 왁스만은 그 성공과 페니실린 성공에 힌트를 얻어 토양균의 항균 작용을 연구하기 시작했다.

그는 1939년 이후 방사균에서 추출한 수천의 물질을 검토한 끝에 결핵균에 약효가 있는 것을 골라 냈다. 그러나 그 모두가 독성이 너무 강해 사람한테 쓸 수가 없었다. 1942년 어떤 농사꾼이 가지고 온 감기 걸린 닭을 진찰한 수의사가 닭의 모가지 점액(粘液)을 배양했다. 2~3일 뒤에 방사균이 발육해 그것을 보고 있던 조수가 왁스만에게 가지고 갔다. 그 여인은 왁스만의 제자이기도 했기 때문에 왁스만은 이 균은 모이와 함께 먹은 흙 때문이라고 생각했다.

두 사람의 조수가 힘을 모아 연구 끝에 스트렙트마이신이라는 항결핵약(抗結核藥)이 나왔다. 미국 메이어 클리닉 휄드만과 힌쇼 박사가 스트렙트마이신 효과를 동물 실험으로 확인하고 2년 간에 걸친 중증결핵(重症結核), 율립결핵(栗粒結核), 수막염(髓膜炎) 등의 환자에게도 유효하다는 발표를 하여 온 세계에 큰 충격을 주었다.

그때가 1946년 11월, 드디어 인류의 적에 대한 강력한 대항 무기가 나타난 것이었다. 결핵이 퍼져 있던 나라에 미군이 들어가면서 스트렙트마이신도 따라 들어가 암시장에서 매우 인기가 높았다. 약값이 비싸 한사람 월급으로는 두 번 맞는 약밖에 못 샀다. 많은 결핵 환자들은 눈앞에 기적의 약을 보면서도 돈이 없어서 죽어 갔다. 지금 생각으로는 있을 수 없는 또 잊어버릴 수도 없는 이야기다.

왁스만은 러시아 우크라이나 근처에서 1888년에 태어났다. 책 읽기를 좋아해서 학교 성적이 좋았으나 유태인에게 고등 교육을 시키지 않는 러시아가 싫어서 노일전쟁(露日戰爭)에 러시아가 진 틈을 이용하여 미국으로 건너가 필라델피아에서 공부했다.

그때 그의 나이 22세, 대학 졸업 후 유명한 리프만 교수 밑에서 토양미생물학을 공부하고 한때는 디아스타제를 발명한 다가미네 연구소에서 일했다. 스트렙트마이신 특허료로 미생물 연구소를 세웠고 일본 특허료의 절반을 기부하여 일본 왁스만 재단을 설립, 연구를 도왔다. 항생물질(抗生物質)이란 말을 그가 처음 사용하였으며, 1952년 노벨 의학상을 탔다. 그 뒤에도 항결핵약 발명과 결핵에 대한 연구를 통하여 결핵을 지구에서 몰아 내는 데 크게 기여하였다.

미국-스페인 전쟁과 황열병

미국에서는 17세기 말부터 2백 년 간, 무려 95차례나 황열병이 휩쓸고 지나갔다. 한 번 걸렸다 하면 50만 명이요, 죽었다 하면 70만 명이라 했다. 그때는 약도 없고 고칠 수도 없었다. 미국이 멕시코와 전쟁할 때는 전사자나 황열병 병사자나 그 숫자가 같았다고 한다.

미국 공중 위생 장관은 이름 높은 리드 교수를 쿠바로 보냈다. 리드는 16세에 대학생이 되고 임상 의학, 세균학, 병리학에 뛰어나 육군 군의학교의 세균학 교수와 박물관장을 겸하고 있었다. 그러한 리드도 모기의 정체를 잘 몰랐다. 리드는 벌써부터 하바나의 휜리 박사로부터 황열병은 모기가 주범이라는 말을 여러 번 들었으나 설마설마 하면서 모기를 무시했다.

1900년 8월 27일, 리드 연구반은 4명이었는데 그 중의 한 사람이었던 캐롤 박사는 모기를 의심하고 일부러 네 사람의 황열병 환자를 문 그 모기한테 물려 보았다. 물론 그 모기를 따라 다니느라고도 고생도 많이 했다. 4일 뒤부터 열이 몹시 나기 시작했다. 죽는 줄 알았으나 간신히 살아났다. 또 연구반원 라지 박사는 모기를 무시하다가 그만 모기에 물려 열에 떨다가 죽었다. 이에 놀란 리드는 나무 집을 짓고 둘로 나누어 한쪽에는 황열병 사망자의 휴대품, 배설물을 두고 모기가 못 들어가게 하고 자원 봉사자를 20일 간 살게 했다. 그랬더니 아무도 병에 걸리지 않았다.

다른 한쪽 방에는 모기가 마음대로 드나들게 했다. 결과는 뻔하였다. 모기가 드나드는 방에 있던 사람들은 모두 다 황열병에 걸렸는데 모기가 못 들어간 방에 있던 사람들은 아무 탈이 없었다. 결국 리드는 그 동안 모기를 정확히 몰라본 데 대하여 미안하게 생각하고, 모기를 잡아 '열대 무늬 모기' 라고 이름을 붙여 주었다.

리드는 환자의 피 속에 병균이 있다고 보고 그 다음해 환자의 혈청을 세 사람의 원주민한테 주사했더니 세 사람 모두 황열병에 걸렸다. 병원체는 바이러스이며 전염 경로가 확실해졌다. 그 당시는 황열병에 걸리는 동물이 무엇인지 잘 알 수 없어 할수없이 인체 실험을 할 수밖에 없었다고 하니 얼마나 아찔했던 이야기인가.

리드의 실험은 세사람을 희생시킨 끝에 수 많은 사람을 살리는 예방법을 알아냈다. 빨간털 원숭이가 실험용으로 쓸 수 있다는 것을 알게 된 것은 28년 뒤였다. 황열병은 모기가 옮긴다는 말은 1848년 엘라바마의 노트 박사가 주장했다 한다. 그래서 사람들은 모기를 쫓느라고 담배를 뻐끔뻐끔 마구 피워서 방에 연기로 가득 채웠다. 부인도 피우고 아이들도 담배를 피우라고 하여 가엾은 어린 아이들이 담배 피우느라 콜록거렸다. 모기 전염을 최초로 증명한 사람은 쿠바 하바나의 휜리 박사였다.

그는 스코틀랜드 출신의 아버지와 프랑스 계의 어머니 사이에 태어나 어릴 적 유럽에서 교육을 받고 미국 필라델피아로 가서 공부했다. 의사 개업을 했으나 역병 연구에 흥미를 느껴 황열병과 나병, 말라리아, 회기병(回氣病), 각기병 등을 연구하였으며 공중 위생의 향상을 위해서도 많은 활동을 하였다. 오랜 관찰을 통하여 황열병은 모기가 옮긴다고 생각하고 이를 인체 실험으로 증명했다. 1881년 하바나에서 발표했지만 거의 모든 의사들은 곧이 듣지 않았다.

미국과 스페인 전쟁 때 노트 박사는 60세였으나 미국 육군에 지원하여 군의관으로 일했다. 얼마 뒤에는 미군 점령하의 쿠바 황열병 대책위원장이 되었다. 노트 박사는 리드 소령이 하바나로 오자 따뜻하게 맞아주고 자기 학설을 설명해서 리드의 관심을 샀다고 한다. 원인을 알면 곧 철저한 예방을 하는 것이 서양인들의 특징이다. 그 당시의 하바나 미국 위생관 고가스 박사는 모기 생태를 연구하고 그때까지 없었던 모기 박멸 운동을 벌려서 석 달만에 하바나에서 황열병 발생을 없앴으며, 그 공로로 고가스 박사는 대령으로 진급하기도 하였다.

파나마 운하 개통에 따른 권리를 확보한 루즈벨트 대통령은 고가스 대령을 장군 대우로 파나마로 보냈다. 그는 습지나 물웅덩이를 없애고 호수와 늪에 소독약을 뿌려 모기를 박멸하였다. 이와 같은 그의 철저한 대비책으로 백인의 묘지라고까지 불리던 파나마에서 모기를 박멸한 뒤에 미국 공병대가 파나마 운하 공사를 시작했던 것이다. 그는 노동자에게도 모기가 못 들어가는 깨끗한 집에 살게 하고 영양가 높은 음식을 먹도록 하여 체력 유지에 각별한 관심을 가졌다.

고가스 박사는 공중 위생을 실천하는 데는 주민 협력과 이해가 있어야 한다고 생각하며 늘 조사하고 적절한 인사와 조치를 취했다. 사람들에 대한 깊은 애정과 이해가 생활 환경 향상에 얼마나 중요한가를 보여 준 것이었다.

리드 교수는 모기가 황열병 전염의 주범이라는 것을 확인한 다음해 급성 충수염으로 갑자기 죽었다. 모기한데는 이겼으나 자기 몸 안의 병한테는 졌던 것이다. 미국 육군은 그의 공적을 높이 사서 워싱턴에 있는 육군병원을 「월터 리드 육군병원」이라 불렀다. 그것이 지금 세계적으로 명성을 날리고 있는 월터 리드 미 육군병원이다. 휜리는 큐바의 주임 위생관이 되었고 82세까지 살았다. 그가 죽은 뒤에 그를 기념하는 열대 황열병 연구소가 세워졌다. 카스트로 정권에서는 그의 모든 업적을 전집으로 출판하여 국민적 찬양을 하고 있다.

황열병을 연구하다 황열병으로 쓰러진 노구찌 히데오

황열병은 일본이 낳은 기재(奇才) 노구찌 히데오(野口英世)도 쓰러뜨렸다. 가난한 일본의 시골에서 태어나 어릴 때 손에 화상을 입어 불구가 되었다. 의사가 되려는 꾸준한 노력과 미국에서 고학 생활, 록펠러 연구소에서 탁월한 업적과 칭찬, 방탕한 생활, 외고집쟁이로서의 일화, 남에 대한 불신, 교과서에 실릴 정도로 지극한 부모에 대한 효성, 이와 같은 입지전적 인물이 서 아프리카에서 비극적으로 죽어야 했던 그의 생애는 한편의 드라마다.

노구찌(野口)는 독사 연구로 이름을 날렸다. 독사를 다루는 신기의 소유자로 불렸으며 오랜 독사 연구 끝에 매독(梅毒)의 병원체를 알아내고 렙토스피라를 검출하여 백신을 만들었다. 문제의 황열병은 외루 씨 병과는 다른 스피로헤더인 렙토스피로가 원인이라고 발표하고 스승 프렉스나 박사와 함께 빛나는 한 시대를 열었다. 황열병은 모기가 옮겨 그 박멸 작전으로 중미(中美) 지역은 안전해졌지만 남미(南美) 지역은 여전히 불안했다. 록펠러 연구소는 남미에 학자를 보내 이를 정복하려 했다. 그러나 학자와 의사들은 렙토스피라를 검출하지 못해 헛된 나날을 보냈다.

얼마 뒤 에쿠아도르에서 들어온 노구찌는 놀라운 집념으로 황열병 환자 혈청에서 렙토스피라를 발견해 내 세상을 놀라게 했다. 그러나 반대나 비판도 많았다.

더욱 불행한 것은 그곳 황열병 환자들은 두 가지 이상의 감염체에 걸려있어 노구찌는 와이루 씨 병원체를 분리하여 그것을 황열병 병원체로 잘못 알았다. 끊임없는 연구를 거듭하던 노구찌도 결국에는 장티프스로 눕고 또 재발하여 6개월이나 앓았다. 그 당시의 남미는 사람이 살 곳이 못 될만큼 병균의 천국이었다. 굴을 날 것으로 너무 많이 먹어 병에 걸렸다는 이야기도 있었으나 그의 복잡한 실험 때문에 병에 걸렸을 것이라는 편이 맞을 것이다.

그는 다소 방탕 생활을 하여 심장병도 앓았다. 갑자기 유명해지는 사람들은 방탕하기 때문에 건강을 해치기 쉽다. 노구찌도 예외는 아니었다. 더구나 그는 아마추어 실험 조수를 많이 썼다. 자기가 학력이 없기 때문에 의학 공부를 많이 한 전문가를 싫어하였다. 불행하게도 그 중의 한 사람은 록키 산맥 홍반병(紅斑病) 즉, 붉은 반점병에 걸려 젊은 생명을 잃었다. 노구찌의 처방은 비밀이어서 자기 혼자만 알고 처방하는 것은 의료 정신에 어긋난다는 비난을 받았다.

서(西) 아프리카는 황열병이 맹위를 떨치는 지역이었다. 1925년과 26년에 굴리글라와 말러는 아프리카 황열병 환자에게서는 렙토스피라를 검출할 수 없었다고 발표했다. 테일러 등은 와이루 씨 병원체와 노구찌의 렙토스피라는 같다는 것을 증명하여 황열병 병원체는 따로 있다고 주장했다. 그 바람에 렙토스피라설을 주장하던 프렉스너와 노구찌는 궁지에 몰렸다. 록펠러 그룹의 바우어는 원숭이한테 황열병을 걸리게 하는 데까지는 성공했으나 렙토스피라 검출은 못했다.

그러던 중에 동행하던 스톡스가 황열병으로 죽고 그 균으로 원숭이가 황열병에 걸리게 했다. 노구찌는 이런 일들을 보고 황열병 연구를 위하여 위험한 아프리카 행을 결심했다. 프렉스너도 말릴 수가 없었다. 그는 노구찌 몰래 흉상을 만들게 했는데 노구찌는 자기 흉상을 보고 일본 사무라이 같아서 마음에 든다고 했다.

그 뒤에 노구찌는 만일의 경우를 생각하여 수백만 달러를 일본에 있는 누이한테 보내고 자신은 어머니 무덤의 묘비 탁본을 들고 아내의 맹렬한 반대를 뿌리치고 아프리카로 떠났다. 아프리카로 건너간 노구찌 히데오는 열심히 연구와 실험을 거듭했지만 그만 얼마 못 가서 쓰러지고 말았다. 황열병이라고 믿은 그는 자기가 만든 백신 주사를 맞고 나았다. 그러나 그 뒤 검사로 노구찌의 몸에는 황열병에 대한 면역이 없다는 것을 알았다.

실험 조수는 여전히 아마추어였고 노구찌는 장갑도 끼지 않고 동물 해부를 하였다. 화상을 입어 일그러진 왼손은 장갑을 낄 수도 없었다. 그의 실험은 놀랄만큼 야만적이고 비과학적이었다고 한다. 잠자리도 위생적이고 안전한 친구집이 멀다고 가지 않았다. 그 대신 연구소 옆에 오두막을 짓고 거기서 기거하였다. 죽을 날이 가까워졌기 때문일까? 아프리카에 와서 몇 개의 중요한 발표를 하여 의기양양하기도 했으나 하늘은 거만한 사람을 그냥 두지 않았다.

노구찌가 라고스 연구소에 들린 5월 18일 오전, 몸이 갑자기 와들와들 떨리고 추워서 검사를 했더니 역시 음성 황열병이었다. 피곤해서 그렇다며 드러누운 노구찌는 그만 일어나지 못하였다. 높은 열 때문에 온몸이 불덩이처럼 달아 올랐으며 다시 일어나지 못하였다. 한때 의식을 회복하여 정신이 들어서, 도대체 왜 내가 황열병에 감염되었는지 모르겠다고 말했다. 그리고 나서 발작이 일어나 몸을 뒤틀며 정신을 잃고 쓰러졌다. 물을 많이 마시고는 혼수 상태로 나흘 동안 앓다가 한 낮에 유언 한마디 남기지 못하고 죽었다.

1928년 5월 21일, 노구찌의 나이 51세 6개월째였다. 어려서 가난하게 자라 고생하던 사람이 갑자기 성공하여 부와 명예를 얻게 되면 술과 방탕으로 자신을 망치기 일쑤다. 일본의 노구찌 히데오(野口英世)가 그것을 잘 말해주고 있다.

아그라 병원장인 영 박사는 자진해서 노구찌를 도와주다가 노구찌가 죽자 그의 시체를 해부해 보았다. 그런데 영 박사도 황열병에 걸렸다. 노구찌 몸 속에 있던 균이 이렇게 강한 것인 줄은 정말 몰랐다면서 앓다가 그도 8일 만에 죽었다.

그의 스승 프렉스나는 일기에,

"이리하여 한 생명이 사라지고 한 시대가 끝난다."고 할만큼 일본뿐 아니라 세계의 많은 사람들은 황열병을 연구하다가 황열병에 목숨을 내놓은 노구찌 히데오를 한 시대의 영원한 위인으로 기억할 것이다.

7 치료보다 위생이 더 중요하다

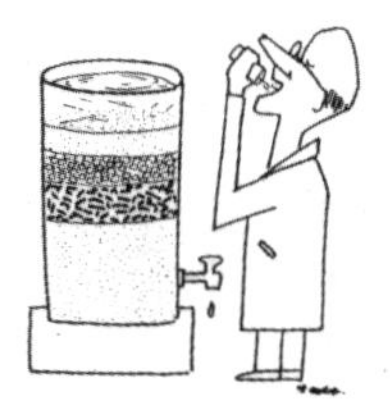

음식문화의 혁명, 통조림

예방 의학은 옛날부터 중요하게 생각됐으나, 한 번 전염병이 퍼지면 눈깜짝하는 사이에 너무 많은 사람이 죽어나갔기 때문에 예방 의학은 무력하고 필요없는 학문이라고 푸대접을 받아 왔다.

르네상스를 맞아 예방 의학은 하나의 독자적 학문과 사상(思想)으로까지 정착했고, 많은 철학자들이 여러가지 의미있는 말을 남겼다. 17세기 이탈리아의 혁신 사상가로 스페인 지배하의 감옥에 갇혔던 캄파넬라는 『태양의 도시』라는 유토피아를 글로 섰는데, 그 중에서 시민 건강은 사회가 보장해야 한다는 글이 있다. 시민들의 건강을 지키기 위한 글도 여러 편 있는데 식생활의 중요성에 관하여 음식을 골고루 먹고 영양을 편취하지 말라고 다음과 같이 강조하고 있다.

"고기, 생선, 야채 등 여러 가지 음식을 골고루 먹어라. 폭음 폭식을 삼가하라. 노인에게는 소화 잘 되는 음식을 먹도록 하라. 포도주는 엷게 부드럽게 마시는 것이 좋다. 이렇게 하면 백 살 이상 살 수 있다."

오늘날 의사의 충고와 같다. 중세 봉건 사회가 인간의 육체를 멸시한 반작용도 가세하여 보다 나은 보건 사상이 발전했다고 볼 수 있다. 토마스 모어, 몽테뉴, 베이컨, 존 록크 등 이름 난 철학자들도 건강을 논하고 있다. 그러나 실천 예방 의학, 공중 위생 운동을 제대로 펼치기 시작한 것은 식품 보존 방법에 혁명이 일어난 이후부터였다.

1795년 혁명기의 프랑스는 주변 국가들에 의해 외면당해 식량 확보가 어려웠다. 식량난을 해결하기 위하여 정부는 식품 보존 방법을 발명해 낸 사람에게는 1만 2천 프랑의 상금을 준다고 공포했다. 그것을 본 파리 제과와 양조장을 경영하는 니콜라스 아벨이 캔으로 된 통조림을 만들어

1809년 많은 상금을 탔다. 그 다음해 아벨은 모든 고기나 야채도 캔 통조림으로 만들 수 있다는 내용의 책을 냈더니 영국에서 영어판이 곧 출간되었다고 한다. 니콜라스 아벨은 특별한 교육을 받은 것도 없지만 식품은 일정하게 가열하여 보존하면 오래 보존할 수 있으며 그냥 두면 빨리 썩는다는 것을 알았다.

니콜라스 아벨은 유리병 속에 식품을 넣고 마개를 박아 밀봉하고 펄펄 끓이는 방법으로 했다. 그릇을 깨끗하게 씻고 식품이 오염되지 않게 하였다. 처음에는 유리 그릇을 썼는데 옆에 터지는 경우가 있어 나중에는 주석 캔으로 통을 만들어 썼는데 그것을 캐니스터라고 불렀고 그것이 줄어서 캔이 되었다고 한다. 파스퇴르보다 50년 앞선 때였다. 그 뒤에 니콜라스 아벨은 별다른 일도 없이 91세까지 살다가 1841년 죽었다. 캔통은 남아 있지만 아벨의 위업을 그때는 아무도 몰랐다.

한편 병의 원인을 차라리 전염병 속에서 찾아 보자는 연구도 이루어졌다. 1762년 9월부터 1767년 7월에 이르는 약 5년 사이에 영국 데본셔 사람들 3백여 명이 원인 모르는 복통으로 입원했다. 배가 몹시 아프고 손발이 저려 그들을 진찰한 조지 베이커는 납중독이라는 것을 알아 냈다. 환자 한 사람 한 사람의 일상 생활을 물어 보았더니 모두 다 그곳에서 생산되는 사과 쥬스를 마신다고 말했다 그 사과 주스를 갖다가 분석해보니까 많은 납성분이 검출되었다. 그래서 현지 조사를 해보았더니 그곳 사람들이 사과즙을 짜는 기계 안에 사과를 부드럽게 완전 분쇄하기 위하여 납칠을 한 것을 발견했다. 그후 사과 주스 만드는 기계를 모두 없앴더니그 다음부터 그곳 사람들은 복통없이 건강하게 살았다.

당시 유럽은 반복되는 전염병 때문에 많은 사람의 목숨을 빼앗겼다. 그래서 영주(領主)들은 주민들의 건강을 지켜 주는 것이 큰 일이었다. 자기 영지 안에 살고 있는 주민들은 전쟁할 때 영주의 군대가 되어 주고 또 식량을 비롯한 모든 산물을 생산 비축하는 사람들이기 때문이다. 프러시아는 18세기부터 훌륭한 의료 제도를 만들고 시민들에게는 지역 보건 담당 의사가 있었다. 시 의사(市醫師)는 피직스(Physics)라 불러 개업(開業) 의사인 메딕스(Medics)와 구별되었으며 고정 월급과 사택을 주었고 공중 위생법을 지키며 전염병 대책과 환경 보건등을 담당하게 했다. 혁명 중인 프랑스에서도 미라보가 "국민의 건강은 나라의 책임"이라고 생각을 하고 있었다.

1805년 나폴레옹 시대의 내무장관은 지방 전염병 대책을 담당한 의사들을 임명하는 공문에서 그들로 하여금 주민 건강 보호, 전염병 환자의 치료와 처방 등 모든 필요한 일을 하게 했다. 영양 상태가 나쁘면 고기, 스프, 와인 등을 나누어 주고 시골 의사에게는 전염병 치료에 대한 교육도 실시하였다. 나폴레옹 시대의 큰 업적이다.

1806년 나폴레옹이 실각한 뒤에도 그 제도는 남아 있어 내무장관은 전염병과 싸워야만 했다. 사람들에 전염병의 공포와 불안을 없애 주고, 개인 위생과 식생활 개선 지도를 하게 했다. 그래도 프랑스와 유럽은 전염병의 희생이 클 때가 많았다. 프랑스의 시골 르노와르 지방에만 1806년 당시 39명의 의사와 87명의 보건원이 있었다는 기록이 남아 있다. 그런데 그들이 매일 한 주요 임무는 말라리아 걸린 사람에게 키니네를 나누어 주는 일밖에 없었다고 한다.

당시 일본에서는 도꾸가와 막부 말기 문화(文化) 연간(1804~1818)에 흉년이 들어 농민들의 반란이 잦았으며 아울러 역병과 독감이 자주 번졌다. 의사를 시골에 파견 근무시키는 의료 제도나 위생의 개선 등과 같은 것은 꿈도 꿀 수 없었다.

치료보다 위생(衛生)이 더 중요하다

예방 의학이나 공중 위생학의 발달은 수학(數學)의 발전과 무관하지 않았다. 옛날부터 많은 의사들이 훌륭한 의술을 폈음에도 불구하고 그 내용이나 통계 자료 등이 다음 시대로 제대로 이어지지 않은 것은 기록(記錄)이 잘 정리 보존되어 있지 않았기 때문이다.

17세기 중반 영국 의사 존 그랜드는 런던의 인구가 오랫동안 거의 같다는 것을 알게 되었다. 그는 자기 생각이 옳다는 것을 확인하기 위하여 교회의 세례(洗禮) 대장과 매장(埋葬) 장부를 대조해 보고 출생과 사망의 관계 즉 인구 변동 추이를 검토했다.

인구가 늘어나면 전쟁과 전염병이 퍼져 많은 사람이 죽어서 인구가 줄어든다. 그 뒤에 평화가 유지되면 또 같은 일이 반복되는 것을 관찰한 것이다. 1662년 존 그랜드는 재미있는 책을 냈다. 『죽음, 자연 그리고 정치적 관찰(政治的觀察)』이라는 책이었는데 그 책으로 근대 통계학(近代統計學)의 아버지가 될 줄은 자신도 몰랐다. 같은 시대 사람으로 경제학의 선구자로 윌리엄 베티는 1690년 『정치산술(政治算術)』이라는 책을 펴내어 사회 경제의 제현상을 수량적(數量的)으로 생각하지 않으면 안 된다고 주장했다.

윌리엄 베티는 새 교육을 시작한 네덜란드의 라이덴 대학에서 의학을 공부하고 파리에서 근대 과학자 그룹의 한 사람으로 자란 사람이었다. 그는 사회 경제에도 관심을 가졌으나 인구 문제의 중요성 때문에 출생, 질병, 사망 등의 사회 문제를 연구하였다.

그러나 통계학을 몰라 자기가 하는 일도 정치 해부학이라 부르고 있었다. 베티는 영국 옥스포드 대학 교수가 되었고, 시민혁명 때는 크롬웰의

브레인으로서 일했으며, 아일랜드 군의 행정관으로서 점령지 정책을 수행하기도 했다. 유아 조산 시설의 개선과 의사 교육을 통하여 유아 사망률을 낮추도록 노력하기도 했다. 건강 문제를 수량적으로 취급해 공중 위생학의 발전을 가져오게 한 것이다.

헬리 혜성(彗星)을 발견한 헬리는 천문학자였으나 사람이 죽고 사는 데 큰 관심을 가졌다. 그래서 생명표(生命表)를 만들었다. 이것이 오늘의 평균 수명과 여명(餘命)인데 지금도 사용되고 있다. 여명(餘命)이란 것은 지금 나이로 보아 앞으로 몇살, 몇해까지 더 산다는 확률 지표다. 그러나 영국 정치 사정 때문에 그런 학문은 뿌리를 내리지는 못했다. 산모나 귀여운 어린 아이가 죽어간다는 것을 차마 못 볼 일이며 지옥의 참변이었다. 1739년 런던에서 처음으로 산과 병실이 들어섰고 그 뒤 40년 동안 유아 사망률은 5분의 1로 떨어졌다. 같은 시절 프랑스 파리에서 조산부(助産婦) 자격을 얻은 윌리엄 스메리는 사람들의 반대를 무릅쓰고 런던에서 개업했다. 위생적으로 청결하게 하고 정성을 다함으로서 크게 성공하여 많은 신망을 얻었으며 남자 산과 의사의 필요성을 주장하였다. 산과 병실은 그 뒤에 의과 대학생들의 부주의로 병균에 오염되어 많은 임산부들이 희생을 치러야 했다.

유아 복지 운동이 크게 일어난 것도 그 무렵, 유럽 사람들은 무지하고 가난해서 기아(棄兒)가 많았다. 하룻밤 자고 나면 버려진 아기들이 수십 명씩 되었다. 그 대책으로 마련된 수용 시설이나 위생학적 견지에서 출판되는 육아책이 많이 나왔다. 그때가 18세기 중반으로 스페인, 프랑스, 독일에서 모자 보건을 국가 행정으로 하려는 움직임이 일어나고 있었다.

1808년 에딘버러의 싱클레어가 위생 보건 관련 문헌을 보았더니 무려 1900건이나 된다고 한 것으로 보아 그 당시의 높은 유아 보건에 대한 관심을 알 수 있다. 이와 같이 공중 위생이나 예방 의학은 경험주의(經驗

主義)에서 과학적 방향으로 전환해가고 있어 그 시대는 위생학의 르네상스라고 불렀다.

공중 위생학에서의 통계학(統計學)은 확률(確率)에 기초한 것이 중심을 이룬다. 확률론(確率論)은 카드나 주사위를 쓰던 도박사의 필요에서 비롯하였고, 가장 합리적으로 판돈을 나눠가지는 배분법에서 시작하였다. 어쨌던 이 방법은 많이 반복된 경우의 우연적 법칙을 생각한 것이기에 그 어떤 육감 같은 것은 배제되었다. 그 뒤 파스칼, 헬마 같은 유명한 수학자들이 이론적으로 연구하게 되었다.

뒷날 천재 가우스가 확률곡선(確率曲線)을 나타내는 방정식(方程式)까지 만들어 오차(誤差), 즉 불확실성도 숫자로 나타내 그 뒤의 과학 실험에 큰 도움이 됐다. 사람의 질병이나 사망은 여러가지 요인으로 규정되기 때문에 확률론으로 잘 설명되기 때문이다. 가우스는 돌산에서 돌깨는 석공. 벽돌 쌓는 벽돌공, 정원사 같은 막노동을 해온 집안에 태어났다. 아무런 학문적 분위기가 없었는데도 어려서부터 수리(數理)에 천재적 재능을 나타냈고 수학뿐만 아니라 천문학, 물리학에 지대한 공헌을 했다. 하지만 그의 생활 환경은 나빴다. 아내는 셋째 아이를 낳고 죽었으며, 그 아이도 요절하게 되어 수학의 천재인 가우스의 인생에도 서서히 검은 그림자가 드리워져 일찍 죽고 말았다.

바람〔風〕, 물〔水〕, 지형(地形) 등 자연 조건과 인간 수명

의성이라 불리는 그리스의 히포크라테스는 질병의 발생과 그 치료는 계절, 바람, 마시는 물, 지세와 지형, 해양 같은 자연 조건과 직업, 음식, 운동 등 인간 생활과 밀접하게 관련되어 있다고 주장하면서, 세밀하게 관찰하지 않으면 훌륭한 의사도 못 되고 예방도 못한다고 말하였다. 통계(統計)라는 개념이 의학으로 들어오면 수량으로 명시되기 때문에 경험에 의한 설득보다도 질병 상태를 더 잘 알 수 있게 되었다. 그래서 '생각하라' 는 말 앞에 먼저 '세어 보라' 는 말이 끼어들게 된 것이다.

윌리엄 파는 영국 웨일스의 통계국 통계관이었다. 그는 1839년부터 40년간 출생, 사망, 인구 이동을 다루었다. 또 인구 동태에 관한 통계를 써서 영국의 혼인율이 어떻게 변하고 있는지, 독신자가 기혼자보다 일찍 죽는다는 것이라든지, 사람은 그 직업에 따라 사망률이 몹시 다르다는 것 등을 조사 발표했다. 특히 주목할 것은 교도소에 들어가 있는 죄수의 사망률이 높다는 것을 숫자로 보고한 것이다.

1887년에 사형당한 사람은 8명이었는데, 구속 중 사망한 죄인의 숫자는 51명으로 사형수보다 7배나 많다. 죄수들의 연령과 수감 당시의 건강 상태를 조사하고 이를 일반인과 비교하여 보아도 현저하게 높고 형기가 길수록 사망률은 높았다. 죄수들은 나쁜 생활 조건과 심리적 부담 때문에 그들이 지은 죄보다 훨씬 가혹한 벌을 받고 있다는 것이다. 유럽 대륙에서도 일찍부터 교도소의 환경과 죄수들의 생활 조건을 개선해 주어야 한다면서 영국에서 일대 논쟁이 벌어졌다.

옛날 노예선에서 노를 저었던 죄수들은 1년이나 2년이면 모두 죽었다. 3년을 견디면 하늘이 내린 기적이라 하여 풀어 주었다. 19세기 중반에 이르러 겨우 죄수들의 대우가 개선되기 시작했다. 윌리엄 파는 금속 광산에서도 사망률이 높다는 것을 보고했다. 그런 사실을 유럽에서는 알고 있었는데 그 높은 사망률은 산신령이 화가 났기 때문이라고 생각했다.

동 유럽의 슈니벨그와 요하임스탈에서는 두 사람의 의사가 협력하여 광부 시체를 조사한 결과 650명의 광부 중 150명이 죽었으며 또 그들의 3분의 2가 폐암으로 죽은 것을 알아 냈다. 광산 분진이 원인이라고 생각을 했는데, 사실은 그 광산이 방사능 물질 함량이 높아 라돈에 과다 노출되었기 때문이라는 것이 밝혀졌다. 이를 증명하듯 요하임스탈에는 유명한 퀴리 부인이 방사성이 강한 핏치불랜드를 가지고 실험용으로 채취하려고 여러 번 왔다갔다 했다는 것도 밝혀졌다.

퀴리 부인은 그것을 뚝 떨어진 실험실에 두기로 했으며, 오래 살기는 하였으나 그래도 방사능 장애가 매우 심했으리라는 이야기가 있다. 자연 실험을 수치화(數値化)하는 한편 한 발 더 나아가 인간 실험을 해보면서 그 결과를 통계학적으로 증명하려는 사람들이 나타나기 시작했다.

말레시아 쿠알라룸풀 병원에서 일하던 퓨리처는 원주민 사이에 많이 생기는 각기병을 관찰했다. 찐 쌀을 쌀겨 째로 먹는 원주민은 각기병에 잘 안 걸리고 안남미(安南米)나 백미(白米)를 먹는 원주민은 각기병에 많이 걸린다는 사실을 알아 냈다. 바로 현미(玄米)와 백미(白米)의 차이를 알아 낸 것이다. 정신병원에서도 각기병으로 쓰러지는 환자가 적지 않아 예방법을 연구하기 시작했다. 환자들은 식사 시간에 식당에 모이기 때문에 그때 번호표를 주어 두 파트로 나누고 관찰하기 시작했다. 한쪽은 현미를 먹이고 다른 한쪽은 백미를 먹였다.

그 결과 백미를 먹은 쪽은 120명 중에서 34명이 각기병에 걸렸다. 그러나 현미 쪽은 132명 중 단 2명만 걸렸다. 그 2명도 조사를 시작할 때부터 각기에 걸렸던 환자였다. 그러니까 결과적으로 현미쪽에서는 한 사람도 각기병에 걸리지 않았다는 것이 밝혀진 것이다. 그 실험으로 각기병 예방에 대해 많은 것을 알 수 있었다. 현미쌀로 밥을 지을 때 비타민 B1이 쌀겨와 쌀눈에서 전분과 함께 인체에 흡수된다는 사실이 밝혀졌다.

일본에서는 메이지 시대에 벌써 각기병 예방법을 알았다. 1882년, 해군(海軍)의 다까이 가네히로(高井兼寬) 군의관이 각기의 원인은 식사에 있다고 생각하고 원양 항해 때 인체 실험을 통하여 증명하고 해군의 식사 메뉴를 바꾸어 버렸다. 그러나 일본 육군은 식사 이외의 원인도 있다면서 받아들이지 않아 20년 뒤의 노일전쟁(露日戰爭) 때 많은 육군 병사들이 만주 벌판에서 각기병으로 쓰러졌다.

장자(莊子)의 「위생(衛生)」과 희랍 신화 「하이진」

위생이라는 말이 일본에서 처음 퍼진 것은 명치유신 후 얼마되지 않았을 때이다. 그 당시 의료 행정을 맡고 있던 나가요 센사이(長與專齋)는 의료(醫療), 의무(醫務)라는 말이 실제에 맞지 않고, 보건(保健)이라든가, 건강(健康)이라는 말도 직역(直譯)한 것이라 이상해서 장자의 「경상초론(庚桑楚論)」에 나오는 '위생(衛生)'이라는 말을 쓰는 것이 좋겠다 하였다. 위생이란 뜻은 심신(心身)을 보위(保衛)하고 생명(生命)을 안전하게 한다는 것으로, 보건과는 약간 거리가 있으나 글자가 고상하고 발음도 좋아서 그렇게 쓰기로 했다고 말했다.

위생이란 말은 그 당시 사람들의 마음에 들어서 음식 담는 그릇까지 위생 식기라 부를 정도로 널리 사용되어 기뻤다고 그의 자서전 『송향사지(松香私志)』에 썼다. 그 뒤로는 보건에서 예방 의학까지 모두 위생이란 말로 사용되었으며 위생은 지역 보건, 즉 공중 위생 개념이 본래의 뜻이지만 일본에서는 개인적 건강 문제를 중심으로 사용되어 공중 위생 개념은 전쟁이 끝난 뒤까지 기다려야 했다.

서양에서는 위생을 '하이진(hygiene)', '히게이어', '히기네' 등으로 불려진다. 하이진은 그리스 신화에 나오는 아스클레피오스의 딸 이름인데 그녀는 아버지로부터 의약을 배웠다. 그녀가 성사(聖蛇)에게 먹이를 주는 그림은 유명하다. 그녀의 라틴 이름은 '사루트' 라고 하며 '인사한다' '존경한다' 는 뜻을 갖고 있다. 아버지는 히포크라테스 선서에 나오는 인물로 아폴로의 아들이다.

어머니인 코로니스는 절세 미인이었지만 하얀 까마귀가 아폴로에게 코로니스는 애인이 있다고 고자질하는 바람에 격분한 아폴로의 활에 맞아 죽임을 당한다. 다 죽게 된 그녀는 빈사 상태에서도 아폴로의 아들을 낳고 죽는다. 후회한 아폴로는 까마귀를 원망하다가 그만 화가 나서 새까만 빛으로 바꾸어 버렸다고 한다. 그때 태어난 아이가 아스클레피오스인데 켄타울로스(반신은 인간, 반신은 말,-의료전문직)가 키웠으며 양부(養父)로부터 의약(醫藥)을 공부한 끝에 명의(名醫)가 되었다. 그의 두 아들도 의사가 되었고 트로이 전쟁에 종군했다고 한다.

그의 명성을 시기한 제우스는 그가 죽은 사람을 살린 것을 화내어 벼락을 쳐 죽였다고 한다. 이처럼 위생이란 말의 시작은 허무맹랑한 신화의 길로 흘러오기도 했다. 그뿐만이 아니라 하이진의 여동생은 바나게이아라고 하는데 그녀는 약(藥)의 신(神)이 되었다.

그리스 시대 때 이미 히포크라테스는 「공기, 물, 흙 등에 관하여」라는 글을 냈는데, 거기에서 자연 환경과 인간 질병과의 관계를 중요시하였다. 로마 초기까지 이어졌는데 중세 암흑시대로 들어오면서 사라졌다.

르네상스 이후 또 다시 생활 환경과 질병 관계를 생각해게 되었으며, 산업혁명기를 지나 근대 위생학이 탄생하게 된다. 질병도 여러 번 퍼졌기 때문에 연구가 가능했다. 그리고 근대 위생학이라는 학문적 체계를 만든 것은 독일의 베텐 코헬이다.

베텐 코헬은 남부 독일의 농가에서 태어났다. 당시 약무관(藥務官)이던 삼촌 집으로 가서 철학과 자연 과학을 배우고 드디어 의학의 길로 들어섰다. 그 중간에서 연극에 미친 적도 있었지만 그는 유명한 리비히 문하에서 생화학(生化學)을 배웠고 클레아친을 발견하였다. 식품화학(食品化學)에도 관심이 있어서 여러가지 논문을 발표하였다. 그러나 의학의 목적은 질병의 치료보다도 예방이라고 역설한 끝에 생활 환경 연구에 몰두하였다. 공기, 물, 흙, 환기, 보온, 분뇨, 쓰레기 처리, 시체 매장에 이르기까지 현재의 환경 위생에 관한 학문의 기초를 모두 이루었다. 독일 뮌헨 대학에 위생학 강좌를 1852년에 개설한 것도 세계 최초의 일이었다. 특히 환기에 관한 그의 연구는 철저했다.

사람이 노동을 할 때 휴양 상태, 또는 병에 걸린 상태에서 탄산가스를 얼마나 배출하는가를 측정하였으며 탄산가스 배출 후 필요한 신선한 산소량도 얼마인가를 계산했다. 일반 주택, 병실, 임산부 방, 감옥, 공장, 병사(兵舍)까지도 환기 실태와 그 대책을 생각하고 인공 환기법도 개발했다. 지하수(地下水)의 중요성을 알린 것도 그였으며 전염병 방지를 위하여 처음으로 하수도를 매설하도록 하여 장티프스와 콜레라의 발병을 미리 막았다. 베텐 코헬은 지나칠 정도로 자연 환경에 중점을 두고 또 그 때까지의 많은 현상을 연구, 발표했기에 콜레라 균 감염설을 강하게 부인한 것도 유명하다. 자기 연구에 기초를 두는 학자의 운명이기도 하지만 그것은 의학을 알지 못하였기 때문에 일어나는 비극이기도 하다.

그 뒤, 마시는 물에 병인(病因)이 들어 있다는 것을 알아 내고 사람이 늘 먹는 음용수의 중요성을 안전하고 깨끗한 물을 먹어야 된다고 강조하였다.

1893년 라인케는 함브르크에서, 또 밀스는 미국 매서추세츠의 로렌스에서 물을 맑은 모래에 여과시켰더니 소화기 전염병이 격감했다는 것을 발견했다. 이 놀라운 일은 밀스 라인케 현상이라 불렀고, 많은 인구가 밀집하여 식수를 해결하고 살아갈 수 있는 근대 도시 형성에 큰 공헌을 하였다.

흙에서 나오는 방사선과 비브리오균

임상 의학에도 수리해석(數理解析)이 많이 도입되었다. 이탈리아의 플로렌스에 살던 의사 필립 바치니는 유명한 코흐보다 30년 전에 콜레라균을 발견하고 그 병의 발생, 임상 경과, 치료법까지 알아 낸 사람이다. 그런데도 그의 업적은 1세기 동안 계속 무시당했다.

바치니는 42살 때인 1854년 콜레라로 죽은 사람의 소장(小腸)을 현미경으로 관찰하고 콤마(,)모양의 소(小) 유기물이 꽉 들어차서 장점막을 파괴했지만 근육층까지는 미치지 못했으며 출혈도 없고 임파액을 누출시키고 있음을 발견하였다. 중환자는 3~4 파운드의 수분을 상실하기 때문에 얼굴은 쭈글쭈글해져 노인처럼 되고 목소리는 가느러져 근육에 경련이 일어난다고 하였다.

그는 소장의 표면적은 2.6만㎠, 대장은 3천㎠ 라고 추계했고, 병원체에 침범당한 점막 면적 S로부터 임파액이 새어 누출해도 정상 점막 S가

크면 흡수되지만 S가 2천㎠를 지나면 재흡수량(再吸收量)이 작아져 쌀뜨물 같은 설사를 하고 멎지 않는다는 것을 수식(數式)으로 나타내 병상경과를 설명하고 이것을 콜레라의 수리법칙(數理法則)으로 발표하였다.

그는 1%의 식염수를 주는 치료법을 권했다. 그의 관찰과 치료법은 정확했다. 그러나 제2차 대전 후에 탈수 상황을 알아보고 그만큼 물과 소금을 보충하는 수량적 치료법(數量的治療法)이 확립될 때까지는 정량적(定量的) 치료법은 거의 하지 않았기 때문에 많은 콜레라 환자들이 탈수로 죽었다. 그 유기체는 효소 역할을 하고 콤마(,) 모양이나 S 모양같이 생겼기에 비브리오라고 이름을 붙였다. 그것이 오늘날의 비브리오 균이다. 그 무렵 런던의 핫셀도 환자의 장에서 많은 비브리오를 발견했으나 병원체(病原體)라고 판단하지는 못하였다.

바치니의 논문 발표보다 5년 전, 런던의 의사 스노는 런던 지도 위에 환자 발생을 표시하면서 분포를 조사한 결과 콜레라는 직업, 수입, 성별, 연령, 생활 상태에 상관하지 않으며 수도 회사의 배관 분포에 따라 테임즈강을 따라 오염이 심한 물을 마시는 사람들에게 이환률이 높다는 것을 알아냈다. 그래서 수도 취수구를 테임즈강 상류의 맑은 물이 있는 곳으로 옮겼더니 콜레라 환자가 크게 줄었다.

통계관이던 윌리엄 파는 스노가 한 일을 높이 평가했고 바치니의 작업장을 찾아가 그의 연구 방법, 콜레라의 수리 법칙에 감탄, 런던으로 돌아와 소개하였다. 그러나 그가 그 두 가지 중요한 성과를 연결시켜서 생각했다는 기록은 없고 두 가지 모두 오랫 동안 무시당하였다. 그 당시 유럽의 의학 전문가들은 콜레라가 사람에서 사람으로 전염해간다는 생각은 못 했다. 그 첫째 이유는 페스트처럼 사람들이 보는 데서 감염되고 죽는 것이 전염병이라고 생각했기 때문이었다.

위생학자들은 콜레라는. 가난하고, 불결하고, 못난 사람들에게 주는 하나님의 섭리라고 여겨 환경만 좋아지면 콜레라 환자의 배설물이 있어도 아무 문제가 없다고 생각하였다. 검역을 아무리 해도 퍼지는 것이 그 증거며 청결 지역에서는 콜레라가 없다는 것으로 알 수 있다고 했다. 위생학의 권위자 베텐 코헬은 콜레라 배설물도 그것이 있는 흙[土壤]에 따라서, 즉 무엇인가 방사하는 것처럼 구멍 많은 다공성(多孔性) 흙에서 더 번창한다는 것을 알아 냈다.

즉 병원체 X와 흙 Y의 상호 작용으로 발생하여 공기로 전염되는 공식을 알아서 균과 흙이 없으면 전염병은 발생하지 않는다고 했다. 그의 이론은 많은 찬성자를 얻었고 전염병이라는 것은 없다고 하는 그의 주장 때문에 19세기는 방역 대책이 늦어졌다.

코흐가 이집트와 인도에서 콜레라 균을 발견하고 배양에 성공한 뒤에도 베텐 코헬은 콜레라의 한 원인으로만 보고 또 다른 원인을 믿었다. 한편 이탈리아에서는 30년 전에 콜레라 균을 발견한 바치니의 명성을 코흐가 인정하지 않는다고 비난했고, 영국에서도 이상한 일이라 했다. 학자들은 코흐의 학설과 주장을 인정하지 않았지만 독일 황제는 코흐에게 훈장을 주면서 국위를 크게 선양했다고 칭찬했다. 왜, 무슨 이유로 코흐가 바치니의 업적을 인정하지 않았는지 그것은 코흐만이 알고 있다.

베텐 코헬은 자기이론을 증명하기 위하여 중조(重曹)로 위액을 중화한 다음 약 10억 마리의 콜레라 균을 마셨다. 그런데도 죽지 않고 설사만 좀 했다. 그 뒤에 27명이 인체 실험을 한 결과 설사 10명, 무증상 17명으로 나타났다. 이 방법으로는 증명하기가 불충분하다고 판단했다. 그러나 해가 지날수록 콜레라 균 감염은 확실성을 띠어 갔다. 그러던 1901년 베텐 코헬은 자살해 버렸다.

그의 나이 83세, 그 이유는 아무도 모른다. 19세기 후반 50년 사이에 국제위생회의(國際衛生會議)가 약 10회 유럽 각지에서 열렸으나 베텐 코헬의 학설이 더욱 존중되었고 감염설은 그저 참고하는 정도에 그치고 말았다. 이때 무역 국가들은 이것을 빌미로 무역선의 검역을 하는둥마는 둥 돈을 아끼고 벌었지만 그 대신 콜레라는 무역선을 타고 해마다 조용하게 세계 각지로 퍼져나갔다.

한편 바치니의 업적은 111년 지난 뒤에야 인정 받았다. 그 결과 비브리오 콜레라라는 이름이 아직도 여름만 되면 기승을 부리며 남아 있다.

8 나이팅게일의 출현과 간호

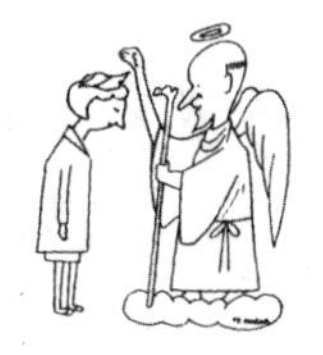

시약(施藥), 시욕(施浴) 등 옛날 간호 제도

일본의 환자와 노약자에 대한 사회 복지 제도에 대한 기록은 나라(奈良) 시대부터 남아 있다. 양노율령(養老律令) 중 호적(戶籍)에 잔질(殘疾, 가벼운 장애자와 만성병), 폐질(廢疾, 백치, 언어장애, 난쟁이 등), 독질(篤疾, 문둥병, 광인, 중증 중장애자)로 나누어 조세 감면이나 처벌을 가볍게 해주었으며, 80세 이상의 노인에게는 정기적 보호와 간호를 의무화했으며 또 간호사에 대해서는 휴가를 주었다.

시약원(施藥院)과 비전원(悲田院) 같은 사회 복지 시설이 생겨난 것은 723년이다. 7년 뒤에 고오묘(光明) 황후를 중심으로 환자와 노인에게 시약(施藥, 약을 나누어주는 것)과 시욕(施浴, 목욕 시켜주는 것)을 하였으며 황후가 친히 때를 밀어 준 환자나 노인만 해도 1천명이 넘는다는 이야기가 있다.

또 비전원(悲田院)에서는 굶는 자들에게 죽을 쑤어 나누어 주었다. 이런 제도는 헤이안(平安) 후기까지 이어진 듯하다. 후지와라 가문의 일기 '명월기(明月記)' 에 비전원에 관한 기록이 남아있으며, 『도연초(徒然草)』라는 수필집에도 비전원은 가모가와(鴨川) 서쪽에 있었지만 지금은 이름뿐이고 옛 흔적은 없다고 적혀 있다. 위정자나 관료들의 정치 싸움은 예나 지금이나 동 · 서양이 모두 같기 때문에 자선과 사회 복지 사업은 당시 집권자들의 마음먹기에 따라 달라졌다.

이와 같은 사회 제도는 당나라에서 유학생들이 귀국하여 중국 제도를 본 따 만든 것들이다. 중국 당(唐)나라에서는 현종(玄宗)의 개원(開元) 5년(717년)에 비전방(悲田坊)을 세우고 병자, 노약자, 장애자와 오갈 데 없는 사람들을 지방 행정 구역 단위별로 보호하는 제도를 확립하였다.

장안을 비롯하여, 여러 곳에 개설하여 비전방 병방(悲田坊病坊), 보구병방(普救病坊)이라 불렀다. 관리자로 승려들을 임명하여 종교 활동의 일환이 되게 하였다. 구제 제도는 남북조(南北朝) 시대부터 있었는데 그것을 제도화한 것이었다. 그러나 관료적 운영이어서 시대가 경과함에 따라 개선되였다. 송(宋), 원(元) 시대에도 운영했으나, 수요가 많았던 만큼 큰 골칫거리가 되기도 했다.

1590년, 명(明)나라 때는 민간에서 동선회(同善會)라는 단체를 만들어 회비를 거두어 운영하였다. 청(淸)나라 때는 타관에서 들어온 행려병자, 여행자도 돌보았다는 기록이 남아 있다.

유럽에서는 기독교 단체 이외의 간호 활동은 사회 활동의 중요성을 깨달은 부인들 중심으로 이루어졌다. 기원 이후에는 수도원에서 시술하고 처녀와 부인들이 거들었다. 1212년 프랑스에서는 신부가 교회 병원 운영 규정을 만들었으며, 사랑과 인내와 봉사를 선서한 기능인들을 간호사로 썼다. 그때 그녀들은 종교 복장을 하고 많은 봉사를 하였다. 17세기로 들어와 프랑스의 뱅상 드 폴신부는 젊은 부인들을 모아 자선 단체를 만들어 봉사 활동, 방문 간호를 실시했다. 자기 교구 아닌 다른 교구에도 보내 하루에 여덟 명 정도 돌보게 했다. 그는 회원들에게,

"당신들은 성직자가 아니고 간호사니까 신부처럼 수도원에만 있지 말고 어디든지 가서 불쌍한 사람을 돌보시오."라고 했다.

프로테스탄트 운동이 일어나면서 병원이 중심이 되고 수도원보다 민간 단체가 나서기 시작했다. 그때부터 지위도 낮고 대우도 나빠 간호사의 질이 떨어지고 환자 취급도 거칠어졌다. 자선 사업 기부금도 줄어 병원에 들어오지 못하는 사람들이 늘어 났다. 시설은 점점 나빠져 어둡고 환기도 안 되고 불결하였으며 구역질이 날 만큼 냄새가 고약했다. 환자들은 위생처리가 안 된 더러운 옷을 입고 있었으며, 침대 하나에 두세 사

람이 함께 누워 있었다. 간호사들은 자주 술을 마셨으며 환자들도 이들을 따라 술을 마시기도 하였다. 간호사 한 사람이 20~30명의 환자를 돌보아야 했으나 거만하고 이기적이어서 환자들끼리 서로 돌보아 주기도 했다.

영국의 유명한 소설가 찰스 디킨스는 그의 작품 속에서 못된 간호사들을 이렇게 표현하고있다.

"뚱뚱보에다 찢어지는 목소리로 뱁새눈을 한 간호부는 흙빛 가운과 앞치마에 모자를 썼는데 몸냄새조차 고약했다. 코는 부풀어 오른 듯 뻘겋고 갓 태어난 아기도 아무런 애정이나 사랑은 커녕 시신을 관에 밀어 넣을 때처럼 마구 다루었다. 노인 환자가 아프다고 소리치면 달려가 그 노인 환자의 멱살을 잡고 여러 번 흔들어 지치게 한 다음 침대에 다시 눕히고는 '아아! 이제야 이 늙은이 조용해져서 좋다' 고 하면서 혼자 킬킬거렸다."

몸이 아픈 것도 서러운데 환자들이 얼마나 냉대를 받던 시절인가. 영국 런던이 그 모양이었으니까 그 당시의 다른 나라는 더 말할 것도 없다. 카이저워스가 간호 학교를 세우고 나이팅게일이 세상에 나올 때까지 참된 간호는 더 기다려야 했던 것이다.

「어머니의 집」과 나이팅게일

유럽에서 근대 간호 제도가 어떻게 발전되어 왔는가를 알아 보자. 1833년, 독일 라인 강변인 카이젤스벨트에 살던 기독교 목사 후리드넬과 그의 아내는 집 뒷마당 동쪽 별채에 침대 하나를 놓고 형무소에서 나와 오갈데 없는 홀아비 한 사람을 보살피기 시작했다. 어느 정도 정신적 안정과 사회적 적응이 되면, 사회로 돌려보내기 위한 준비를 시키기 위해서였다. 이것이 「어머니의 집」의 시초다. 이런 시설은 해마다 늘어 3년 뒤에는 극빈 환자를 수용하고 간호원 양성을 위해 학원을 만들었는데, 그것이 디아 코네스 즉, 자선 단체, 부인 봉사원 제도의 시발이었다.

1851년에는 필요한 시설이 갖추어져 있는 청소년 갱생원, 윤락 여성 갱생 시설, 여교사 양성소 등 종합 사회복지 센터를 만들었다. 여기에 많은 여성 봉사원이 상근하였고, 때로는 독일 각지에 파견되서 간호 사업에 종사케 하였다. 나중에는 여성 간호사가 1,600명 정도 되었고, 치료소가 400개가 넘었다. 그런데 희한하게도 그의 아내는 남편과 함께 고생하며 「어머니의 집」을 만들었는데 6년 뒤에 아기를 낳다가 죽었다. 후처(後妻)로 들어온 카롤리네도 남편을 따라 봉사에 헌신했다.

그뒤, 루터파의 레에가 국내 전도 교회를 세우고 4년 후에 노이엔뎃델스하우어에 간호학교를 열어 방문 간호를 시작했다. 유치원, 여교사 양성소, 윤락녀 수용소, 정신 병원을 세워 전도하며 봉사했다. 모자 보건과 사회 복지를 중심으로 일한 당시의 사회상을 알 수 있다.

근대 간호학(看護學)의 창설자인 나이팅게일도 디아 코네스 학원을 찾아가서 큰 교훈과 힌트를 얻었다고 한다. 나이팅게일은 어려서부터 동물을 사랑하며 병든 동물 보살피기를 잘 했다. 어린 아기들에 대한 간호도 잘 했는데 그런 것이 자선 사업을 하게 한 것이다. 소녀 시절부터 그녀는 "하나님이 내게 환자 간호하라고 하셨다."고 생각했다고 한다.

그 당시는 간호사란 그리 좋은 직업은 아니었고, 고등교육을 받은 여자가 하는 일로는 사회적으로 좋은 대우를 받지 못했다. 귀부인들은 돈만 내고 제 손으로 환자를 만지지 않았다. 나이팅게일은 집안의 반대를 뿌리치고 병원 자선 단체를 찾아가 봉사할 때마다 자기 인생이 빛나는 것같아 기뻤다고 한다. 1805년 베르린에서 병원과 자선 시설을 찾아 다니고 저 유명한 카이젤스벨트 학원을 찾아갔다.

거기서 2주일 머물면서 보통 병원에서 느끼는 토할 것 같은 악취가 없는 것과, 여자 간호사한테는 남자 환자를 돌보게 하지 않는 것과, 교장도 직접 환자를 간호하는 것을 보고 느낀 것이 많았다. 그녀는 귀국 후에 「프리드넬 목사님이 지도하는 유아학교, 병원, 윤락녀 갱생 시설의 원조와 보호에 걸친 디아 코네스 학원」이라는 논문을 냈다. 다음해 1851년, 그녀는 다시 「어머니의 집」을 찾아갔다. 그곳 생활은 엄격했으며 가난했다. 그녀가 쓴 편지에는,

"식사 시간은 매 번 10분이고 하루 네 번 식사하는데, 아침 5시에 일어나고 5시 45분에 아침 식사를 한다. 2시와 3시에 차를 마시고, 스프는 12시와 7시, 빵은 아침과 낮, 야채는 12시에 나온다. 어제까지 바빠서 세탁도 못했다. 그러나 이것이야말로 인생의 즐거움이며 산다는 것은 바로 인생을 사랑한다는 현실에 늘 만족하고 감사하고 있습니다."라고 썼다.

봉사단원 대부분이 시골 농부의 딸들이란 것도 기뻤다고 한다. 자선 간호에서 일반 간호로 넘어오고 있었던 때이다. 집으로 불려온 나이팅게일은 그 뒤에도 각처에 있는 병원과 자선 시설을 돌아보았다. 간호도 하고 간호 제도에 대한 연구도 열심히 하였다. 간호사는 자기들이 하는 직무 내용, 노동 조건. 물품 구매, 인사 관리 업무까지 해야 했다.

왜냐 하면 공공 시설이나 병원에서는 운영비 횡령 사건이 빈번하고 물품 구매시의 협잡과 부정이 저질러졌으며, 또 기부금이나 보조금으로 운영하기 때문에 경리를 철저히하지 않으면 안 된다는 것을 알았다. 의사들도 인간성이 나쁜 사람이 많았고, 또 타락한 창녀 같은 간호사, 구역질할 것 같은 병실 등, 고쳐 나가야 할 일들은 너무 많았던 시절이다.

오장(五臟)의 창(窓)인 눈과 맹인

시각 장애는 일상 행동을 혼자서 마음대로 할 수 없어 불편함이 이만저만이 아니다. 그래서 옛부터 눈은 오장육부(五臟六腑)의 창(窓)이라고 했으며 내장의 정기가 눈에 모이면 몸이 상쾌하고 건강하다고 했다. 눈은 해와 달에 해당하는 신체의 부분이다. 그래서 사람들은 눈을 매우 소중하게 생각했다.

옛날부터 눈병에 광한 기록이 많이 전한다. 에도 시대에 네델란드에서 일본으로 파견된 봄베는 일본에 안질 환자가 많은 데 놀랐다고 하였다. 지금도 아시아 후진국에서는 눈병을 많이 앓는다. 일본 가마꾸라 시대부터 시력을 보호하고 눈병을 예방하는 방법 16가지가 전해오고 있다. 그 중 몇 가지는 다음과 같다.

- 너무 오래토록 책을 읽지 말라.
- 어두운 곳에서 책을 읽지 말라.
- 오랫동안 연기나 가스에 쏘이지 말라.
- 해를 바로 쳐다보지 말라.

- 하염없이 눈물을 많이 흘리며 울지 말라.
- 술을 많이 마시지 말고 담배를 너무 피지 말라.
- 남녀간 성관계에 너무 탐닉하지 말라.
- 나이가 들면 눈을 자주 감고 쉬게 하라는 등이다 .

맹인 대책(盲人對策)은 프랑스에서 7세기에 르망 시의 사제가 최초로 시설을 만들어 시작했다. 13세기에는 프랑스 루이 9세가 파리에 맹인원(盲人院)을 만들었는데, 십자군 전쟁에 나가 싸우다가 눈을 잃은 군인 3백 명을 수용하기 위해서였고 가난한 장님들도 수용했다고 한다.

일반적으로 눈병 치료는 1781년부터 시작하였는데, 시설 안에 안과 전문 의사를 둔 것은 1880년이었다. 운영 자금은 일반 모금과 자기들이 내는 기부금으로 충당하였다. 18세기에는 맹인 악단이 파리에 나타나 인기를 끌었는데, 음악 공부는 어디서 어떻게 했는지 알 수 없다. 유명한 철학자들이 맹인 대책을 논했는데 그 중에서도 대표적인 것은 록크의 『인간오성론』(人間悟性論)과 데드로의 『눈이 보이는 사람이 맹인에게 쓴 편지』이다.

바란탄 아유이는 데드로의 글을 읽고 맹인 교육에 관심을 갖게 되었으며 1784년 한 사람의 맹인 소년을 교육한 것이 인연이 되어 파리에 맹인 학교를 세웠다. 7년 뒤에 그 학교는 국립이 되었다. 1817년 기리에 교장이 『맹인교육론』(盲人教育論)을 써서 교육법을 제시했다. 맹인용 활자를 만들고 특수 글자판에 실을 매어서 손으로 익히게 유도했으며 산술(算術)도 특수 활자판을 사용하여 교육했다. 열다섯 가지의 손재주도 가르쳤다. 음악도 가르쳤는데 눈으로 보지 못하니까 입으로 자꾸 노래 부르게 하고 오르간이나 악기를 손으로 익히게 하였다.

기부금 모으기와 교육 효과를 알리기 위해 맹인 학생들이 프랑스 왕

루이 16세와 왕립 아카데미에서 음악 연주도 했다. 1918년 샤르르 발비에라는 귀족 군인이 나폴레옹 군대의 정보를 빨리 전달하는 방법을 연구하다가 속기법을 창안, 어두운 밤에도 손으로 만지면 알아보는 종이 모형을 고안해 냈다. 알파벳 25자를(W는 제외) 5열 5행으로 배열하고 프랑스 말 발음을 36가지로 구분하여 6열 6행으로 표를 만들어 가로 세로가 만나면 문장이 되게 했다.

그 다음해 루브르의 산업 박람회에 암호 문자를 눈으로 보지 않아도 판에 글자를 새기는 기계를 출품했다. 그 뒤 그 암호 문자는 맹인이 손으로 더듬어서 글을 읽게 하는데 좋겠다는 생각을 하게 되어 맹인 학교에 권하였다. 야간 문자라고 불리던 이 기계는 이미 1670년 이탈리아의 한 신부가 『교사술(教師術)』이라는 책에서 발명품이라고 발표한 것이었다. 1803년 코스토랄바가 그 신부가 한 일은 전혀 소용없다고 했는데 어쩌면 발비에는 거기서 힌트를 얻었을지 모른다.

그 뒤에 발비에는 맹인용 알파벳을 만들고 점을 두 줄씩 수직 평행선으로 하고 왼쪽 점의 수는 발음과 알파벳의 몇 단(段)인가를, 오른쪽은 몇열(列) 째인가를 가르쳤다. 열두 개의 점을 써서 글자를 만들고 이동식으로 일정한 규칙을 만들어 점글자로 쓰게도 만들었다.

1823년 왕립 맹인학교에서 그 실험을 하였다. 점자를 배운 맹인을 A실에 놓고 새 문장을 B실에서 듣고 쓰게 하였고, 그것을 다시 A실 맹인들이 읽게 하였다. 그 결과 발비에의 발명을 아주 좋다고 판명되었으며 장님들이 글을 읽고 쓰게 되었던 것이다. 가난한 집 장님 아이들도 자기 집에서 글을 읽고 쓰게 되어 장님 사회가 눈을 뜨게 되다시피 했다.

이 놀랍고 새로운 발비에의 발명은 맹인들로부터 큰 존경을 받았고, 프랑스 정부는 그 당시로는 막대한 연구 자원금을 주어 그의 공로를 치하하였다. 프랑스 정부는 1824년 발비에게 1,000프랑을 주었다. 하지만 맹인글자는 아직 초보 단계라 어디서든 마음대로 쓰게 되는 데는 맹인 천재(天才) 루이 브라유가 나타나야만 했다.

맹인을 사회인으로 만든 브라유의 점자 발명

맹인용 점자를 완성한 것은 루이 브라유였다. 브라유는 자신이 맹인이었다. 그가 실명한 이유가 너무 어처구니 없었다. 아버지는 피혁 공장의 직공이었으며, 막내 아들인 브라유는 아버지의 귀여움을 독차지하며 자랐으며 늘 아버지가 일하는 데서 놀았다. 브라유가 세 살 때의 일이다. 브라유는 아버지 흉내를 내면서 낫으로 가죽끈을 자르려고 했다. 가죽끈은 질기고 탄력이 있어 브라유가 힘껏 낫을 잡아 당겼을 때 가죽끈이 탁 잘리면서 그만 낫이 브라유의 눈알을 찍었다.

그 시대에는 교감성안염(交感性眼炎)을 몰랐다. 한쪽 눈을 다치면 한두 달 뒤에 포도상막염이 생겨서 두 눈 다 못보게 되는 무서운 병이다. 그당시로는 브라유의 다친 눈은 빨리 뽑아 내야 했다. 그러나 그런 것을 모르던 시대라 치료를 받으면 나으려니 했다. 가엾은 브라유는 그만 장님이 되었다. 지금은 안과 치료가 발달되어 눈알을 뽑지 않아도 되나 그 당시 브라유 부모의 마음이 어떠했겠는가!

하지만 1812년의 프랑스 시골에서는 어쩔 수가 없었다. 그의 부모와 두 누이는 눈먼 소년을 보통 아이처럼 엄하게 키웠다. 학교에도 보내고 집에서도 말안장과 마구(馬具)를 만드는 일을 가르쳤다.

브라유가 여섯 살 때, 파리에 맹인학교가 설립되었다는 말을 들었다.

학교 선생님, 신부님, 마을 어른들이 이 착하고 머리 좋은 아이를 그 학교로 보냈다. 브라유의 나이 열 살 때였다. 그 맹인 학교는 세계 최초였다. 학교에서는 모국어 외에도 라틴 어, 그리스 어, 이탈리아 어, 영어, 스페인 어를 가르쳤고 또 수학, 음악, 지리, 역사까지 가르쳤다. 브라유는 우등생으로 8년 사이에 열 개가 넘는 상을 받았고, 첼로, 피아노도 잘 쳤다. 15세 때 복습 교사라는 대리 선생님으로 교단에 섰다. 그의 교수법은 맹인들이 알아 듣기 쉽게 가르쳤기 때문에 인기가 대단했다.

샤를르 발비에가 맹인용 점자를 만들었지만, 그것은 청맹(靑盲)과니 전용이어서 눈을 다쳐 전혀 못 보는 장님들은 곤란했다. 브라유는 점을 세어서 읽는 발비에 방식보다 점의 무리를 패턴으로 하는 것이 더 쉽다는 것을 알아 냈다. 그래서 ABC와 숫자, 구독점, 계산부호나 음보(音譜)를 96가지 코드에 담았다. 점과 선의 모음을 손가락 끝으로 충분하게 느껴서 알 수 있도록 꾸준히 개량해 나갔다. 1827년, 이 맹인 점자 문법책을 만들었고, 2년 뒤에는 맹인이 말이나 음악을 점자로 쓰는 책을 출판했다.

1837년에는 점자 부호를 63가지로 줄였다. 읽고 쓰기가 더 간단해진 것이다. 불행한 사람들은 행복하게 해주는 사람이 있어서 행복해지는 데 브라유같은 사람이 바로 그런 사람이다. 같은 해 브라유는 『프랑스 역사 개요』 3권을 출판했다. 모두 152페이지로 무게가 1.75kg이였는데 그것은 점자 때문이었다. 음악책과 악보도 많이 펴냈는데 맹인들을 위한 뜻이 컸기 때문이었을 것이다.

이와 같이 맹인용 점자는 서서히 유럽 대륙에 퍼지고, 1849년에는 거의 모든 학교에서 점자 우등생이 나왔다고 한다. 그러나 그래도 점자는 기피당하다가 30년이 지난 1879년에야 겨우 점자가 정식으로 채용되었다. 브라유는 천재였으며 천재는 예외없이 몸이 약했다. 맹인들의 암흑

세계에 점자로 광명의 빛을 비춰 준 브라유도 젊은 나이 26세에 폐결핵으로 각혈하기 시작했다. 브라유의 폐결핵은 날로 더 악화되어 섭생에 더욱 더 신경을 썼으나 효험이 없어 31세 때 부터는 음악 이외의 교육은 할 수없게 되었다. 그러나 점자 개량은 계속했다. 그의 집안에 결핵 환자가 없었던 것으로 보아 브라유는 사춘기 시절에 보낸 환경이 열악한 맹인학교 기숙사 시절에 폐병에 감염된것 같다.

마침 그때 유럽 대륙은 폐결핵 전성기였다. 교사는 바람이 잘 안 통하는 습지대에 있었고 악취가 코를 찔렀다. 학생들은 창백하고 쇠약했으며 환자도 몇 사람 생겨났다고 고문 의사는 보고했다. 맹인 소년 사망률이 높은 것도 1832년의 국회 의사록에서 찾아 볼 수 있다. 1851년 12월, 브라유는 피를 많이 토하고 절대 안정을 취하지 않으면 안 되게 되었다. 그는 친구에게 말했다.

"나는 이 세상에서 내가 해야 할 일은 다했다."

그 다음 해 1월 6일, 브라유는 최후의 성체배수(聖體拜受)를 마치고 조용히 숨을 거두었다. 그의 나의 43세, 하나님은 왜 그렇게 훌륭한 사람만 일찍 골라서 데려가는지 모르겠다. 브라유는 맹인을 위해서라면 좋든 나쁘든 가리지 않고 최선을 다한 사람이었다. 지금도 파리 맹인학교에는 그의 흉상이 서 있는데 그 흉상에는,

"모든 장님들의 감사한 마음과 정성을 모아서."라는 글이 새겨져 있다. 세상의 모든 사람이 다 보고 브라유를 존경하는데 아직도 맹인들만은 그 흉상을 못보다니 얼마나 안타까운가!

브라유야말로 가장 불쌍한 장애자 맹인을 완전한 사회인으로 만들어 준 은인이다.

9 식생활의 변화와 성인병

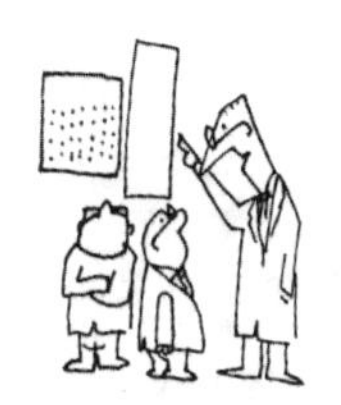

일본의 초기 의정 제도

일본 메이지 초기 의정 제도는 어떻게 도입되고 발전해 왔는가? 메이지 유신 이후 오무라 에끼지로(大村益次郎) 의감(醫監)의 발의로 일본 의학을 서양화하려는 의정 제도 발전 대책이 만들어졌다. 후꾸이 번(福井藩)의 전속의(專屬醫)인 이와사 쥰(岩佐 純)과 사가 번(佐賀藩)의 주치의 사라 지야스(長良知安)가 뽑혀 경도(京都)에서 동경(東京)으로 내려왔다. 두 사람은 같이 나가사끼에서 서양 의학을 공부한 사람들로 그중 사라는 사구라(佐倉)의 순천당(順天堂)에서 숙장(塾長)을 지내기도 했다.

그들은 세계의 의학 서적과 유럽에 파견한 관리와 학자들이 보내온 보고서를 읽고 밤낮으로 토론에 토론을 거듭한 끝에 독일 의학이 세계 최고 수준이므로 일본 의약 제도는 독일의 제도를 참고하여야 한다고 정부에 건의한다. 일본 정부의 고문 의사였던 훌베키도 찬성한다. 그러나 정부는 영국 의학에 주로 의존하고 있어서 이를 바꾸기가 힘들었다. 이시구로가 쓴 『회고 90년』에 자세하게 적혀 있다. 일본이 명치유신 때 영국 공사 파크스는 에딘버라 의학교에서 근대 의학을 공부한 의사 윌리엄 윌리스 박사를 일본으로 데려왔다.

그는 일본의 내전의 부상자를 치료하고 요꼬하마에 병원을 세우고 동경에 대학병원을 건립한 사람이었다. 정부 요인 중에는 유신 전쟁 때 부상하여 아직도 윌리스 신세를 지고 있는 자가 많았다. 그는 메이지 2년 대학병원 원장이 되었고 이미 의학 교육과 치료의 중심이었다. 때문에 일본 정부가 이제 독일 의정 제도를 택한다는 것은 윌리스를 해임하는 것과 같은 것이다. 당시 대학의 책임자인 야마우찌 요도(山內容堂)는 윌리스와 친분이 두터워 독일과 영국 사이에서 많은 고민을 하였다. 결국 정부가 독일편을 들자 윌리스의 처우 문제를 사이고 다까모리(西鄉隆盛)에게 부탁하고 그 당시로서는 파격적으로 월 급여(給與) 천 원에 가고시마로 보내기로 하고 일단락 되었다.

독일 정부는 두 사람의 의사를 일본으로 보내기로 했으나 마침 프러시아 전쟁이 터져 의사가 부족하여 못 보내고 있다가 1871년에야 겨우 보냈다. 서양 의사가 없는 동안 근대 의학을 배우겠다는 학생들이 몰렸으나 선생이 없어 일본의사가 대신했으나 신통치 않아 할수없이 나가사끼에 있다가 물러가는 네덜란드 의사 볼드윈에게 강의를 부탁했다.

그러나 볼드윈은 이렇게 말하면서 분노했다.

"우리 네덜란드는 옛부터 일본에 서양 문물을 가르치고 무상으로 의학 교육도 해주었다. 그런데 지금 우리 나라를 배신하고 독일 사람들을 끌어오다니 말이 되느냐? 더구나 독일 사람이 오는 동안만 내가 대신 강의 하라니 내가 그런 짓이나 하는 사람인 줄로 알았느냐?"

그러나 일본인들이 백번 사죄를 하면서 부탁하자 볼드윈은 강의를 했는데 명강이었다 한다. 그 볼드윈이 의사이지만 우에노 공원(上野公園)에 병원을 세우려는 일본 정부 안을 반대했다.

"당신들 일본인은 아직도 무식해서 몰라! 이런 도시에는 공원이 더 필요해, 도대체 공원을 없애고 공원에 병원을 세우려는 나라는 이 세계에서 일본밖에 없다. 앞으로는 병원 열 개보다 공원 하나가 더 중요해!"

결국 일본 정부가 졌다. 그래서 일본 정부는 홍고(本鄉)에 있는 큰 집을 사서 대학병원 부지로 결정했다고 한다. 일본에 온 독일 의사 뮐러는 42세로 베르린 군의학교를 졸업하고 하이티에서 12년간 의학 교육 조직을 만들고 사회 위생을 지도하였으며, 또 한 사람 호프만은 해군 군의관으로 내과, 병리학, 약학을 전공했다. 두 사람은 6월에 독일을 떠나 미국을 거처서 8월 23일, 요꼬하마에 배로 도착했다. 두 사람 모두 군복을 입었고 규칙적이고 엄격한 지도를 시작했다. 왜 군복을 입고 왔을까?

일본에 있던 독일 공사는 당시 일본의 정세를 다음과 같은 요지의 편지로 적어 본국 정부에 보낸다.

"일본 사람들은 의사는 기능직 취급을 하지만 군복을 입은 군인들을 매우 존경한다. 그러니 멋진 군복을 입혀서 보내라. 멋진 군복을 입으면 천황 폐하도 만날 수 있고 일본 국민의 존경도 받는다. 일본은 자고로 사무라이 정신의 나라, 군인의 나라다."

그래서 군복 입은 의사 두 사람은 문부성(文部省)과 3년 계약을 맺고 독일 공사관원 신분을 얻었다. 뮐러는 대학동교(大學東校, 지금의 동경대학)의 책임자가 되어 의학 교육 제도를 고치고 상시 상담제(常時相談制)에서 강의제(講義制)로 바꾸었다. 학생들이 기초 지식이 없는 것을 알고 예과(豫科-교양부)제도를 두고 능력 없는 선생은 외국 군인이라도 내쫓아 과학 지식과 어학의 충실을 기했다.

그 당시의 의사는 사회적 지위가 낮아서 학생들의 질도 나빴다. 뮐러는 의학생 입학 수준을 높이는 한편 의사의 지위를 높이는 기초 작업을 했다. 지망생도 젊고 잘 생기고 서양 문물에 빨리 적응되는 자들을 뽑아 열심히 교육했다. 그러나 따라오지 못하는 학생은 제적을 하다 보니 어느새 절반으로 줄었다. 남아 있는 150명 중에서도 졸업한 학생은 겨우 35명이었다. 그들이 신일본의 의학계 지도자들이 되었다. 뮐러의 사전 허가없이는 직원 채용도 못하였으며 무능한 직원을 한꺼번에 70명씩 쫓아 냈다. 새로운 유능한 일꾼들이 들어와 이 학교는 새롭게 태어났다. 이에 독일 정부는 매우 긍지를 느끼고 일본 정부도 고맙게 생각했다.

독일 의학 교수 벨츠의 공적

대학동교(大學東校)에서 초청한 독일인 뮐러 박사와 호프만 박사가 일본에 와서 이룬 공적은 실로 크다. 그러나 그들이 처음 부임해서 첫 번째 강의할 때 강당에 모인 일본 학생과 교직원들은 생전 처음 보는 찬란한 독일 군복에 놀라 눈이 부셨다 한다. 어디 그뿐인가. 독일 육군과 해군 제복에다 가죽 장화를 신은 서양인들이 강단으로 올라가 하는 말이,

"여러분! 우리는 단순하게 의학 공부만 시키려고 온 것이 아니라 의료제도를 통하여 여러분의 의식과 생활 개선을 하는 것이 우리 두 사람의 목적이다. 이것은 우리 독일 황제 폐하와 일본 천황 폐하의 칙어(勅語) 속에 들어 있다." 라고 말하는 바람에 모두 놀랐다. 그들의 초청 고용 계약서 내용을 알아보니 과연 그렇게 되어 있어 한 번 더 놀랐다고 한다.

그러나 두 사람의 인격이 고매하고 유능했기 때문에 모두 복종하며 따랐는데 그것은 일본이 얻은 큰 행운이었다. 3년 임기가 끝난 그들이 돌아가고 뒤를 이어 내과의 웰니히 박사와 외과의 슐세 박사가 왔다. 그런데 웰니히는 일본 생활에 적응하지 못한데다 또 일본인에 대한 편견을 버리지 못해 3년 만에 돌아가고 그 후임으로 일본 근대 의학의 아버지라고 할 만한 엘빈 폰 벨츠 박사가 왔다.

1872년 라이프지히 대학 병원 조수가 된 엘빈 폰 벨츠는 그 해박한 자연 과학 지식과 뛰어난 진료술과 환자에 대한 헌신으로 그때 권위 있던 대학 교수 분델리히의 신임을 얻었다. 그 당시의 독일 대학에는 일본이 보낸 학생들이 열심히 서양 지식을 얻으려고 공부하고 있었다. 그들은 지식욕이 불타고 겸손하고 성실하여 대학 내에서 평판이 높았다. 그러나 일반 국민들은 일본인들을 깔보았다. 그런데 벨츠는 일본에 관심이 많았

고 일본에 흥미를 가지고 일본 말 배우기에 열심이었는데 어느 날 일본인 환자가 벨츠의 병원에 입원했다.

벨츠는 그 외로운 동양인 환자를 따뜻하게 해주고 잘 치료해 주어 그 일본인 외교관의 존경을 받게 되었다. 벨츠는 일본에 관하여 여러가지를 물었고 일본 외교관은 성실히 대답해 주면서,

"일본에서 일하고 싶은 생각은 없습니까?" 하고 물었다. 벨츠는 그러고 싶다고 대답했다. 이것이 인연이 되어 그 일본 외교관은 본국 정부에 벨츠를 추천했고 벨츠는 일본으로 파견되었다. 그 일본인이 누군지는 아직도 자세히 모른다.

1875년 12월, 베를린 일본 공사 아오끼 슈조(青木周藏)가 벨츠한테 공식 초청장을 주었다. 동경의학교 내과 의학 정교수 초청장이다. 공사는 의사였으며 신중한 사람이었고, 그의 아내는 독일인 폴 라렌으로 상류사회 출신이었다. 그는 아마도 아내를 통하여 정보를 얻어 벨츠를 추천한 것 같다. 벨츠는 아오끼 공사를 만나 임기 2년, 봉급 1만6천2백 마르크의 금화 지불, 왕복 여비, 주택 제공, 진료 자유라는 조건으로 일본에 오게 되었다.

벨츠가 일본 정부로부터 그런 파격적 대우를 받은 날은 그해 마지막 날이었다. 벨츠는 1849년 남부 독일 슈바벤의 작은 도시 비치하임에서 태어났다. 집안에 의사도 있었으나 아버지는 건축가였고, 어머니는 오랫동안 촌장(村長)을 한 집안의 딸이었다. 아버지는 성실하고 조심스런 성격이었고 어머니는 우아하고 낭만적이었다. 벨츠는 어려서부터 감수성이 풍부하여 자연 과학을 좋아하며 언제나 남을 위하여 봉사하고 싶어했다.

그래서 어려서부터 의사가 되려고 했다. 지리, 역사, 문화를 사랑하여 먼 외국을 동경하고 여행하고자 했으며 외국어에는 남다른 재능이 있었

다. 일본어를 잘 한 것도 그 때문이었다.

그때 남부 독일은 분열되어 남북 대립이 심했으나 통일의 기운도 일어나 학생들 대부분이 정치에 휩쓸렸다. 벨츠도 이상이 높았으며 운동은 펜싱을 열심히 하였다. 20살 때 의사 예비 시험에 합격하고 임상을 라이프지히에서 공부했으나 1년 뒤 프러시아 전쟁에 참전하게 되었다. 벨츠는 악성 이질의 전염을 막기 위해 노력했다. 도리어 위생반 전원이 이질에 걸려 죽을 뻔하기도 했다. 상급 군의관과 의료 문제로 논쟁을 많이 한 것도 학문과 논리에 엄격했기 때문이었다.

라이프지히에 돌아온 뒤, 벨츠는 다시 열심히 공부하여 최우수 성적으로 학위를 받았다. 다시 빈에서 공부하고 라이프지히에서 조수(助手)로 진료를 도왔다. 27세 때 대학 강사가 되고 다시 대학 교수 자격을 딴 직후 일본 초청장을 받은 것이다.

1876년 정월 초하루의 일기에 적기를,

"희망에 찬 고국의 확실한 모든 기반을 버리고 불안한 운명을 택하지만 일순간이라도 마음이 흔들린 적은 없다. 천성이 착하고 신 지식욕에 불타는 일본 국민에게 서양 문화를 넓게 심어 주는 것이 나의 천직이다."라고 썼다. 아들을 일본으로 보내는 데는 벨츠 어머니의 결단도 크게 작용하여 벨츠는 일본으로 갔으나, 그것은 아버지와의 마지막 이별이었다.

최초로 일본인 의사 18명의 탄생

벨츠가 일본에 도착했을 때 첫 인상은 좋지 않았다. 두 달 동안 배를 타고 여행한 끝에 도착한 요꼬하마에는 약속한 정부 관리도 나오지 않았고, 통역도 없었다. 간신히 영어를 알아듣는 세관원을 붙잡아 거룻배를 타고 상륙하다가 물에 빠지는 곤욕도 치루었다. 벌거벗은 일본 사람이 그의 짐을 둘러메고 돈을 요구하는 바람에 놀라기도 하였고, 간신히 인력거를 타고 독일 대사관에 들어가서야 마음을 놓았다. 그때 벨츠가 세관 사무실 안이 담배 연기가 자욱한 것을 보고 일본인들이 담배를 많이 피운다는 것을 알았다.

벨츠는 전임자와 외국인들로부터 일본과 일본 사람에 대한 환멸적인 나쁜 이야기들을 많이 들었으나 그는 이들의 이야기에 신경 쓸 필요가 없이 할 일만 하면 된다고 생각하면서 열심히 일본어를 배웠다. 대학 병원은 일본식 목조 건물을 이어 놓아 불편하였다. 그러나 학생은 우수하여 통역없는 독일어 강의를 이해하고, 5개월 뒤의 시험에서는 절반 이상이 최고점을 받아 벨츠는 일본에 대한 기대가 컸다. 그의 관사는 커다란 연못을 내려다 보이는 언덕 위에 있었고 주위는 멋진 일본 정원으로 꾸며져 아름답고 만족스러운 환경이었다.

강의는 일반 강의와 임상 강의가 3일, 외래 임상 실습이 3일이었고, 정신 의학도 가르쳤다. 마침 콜레라가 번져 벨츠는 솔선하여 환자 간호를 했는데 일부 학생은 겁을 먹고 달아나기도 했다. 병자에 헌신하는 것을 사명으로 여기던 벨츠는 격분해 이런 학생들은 퇴학시킨다고 호통치자 모두 돌아와 봉사했다. 규슈(九州)에서 사이고 다까모리가 일으킨 서남전쟁(西南戰爭) 뒤 콜레라가 규슈 지방에 퍼지자 그 지역에 의과 대학생들을 파견하여 방역에 힘쓴 것도 벨츠였다.

뒷날 그가 독일로 돌아갈 때는 환자를 위해서라면 물불을 가리지 않겠다는 제자가 넘쳤다는 것을 보면 참된 교육이 얼마나 중요한가를 알 수 있다. 이렇게 하여 드디어 1883년 10월, 정규 8년제 대학의 전 과정을 끝내고 국가 시험에 최종 합격한 18명의 의학사(醫學士)를 최초로 탄생시켰다. 그들은 벨츠의 뜻대로 일본 근대 의학의 선구자로서 역할을 다하였다.

벨츠는 일본에서 황족, 귀족, 외국인을 많이 진료하였다. 일본 메이지 유신의 원훈(元勳)인 이와구라 도도미(岩倉具視) 공의 임종에 입회하고 다음과 같이 생생한 기록을 남겼다.

1891년 초, 독일 공사관에서 일본 귀공자가 와서 다음과 같이 내게 물었다.

"저의 아버지는 음식을 전혀 못삼킵니다. 지금 58세입니다." 나는 대답했다.

"그분은 식도암 같소." 반 년쯤 뒤에 용태를 보고 다시 말했다.

"이분은 절망적입니다."

환자의 아들인 공작(公爵)은,

"지금 해외에 나가 계신 이또 히로부미(伊藤博文) 참의(參議)께서 돌아올 때까지 살 수 있을까요?"

환자는 그 전 해의 5월부터 악화되어 정양을 하였는데 좀 나으면 또 일하고 또 병이 악화되면 또 쉬고 하는 식으로 해서 병세가 이미 악화되었기 때문에 소생이 불가능했다. 마지막 임종 시간이 왔다고 알려 주자 환자는 이노우에 가오루(井上馨) 참의를 불렀다. 달려온 이노우에는 환자 앞에 무릎을 꿇었고 잠시 뒤부터 환자가 그의 귀에 입을 대고 뭐라고 말했는데 그것이 유언이었다. 매우 숨차하면서도 한 마디씩 한 마디씩 말했다. 이노우에는 이또 히로부미와 함께 당시 일본 정계의 거물이었는데 그 때는 두 사람이 모두 참의였다.

7월 20일 오전 7시 45분경, 일본 메이지 유신의 원훈인 이와구라가 숨을 거두었다. 날카롭고 강한 선이 얼굴에 뚜렸하게 나타나 있는 대로 이와구라 공은 오로지 강철 같은 의지의 소유자였다고 벨츠는 일기에 적었다. 이와구라는 본래 당시 조정의 고관 집안인 호리가와(掘河) 가문에서 태어났으나 이와구라 가문의 양자로 들어갔는데 가록(家祿)은 150석으로 다른 가문에 비해서 넉넉하지는 않았다.

명치유신 때는 그 능한 말재주로 천황의 비서가 되었으나, 너무 똑똑하여 주위에 적이 많아 요물이라고 해외에 추방당했다. 그러나 새 정부가 들어서자 돌아와 밤낮없이 일에 골몰하다 건강을 해치고 목숨을 단축한 것이다. 이와구라에게 내린 벨츠의 암(癌) 진단은 지금도 명진(名診)이었다고 한다.

근대 일본 의학의 선구자 스크리버

내과(內科)의 벨츠와 함께 일본 근대 외과(外科) 발전에 힘쓴 스크리버 독일 의사도 잊을 수 없다. 그는 1881년 병역 관계로 돌아간 슐츠 박사 후임으로 왔다. 1848년 독일 헷센 주 명문에서 태어난 사람으로 하이델베르그 대학에서 공부하고 프라이부르그 대학에서 유명한 체르니 교수의 조수가 되어 위 수술을 연구했다. 체르니는 비르로드 문하인데 식도, 질식자궁(膣式子宮) 근종수술(筋腫手術)을 시작했다. 여기서는 리스터 교수의 영국식 수술을 했다. 수술실은 석탄산 스프레이로 소독하고, 기구도 20배의 석탄산으로 씻고 손이나 몸을 소독 후 깨끗한 흰 가운으로 전신을 감쌌다. 그와 같은 엄격한 수술 복장과 방법은 일본에 최근까지도 뿌리내리고 있었다.

스크리버는 이처럼 엄한 소독법을 동경대학의 허술한 목조 가옥의 수술실에서 하며 감염을 겁내 신속 제일주의로 출혈을 막는 수술을 했는데 한 마디로 그의 수술은 쾌도난마처럼 진행하였다고 한다. 참고로 석탄산 소독법은 상처에 상해 자국을 남기기 때문에 독일에서는 얼마 뒤에 다른 소독법을 썼지만, 스크리버는 20년 가까이 같은 소독법을 썼다.

명문인 스크리버 가문의 가족사가 출판되어 있는데. 1926년 판에서는 낙크라는 사람이 스크리버 전기를 썼다.

스크리버는 식물 채집 여행을 좋아했다고 한다. 그러나 어떤 경로로 일본에 오게 되었는지는 모른다. 일본에서 일한 독일 의사들의 글을 보고 감동하지 않았나 하는 것뿐이다. 스크리버는 33세 때 봄 때마침 개통한 인스부르그에서 그레넬 고개를 넘는 기차를 타고 스위스로 들어가 베니스로 갔고 영국 배를 타고 1881년 4월 22일 수에즈 운하로 갔다. 큰 배가 못 지나가서 철도로 바꾸어 다시 홍해에서 배를 탔다. 1등 60명, 2등 120명이었는데 2등 선실에는 호주로 가는 영국 노동자가 많았다고 한다.

홍해는 40도가 넘는 찜통 더위라 했는데 아라비아 항해 때의 기록은 없다. 초록색으로 휩싸인 세일론의 항구에 들어갔을 때의 인상은 강했던 모양이다. 5월 26일 홍콩에 도착했다. 거기에는 독일인 클럽이 있어서 푹 쉬었다. 모기가 많아 모기장을 치고 그 안에서 잤다. 7월 2일 나가사키에 닿았고 12일 요꼬하마에 닿았다. 벨츠가 입국할 때와 달리 정부 관리도 나오고 해서 무사히 입국하였으며, 얼마 뒤에는 아사마산(淺間山)으로 놀러가 온천에 들렸는데 노천 풀에서의 일본 여자를 보고 놀랐다.

스크리버는 동경대학에서 외과, 안과를 가르쳤으나 피부과도 가르쳤다. 일본에서 스크리버는 여러가지 학술 발표를 했다. 그래서 동양 제일의 외과 의사라는 이름이 붙어 홍콩, 싱가폴에서도 환자가 찾아왔다고 한다.

1891년 10월 28일부터 10월 30일까지 동경과 경도사이에서는 지진이 심하게 일어났다. 하루 2백번~3백번의 지진이 터졌다. 스크리버는 구호반을 만들어 12월 11일까지 1,817명을 치료했다.

그보다 앞선 5월 11일, 러시아의 황태자 니콜라이가 일본 명승 비파호(琵琶湖)를 관광하고 돌아갈 때 일본 순경의 습격을 받았다. 순경은 대검으로 황태자의 머리를 쳤다. 범인은 뒤에 오던 그리스 황태자의 지팡이에 맞았고 인력거꾼이 붙잡았다. 일본 정부가 놀라 천황 폐하 주치의와 스크리버를 보냈으나 치료를 거부당했다. 상처는 9센티미터, 7센티미터 정도로 두 곳이 찢어졌는데 러시아 의사가 꿰맸다. 그때 일본은 러시아에 대한 공포심이 강하고 불만이 컸는데 우익 국수주의자였던 순경도 그래서 러시아 황태자를 죽이려 했을 것이다.

한편 1895년 3월 24일 청(淸)나라 재상 리홍장(李鴻章)은 일본 시모노세키(下關)에 와서 평회회담을 하고 있었다. 이때도 고야마 호따로(小山)란 자가 기습하여 권총으로 리홍장의 왼쪽 눈을 저격하였다. 나크의 수기에는 스크리버가 치료하였다고 썼으나 일본 정부 기록에는 이시구로(石黑), 사또(佐藤)외 몇 사람이 치료했다고 할 뿐 스크리버의 이름은 없다.

스크리버는 일기를 쓰지 않았다. 제자를 잘 돌보고 술을 좋아하고 식물 채집을 위하여 야산으로 돌아다녔다 한다. 일본 사족(士族)의 딸인 가미다니(神谷)와 결혼, 네 아들을 두었다. 동경대학에서 물러난 뒤에는 동경대학 성 누가병원으로 갔다가 폐병으로 죽었다. 그의 나이 58세, 정확한 사인은 당뇨병과 폐결핵이었다.

그가 죽자 일본 근세 의학 발전에 공헌한 그의 업적을 기려 동경대학 구내에 흉상이 건립되었다.

전염병 예방과 공중 위생에 기여한 로레트

1989년, 나고야 대학(名古屋大學)은 종합 대학교로서 50주년을 맞았으며 국제화 시대에 대응하는 여러가지 행사를 하였다. 학부 중에서 가장 오래된 의학부는 1871년의 가설 병원부터 계산하면 117년에 이르는데 창설 때는 역시 외국 의사들의 지도가 컸다.

1876년에는 독일 의학을 도입하기 위해 오스트리아 의사 알브레치트 폰 로레트 박사와 시바료 가이스께(司馬凌海少) 박사를 초청하여 학과 내용을 일신했다. 로레트 박사는 외과, 산부인과, 피부과와 일반 임상을 가르쳤다. 로레트 박사는 키가 6척이나 되는 거한(巨漢)으로 턱수염을 기른 엄격한 학자였다.

로레트 박사는 일본의 위생 상태, 콜레라 전염병의 실태를 관찰하고 공중 위생의 중요성을 역설하며 건강 경찰 의무 관제를 고도 신뻬이(後藤新平) 당시 의학교 교관을 통하여 내무성 위생국장에게 건의하였다. 전염병으로부터 국민을 지키기 위하여 사망자의 숫자, 분포, 원인, 이병

률, 성별, 연령 등 각 분야를 조사하고 치료법과 사후 검토를 다하였다. 상하수도 우물물의 오염도와 식품 검사도 하였다. 의사들에게 새 지식을 알려 주어 질병 예방과 대처 방법을 가르쳤다. 산파 교육을 하여 유아 사망률을 낮추고 약물을 함부로 쓰지 못 하도록 감시하게 하였다.

1868년에 벌써 오늘의 공중 위생, 예방 의학을 실천한 것이다. 그 다음 해에는 정신 병원을 세웠다. 가장 불행한 자는 미친 사람이라고 생각하고 그 불쌍한 사람들을 보살펴야 한다면서 정신 병원을 열었을 때 일본인들은 쓸데없는 짓을 한다면서 말렸다고 한다. 그때가 1878년, 일본 최초의 근대적 정신 병원을 설립하였던 것이다. 그러나 미친 사람들을 데려다가 입원시키는 것은 더 어려웠다. 미친 사람들 자신들이 필사적으로 반항했고, 그 가족들은 한결같이 우리 집에는 절대로 정신병 환자가 없다고 숨겼다.

무지한 당시의 일본인들은 미친 자식을 데려다가 서양 의사들이 미친 개처럼 때려서 죽인다고 생각하였다. 로레트 박사는 1880년에 법의학 해부(法醫學解剖)를 하고 경찰의 사건, 사고에 타살(他殺)의 원인을 진단해 주었다. 그때부터 경찰의 사건 해결에 과학적 수사 방법이 도입되었다. 그의 외과 수술도 확실해서 화가(畵家) 시바다호슈(紫田芳州)가 그린 아이찌 병원(愛知病院) 수술도(手術圖)는 크롤르포름으로 마취하고 고또 신뻬이가 집도하고 시바료 가이스케(司馬凌海介), 로레트 박사가 함께 수술하는 그림으로 귀중한 의학사적 자료이다

소독은 크롤르포롬 분무법을 사용했다. 1880년 로레트 박사가 은퇴할 때는 그의 고용 계약 연장을 탄원하는 자가 많았으며 송별회를 할 때는 120여 대의 인력거가 아다미(熱海)의 스이케쯔로(水月樓)에 모였다고 한다. 그 당시 외국 의사 월급은 일본인의 10배가 넘어 장기 고용을 하는 경우, 정부 재정이 큰 걱정이었다고 할 정도였다. 그러나 일본은 어려운

재정에도 불구하고 서양의 훌륭한 의사들을 초빙하여 근대 일본 의학의 바탕을 튼튼하게 하였던 것이다. 로레트 박사는 그 뒤에 가내자와(金澤) 의학교, 야마가다(山形) 현립병원에서 일한 뒤, 고향 오스트리아로 돌아가 빈의 한 병원의 병원장이 됐으나 심장 마비로 급사하였다.

로레트 박사는 1848년 빈에서 의사의 아들로 태어났다. 그러나 아버지도 콜레라로 일찍 죽자 홀어머니 슬하에서 자라났다. 로레트는 빈 대학 졸업 후 빌로드 교수 밑에서 내장 외과학을 배우고 학위를 받았으며, 미국을 거쳐 요꼬하마에 내렸다. 시볼트와 알고 지낸 것이 일본에 오게 된 동기였는지는 알 수 없다. 요꼬하마에서 개업하여 이름을 날렸으며 오스트리아 대사관 의무관을 지낸 뒤에 나고야로 갔다.

1878년, 그는 명치 천황 앞에서 강연하고 공로 훈장을 받았다. 그는 음악을 좋아했고 일본 악기를 많이 수집했는데 그가 비싸게 사들인 일본 명기(名器) 비파는 일본에 남겨 두고 떠났다. 로레트 박사의 아내 올가는 러시아 왕실의 피를 이어 받은 여자였다. 로레트 박사가 귀국한 뒤인 1884년 4월 1일, 두사람은 화려한 결혼식을 올렸다. 그러나 로레트는 반년 뒤 폐결핵과 심장마비로 죽었다.

로레트 박사가 야마가다 도립 병원장으로 있을 때 그곳은 일본의 산골이었다. 그런데 거기서도 로레트를 존경하는 의사가 많았다. 그들은 백년이 지난 뒤에도 로레트 박사의 고향을 찾아가 그의 친척들을 만나 그를 칭찬했다. 야마가다 기리시로 공원에 있는 제생관(濟生館) 미도로오(三戶樓)에는 로레트 박사의 기념관이 있다.

일찍이 백년 넘게 걸려 선진국의 의술을 비롯하여 많은 분야의 서양 문물을 먼저 들여온 일본은 지금은 동남아 개발 도상국으로부터 학생과 연구자를 받아 주어야 하는 입장으로 바뀌어 각 대학은 지금 고민하고 있다.

동남아 지역 사람에게 왜 위장병이 많을까

일본과 동남아 사람에게 가장 많은 병은 위장병이다. 위암 사망이 세계 최고이며 만성 위장병 환자가 매우 많다. 메이지 시대 때 벨츠는 위궤양이 일본에는 적다고 말했는데, 그 뒤 조사에서 외국에 비하여 적다는 것으로 나타났으며 이는 수명이 연장되었기 때문인지도 모른다. 위궤양은 고령자가 많이 걸린다.

일본인의 위장병은 식생활 습관과 밀접한 관련이 있어, 최근 식생활 개선 덕분에 위암도 줄고 있고, 위궤양에 새롭고 좋은 약이 많이 나와 수술도 줄었고 병상 경과가 매우 좋아졌다. 위궤양은 위점막 국소에 궤양이 생기는 병으로 옛부터 위가 없으면 걸리지 않는 병이라 해왔다. 일단 치료가 끝나도 몸이 쇠약해지면 다시 말썽을 부린다. 메이지 시대가 낳은 일본의 작가 나쯔메 소세끼(夏目瀨石)는 이 병에 시달려 한평생 고생하다가 죽었다. 그가 앓은 질병은 많았고, 잘 알려졌으며 또 그의 병상 경과가 교과서적이어서 그의 생애와 병력을 알아보는 것은 재미있고 유익하다 할 수 있다.

일본의 유명한 문학가 나쯔메 소세끼는 명치 시대가 시작되기 1년 전인 1867년 에도의 우시고메에서 나쯔메 고베에(夏目小兵衛)의 5남으로 태어났다. 그는 어머니 젖이 적어 태어나서부터 젖동냥으로 키웠다고 한다. 한 살 때 시오바라(鹽原) 가문의 양자로 들어갔다. 세 살 때 양부는 독직 사건으로 구속됐다. 그 해에 소세끼는 마마〔天然痘〕에 걸렸고 물집이 생겼는데도 치료를 못하여 얼굴이 곰보 자국이 남아 있다. 그는 얼굴 때문에 일평생 부끄러워하고 고민하였다.

일곱 살 때 양부모가 이혼하고 다시 본집으로 돌아왔는데 나쯔메 집안으로 복적(復籍)한 것은 22세 때였으며 그때 양육료(養育料) 240원을 지불했다고 한다. 17세때 충수염으로 고생하였고, 그 뒤 복막염(腹膜炎) 때문에 대학 예과를 휴학하였다.

20세 때는 눈병에 걸려 오랫 동안 시달리고 병원에 다녔고, 28세 때 피가 섞인 가래가 목에서 나와 결핵이라 했으나 증세는 가벼웠던 것같다. 그해 9월, 나쯔메는 침착하지 못해 신경쇠약에 걸렸다. 29세 때 마쯔야마(松山) 중학교에 부임하고, 그 다음해 결혼했지만 2년 뒤부터 부인의 히스테리에 시달리기 시작하였다. 33세 때 런던으로 유학하여 공부했으나 돈도 없고, 말도 안통해 신경쇠약 증세가 더욱 심해졌다고 한다.

37세 때 주변 사람들의 권유로 글쓰기를 시작하여 「나는 고양이다」가 좋은 반응을 얻었으나, 그는 늘 위산과다로 시달렸다. 40세 쯤부터 신경질환은 사라지고 위장병이 늘 그를 괴롭혔다. 작가로 유명해지고 바빠지자 양부(養父)와 주변으로부터 경제적으로 사회적으로 시달리면서 그는 정신적으로도 더욱 피곤해지자,

'내 몸은 성한 곳이 한 군데도 없다.' 라고 일기에 썼다.

다음해 6월, 그는 나가노 병원에서 위궤양 진단을 받고 40일간 입원했다. 퇴원 후 절간으로 요양차 떠났으나 여관에서 각혈을 하다가 혼수 상태에 빠졌다. 위기를 넘기자 들것에 실려 동경으로 다시 돌아왔다. 그 뒤에도 위궤양 재발이 반복되고, 48세 때 경도(京都)에서 또 위독한 상태에 빠졌다. 해질 무렵부터 팔이 아프기 시작했는데 당뇨병 때문이라 했다. 낯선 음식을 먹어선지 위가 아프고 5월 중순까지 누어 있었다.

그 뒤 작품 『명암(明暗)』을 쓰기 시작하면서부터 몸이 좀 나아졌다고 했지만 쇠약하기는 마찬가지였다. 11월 18일 그동안 먹고 싶어하던 뜸부기 요리를 대접받아 잘 먹은 그는 밤부터 복통을 호소했다. 21일에는 결혼 예식장에서 친구들과 술과 음식을 실컷 먹고는 밤새 앓다가 다음날

먹은 것을 다 토해내기도 했다. 일주일 뒤에 그는 각혈이 심해지고 혼수 상태에 빠졌다. 주치의가 물을 한 입 가득 품었다가 얼굴에 뿌려주니까,

"아아! 시원해서 기분이 좋다"하면서 숨을 거두었다.

그때가 오전 6시 50분이었다. 출생과 성장과 예민한 감수성, 명치 시대의 열악한 위생 환경에서 계속 시달려온 질병과 스트레스, 그런데도 그 속에서 격렬한 작품 활동, 이런 것들이 그의 위를 약하게 하고 또 생명도 단축시켰을 것이다. 하지만 그는 어려서부터 몸이 약했다고 한다.

인간의 사사로운 정을 떠나 하느님의 뜻에 귀의하라는 '칙천거사(則天去私)'를 부르짖던 문호(文豪)가 죽을 때 아프다고 비명을 질렀다는 것은 부끄러운 일이라고 마사무네(正宗白鳥)는 신랄하게 비판했다.

병을 낫게 하는 것은 인체의 활력(活力)이지 약(藥)이 아니다

나쯔메 소세끼(夏目瀨石)와 같이 모리 오가이(森鷗外)도 메이지 시대의 대표적 작가였다. 모리에 대하여 많은 기록이 지금까지도 전해 오고 있다. 모리는 분규(文久) 2년(1862)에 의사의 아들로 본명은 린따로(林太郎)였고 1월 19일 눈 오는 날 출생했다. 아버지는 글을 좋아하여 "이 세상에 학문이 없으면 인간은 썩은 나무 토막만도 못하다."고 생각하는 사람이었다. 이런 집안에서 태어난 소년 모리는 머리가 영리하였으며 일곱살 때 양로관(養老館)에 다녔다. 거기서는 그때 아이들에게 천연두 예방책으로 우두를 놓아주었다. 모리도 물론 맞았다.

1872년 상경하여 동경의학교 예과에 12세로 들어갔다. 그러나 나이를

속였다. 15세 때 동대 의학부(醫學部)에 들어갔고 19세에 졸업했는데, 그 한 해 전에 흉막염에 걸려 다음해 봄까지 치료를 받았다. 동경에서 활동 범위가 넓어 많은 사람이 모이는데 자주 드나들다 보니 병이 옮았던 것이었다. 그러나 체격이 좋고 어머니의 정성어린 간병과 치료로 회복되었다. 육군 군의관이 된 모리는 22세부터 5년 간 유럽에 유학, 명치 21년 귀국, 다음해 19세의 아까마츠 도시꼬(赤松登志子)와 결혼하였다. 그러나 신부가 첫 아들을 낳은 뒤에 이혼했다. 도시꼬는 그 뒤에 재혼하여 두 아이를 낳았으나 결핵으로 죽었고, 아들만 살았는데 그 아들도 흉막염이었다는 기록이 남아 있다.

모리 오가이의 1막짜리 희곡 「가면」에 자신을 표현하기를,

"당신은 폐결핵이다!" 라는 선고를 받고 망연자실하고 있는 학생한테 모리 같은 의사가 1892년 10월 24일에 만든 현미경 표본을 가르키면서,

"나는 두 시간 계속해서 강의한 뒤에 목구멍에 뭔가 뜨끈뜨끈한 것이 있어 토해 보니 작은 핏덩어리였어! 그것을 염색해 보고 수많은 폐결핵균을 발견했어. 그로부터 17년, 나는 그 일을 아무한테도 말하지 않고 의지를 굳세게 먹고 쓸쓸하지만 높은 곳에 내 몸을 올려놓고 지내 왔다. 고상한 인물은 가면을 쓰고 있어. 가면은 존경할만한 것이야. 자네도 자네 주변을 위험하게 하지 않도록 내가 고쳐 줄게."

모리는 1902년 재혼했다. 아내와 네 아이는 모두 건강했다.

「하도리센징(羽鳥千尋)」이라는 단편 소설에서는 작가 자신처럼 폐결핵으로 죽어가는 사람의 고통을 표현하기를,

살아 있노라

들 것의 위로 부는
가을 바람아

일본의 단가는 5-7-5 조다. 그는 죽음 일보 직전에 병원으로 실려 가면서도 단가를 짓는 뛰어난 재능과 학식, 그리고 예민한 감수성을 지녔을 뿐 아니라 지식욕과 투쟁심을 가진 것이 꼭 모리 자신을 보는 것 같다. 모리는 군의관이었으므로 의사로서도 많은 일을 하면서 문학 활동도 열심히 했다.

외국 작품을 번역, 소개하고, 창작 활동과 함께 문예 출판도 했으며, 그 밖에도 여러가지 사회 활동을 많이 했다. 그런 까닭에 57세 쯤부터는 피로가 쌓이기 시작했으며, 12월에는 한 달 가까이 누워지냈다. 새해 인사하러 돌아다니던 것도 그만둘 때가 많아졌다. 심한 감기와 신장병으로 자주 드러누웠고 그 때부터 상태가 더욱 나빠져, 59세 되던 해 11월부터는 때때로 다리가 부었다.

다음해 환갑 잔치 때는 푹 늙어 보였다. 황실 박물관장을 하던 그는 가끔 나라의 정창원(正倉院)을 찾았는데, 그 해에는 나라에서도 그만 자리에 눕고 말았다. 그 당시 고지마 세이지로(小島政二郎)는 모리의 사랑을 받고 있었는데 모리가 고지마에게 말하기를,

"내 목숨은 이미 얼마 안 남았다. 신장이 이미 기능을 정지한 상태인 것같고, 치료도 거의 불가능하며 의사들이 보아도 큰 소용이 없는 것 같다. 발과 다리가 이번에 또 부어오르면 끝장이다. 병을 고치는 것은 인체의 활력(活力)이지 결코 약(藥)이 아니야!"라고 하는 명언(名言)을 남기는 바람에 주변의 의사들이 모두 입을 다물지 못했다고 한다.

궁내성 도서관 언덕길을 천천히 다리를 끌듯이 올라가던 그를 본 사람도 있었다 한다. 이상하게도 의사의 진료 받기를 싫어하던 모리도 아

내의 간청을 못이겨 친구 의사 가꾸다(額田晋)의 진찰을 받았는데 검사용 소변병에다, 「이것은 내 오줌이 아니고 아내의 눈물이다.」라고 썼다고 한다. 32년 뒤, 가꾸라 박사는 모리의 아들 오두(於兎) 교수한테 말하기를,

"그때 내가 자네 아버지를 진찰했더니 심한 폐결핵도 심하게 진전되었더군."하고 말했다고 한다. 모리 오가이의 아버지도 60세에 콩팥이 위축될 대로 위축되어 죽었고, 동생 준사브로(潤三郎)도 같은 병인 신위축증(腎萎縮症)으로 죽었다. 모리는 평생토록 잎담배를 즐겼지만 마지막에 가서는 피이스라는 담배를 피우고 있었다 한다. 마지막에 피부는 엷어지다 못해 마치 종이장 같았다고 한다. 그의 이름은 중국 시인 두보(杜甫)의 유명한 「柔艣輕鷗外 合棲覺汝賢」이라는 시(詩)의 한 구절에서 따 왔다고 한다.

동물성 단백질의 섭취 등 식생활의 변화가 성인병의 원인

제2차 세계 대전이 끝나자 미국에서 많은 원조 물자가 들어왔다. 헐벗고 굶주린 많은 사람들에게 미국의 구호물자는 힘과 용기를 주었는데, 그때 그 일은 아시아 구호 연맹이 주관이 되어서 추진했다.

아시아 구호 연맹은 종교 단체로 당시 미국안에 13개 사회 사업, 종교, 교육, 노동 단체를 구성했고 필라델피아에 본부가 있었다. 그들 신도들은 서로 형제 친구라 부르고 몸이 흔들리도록 열정적으로 예배하기 때문에 "퀘이커"라고 불렀다. 신흥종교가 그랬듯이 그들도 박해를 받았다.

열정적인 신도 윌리엄 펜은 옥스포드 대학을 퇴학당하고 런던 탑에 갇히기도 하였다. 그러나 1681년 영국 왕 찰스 2세로부터 정치가인 펜의 아버지에 대한 채무의 대가로 미국 메릴랜드 북쪽 땅을 얻게 되자 유복한 교도들이 미국으로 이민가서 펜실바니아(펜의 숲)에 식민지를 건설하고 그 중심을 필라델피아(형제 사랑이라는 뜻)에 두었다. 그는 인디안의 땅을 빼앗지 않고 샀으며 이웃과 평화와 우애로 공존했다. 그래서 박해에 시달리는 타종교 인들도 그곳으로 피난와서 살았으며 또 흑인들도 일찍부터 생활의 뿌리를 내렸다. 펜은 기품 있는 얼굴일 뿐아니라 아주 잘 생긴 미남이었다.

지금도 필라델피아 시청 탑 위에 동상으로 서 있으며 동서남북 사방을 살피면서 형제 사랑을 펴고 있다. 구호물자와 프렌드 교도에는 숨은 뒷이야기도 있다. 일본에서 5천엔 짜리 새 지폐를 찍었는데 그 속에 찍힌 니도베 이나조(新渡戶稻造)의 아내가 필라델피아 출신이었다. 호까이도(北海道) 삿뽀로에서 기독교 세례를 받은 니도베 박사는 미국 존 홉킨스 대학에서 고학으로 공부하였다.

어느 일요일 아침, 프렌드 교도를 견학하고 그들의 소박한 생활과 또 깊은 명상과 예배의 시간이 끝나면 조용하게 사라져가는 그들을 보고 감동받아 이거야말로 내가 생각했던 교파라고 마음먹었다. 그것이 인연이 되서 미국 최대의 교도가 있는 필라델피아 모임에 초대받아 일본에 대하여 강연하였다. 그때 강연 중에 일본의 부인 교육 사업에 협력해 달라고 했으며 그것은 그 뒤에 이루어졌다. 그때 그의 강연을 듣던 그곳 명문집 엘킨턴 가문의 딸 메리가 감격하여 이사람이야말로 나에게 일평생의 일거리를 줄 사람이라 생각했다.

니도베의 소개로 메리는 일본 잡지에 미국 부인 문제를 기사로 썼다. 그 뒤에 두 사람은 급속도로 가까워졌으나 결혼은 미국과 일본 양측에서 모두 반대하여 두 사람은 고민했다. 그런데 뜻밖에도 후렌드 교도들이 두사람의 결혼을 시켜주었는데 니도베 박사의 나이 30세 때의 일이다. 박사의 인격과 지식은 높이 평가받아 프렌드 교도들의 큰 지지를 받았으며 일본과 미국을 이어주는 다리가 되었고 전쟁이 끝난 뒤에 구호 물자에도 많은 연관이 있었다.

미국 소아과 학회의 스톡스 교수는 니도베 부인 메리의 조카다. 스톡스교수는 니도베 박사를 일본인이지만 존경한다고 했으며 태평양 전쟁 때 일본인 2세의 활동과 도망병이 거의 없었던 것에 감동했다고 했다. 전쟁이 끝난 뒤에도 뭔가 일본인들에게 도움을 주고 싶다고 조용히 말했다. 니도베 박사는 어렸을 때 어리광을 잘 부리고 좀 덜렁거렸다. 19세 때 공부를 너무 해서 두통과 안구 신경통에 걸렸고 어머니도 돌아가시게 되어 노이로제로 휴양을 했다고 한다. 눈은 2년간 치료를 받았다. 그 뒤에도 노이로제에 시달렸다고 한다. 31세 때 큰아들이 죽었고, 아내도 앓아 누웠으며 과로도 겹쳐 30대 절반은 전지 요법을 해야 했다.

51세 때도 심신이 피로하여 한직에 머물렀다. 그러나 국제 정세가 복잡해지자 외교(外交) 무대에서 활약했으며 59세에는 국제 연맹에서 일본입장을 유럽 각국에 설명하여 일본에 대한 오해를 푸는 데 힘썼다. 20세기로 들어오면서 청일전쟁, 노일전쟁 등 아시아에서의 침략 전쟁과 국제연맹 탈퇴 등 정계가 혼란에 빠지자 일본 군부도 박사를 곱게 보지 않아 신변에 위험을 느끼기도 하였으나, 일본을 위하는 장소와 모임에는 무리하면서도 나갔다.

1932년 캐나다 밴쿠버 빅토리아 호텔에서 갑자기 배가 몹시 아파 쓰러졌다. 췌장 경화라고 진단이 내렸다. 곧 바로 수술을 하고 간호를 하였으나 그해 10월 15일 이국의 하늘 밑에서 숨을 거두었다.

그 때 그의 나의 72세, 평소에 양식(洋食)을 좋아하던 그도 죽을 때가 되자 일본 음식이 먹고 싶다고 했다. 튀김이 둥둥 뜨고 파를 썰어 넣은 된장국, 김무침, 삼치구이, 오이지가 먹고 싶다고 했다. 어릴적 어머니의 맛이 그리웠던 것이다. 사람은 누구나 다 그러하다. 요즘 일본에는 췌장병이 늘고 있다. 어떤 식생활을 하는지 알 수 있는 일이다.

다시 말해서 어려서부터 일본 음식을 먹고 자란 사람이 식생활의 갑작스런 변화로 양식을 오래 먹으면 동물성 단백질과 지방질을 소화하는 장기와 호르몬 기관에 이상이 생겨 성인병의 원인이 되기 쉽다고 한다.

10 건강 장수 비결

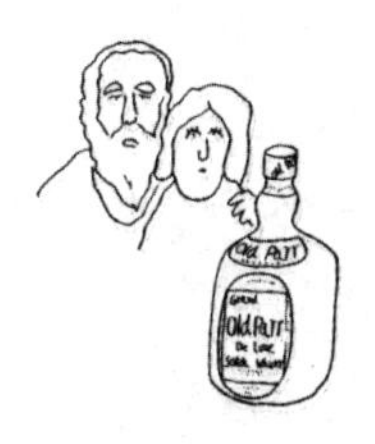

야누스, 두 얼굴의 신(神)과 장수 십계명

음력 정월은 겨울과 봄 사이에 있다. 날씨가 춥기는 하지만 일조 시간도 길어지고 산과 들에도 새 기운이 돈다. 옛 사람들은 이때 한 해의 계획을 세웠다. 달력의 기원은 이집트에서 비롯되었다. 기원 전 4천 년 전부터 태양력을 사용하였다. 한 해가 시작되는 정월은 북부 프랑스에서는 엄동설한(嚴冬雪寒)이다. 그래서 프랑스에서는 16세기까지 춘삼월(春三月)이 한 해의 시작이었다.

'쁘렝땅(봄)' 이란 말의 뜻은 원래 '시작하는 때' 라는 뜻이다.

로마 달력도 태양력이었는데 그레고리 교황 시대에는 춘분(春分)이 10일이나 처진다고 해서 달력을 고쳤다. 그래서 1582년부터 지금의 그레고리 달력이 보급되었다. 한편 초하루와 보름은 아주 정확해서 바빌론에서는 태음력을 썼는데 중국, 일본에서는 두 가지를 합쳐서 태음력(太陰曆)과 태양력(太陽曆)을 오래 전부터 사용해 왔다. 구력으로 한달은 29.5일이라 29일과 30일의 큰달과 작은달, 그리고 4년마다 윤달을 넣어 1년으로 했다. 일본에서는 1872년(명치 5년)부터 큰 달과 작은 달 등 불편이 많아 외교상으로도 불편하여 지금의 새 월력으로 고쳐 쓰고 있다. 그때부터 입춘(立春), 우수(雨水), 경칩(驚蟄), 춘분(春分) 등 24절기를 사용하여 농경과 계절 감각에 맞게 하였다.

정월(正月)은 왕월(王月)이라고도 했다. 원단(元旦)의 원(元)은 연시(年始), 월시(月始), 일시(日始)의 세 가지 뜻이 있으며, 단(旦)은 아침〔朝〕이라는 뜻이다. 여러가지 이름을 붙여 한 해의 시작을 의미 있게 했다. 인생은 연속적인 것이 아니고 살아가다 보면 고비고비에서 변화가 일어난다. 시간을 단 · 속(斷續)시켜서 운(運)의 계속 또는 전환(轉換)

을 기하거나, 또 몇 차례 새로운 도약과 변화를 시도해 좋은 인생을 살아가는 방법이기도 하다.

영어로는 정월을 「제누어리(January)」라고 한다. 이 말은 서양 신화에 나오는 「두 얼굴의 신」이라는 뜻이다. 새해의 정월은 분명 새 달이지만 아직도 지난 해의 12월 분위기가 흐른다. 그래서 두 얼굴이라 하였다. 새해를 맞아 새 인생을 행복하게 살려면 먼저 건강해야 한다. 그래서 새 해마다 여러 가지 건강법이 소개된다. 정초에는 산해진미로 맛있는 음식을 많이 만들어서 즐겁게 실컷 먹어 평소에 부족한 영양을 보충하였다. 그런데 그 맛난 음식을 많이 먹어서 배탈이 나거나 문제가 생긴다면 얼마나 아이러니한가!

일본에서는 정초에 술을 마시는데 이를 '도소(屠蘇)' 라고 한다. 도소는 잡귀를 없애고 사람의 영혼을 소생시킨다면서 중국의 당(唐)나라 때부터 전해 온 풍습이라고 한다. 일본에서는 옛날 사가 천황(嵯峨天皇) 때부터 있었다고 기록해 놓았다. 일본 산야에 있는 여러가지 약초를 캐다가 삼각(三角) 자루에 넣었다가 술을 만들어 초하룻날 아침에 부어 마시면 집안과 한마을에 일년 내내 병이 없어진다고 한다.

옛날 궁 안에서는 정초에 일헌(一獻)과 이헌(二獻), 삼헌(三獻) 등 각각 다른 세 가지 술을 사흘 동안 썼다고 한다. 일본 가정집 문 앞에 세우는 푸른 대나무는 장수(長壽)를 의미하였는데 후지와라(藤原) 시대부터 시작되었다. 참대는 사시절 언제나 푸르고 곧으며 마디가 있어 존경받고 자손과 가문의 번창을 상징하기도 한다. 서양에서 겨울에 크리스마스 트리를 세우는 것과도 같은 것이다.

어느 나라에서나 새해에 가족들과 친지들에게 알려 주는 건강 비법이 많다. 여기서는 독일 의사 로랜드가 50년 전에 소개한 건강 장수법을 소개해 보면 다음과 같다. 그러나 누구나 쉽게 할 수 있는 것이어야 좋다.

- 여러가지 종류의 음식을 골고루 먹되 과식을 하지 말 것.
- 기름기가 많은 음식은 피하고 야채나 과일을 많이 먹을 것.
- 너무 맵고 짜거나 자극성 있는 음식은 피할 것
- 일찍 자고 일찍 일어날 것.
- 될수록 매일 아침 대변을 볼 것
- 병이 없으면 목욕을 자주 가볍게 할 것
- 운동을 하되 지나치지 말 것.
- 방 안 온도와 습기에 유의하고 환기를 자주 할 것.
- 속옷은 철 따라 바꾸고 자주 갈아 입을 것.
- 초로기(初老期)부터는 감동, 흥분을 피하고 기분 나쁜 이야기는 말하지 말며 잊어 버리도록 할 것.
- 생활은 적당하게 중용(中庸)을 지킬 것.
- 남녀간의 결혼생활은 오래 계속하도록 할 것.

현대 사회는 개성의 시대지만 장수(長壽) 법칙만은 옛날이나 크게 변함이 없는 것 같다.

노익장(老益壯)으로 역사를 빛낸 거장(巨匠)들

고령화 사회를 맞아 새삼스럽게 사람은 어떻게 살아야 하느냐가 화제의 중심이 되는 시대가 왔다. 사람이란 평범하게 살아가는 사람도 있지만 역사를 빛낸 사람도 많다. 인간 생활을 편하게 해준 사람 등 여러 종류의 사람들이 이 세상에서 살다가 죽어 갔다. 나이가 들어 오래 살았지만 건강하게 역사에 기록된 큰 일을 한 몇 사람들을 보면,

『서유기(西遊記)』에 나오는 당나라 현장법사(玄奘法師)보다 훨씬 앞서 그 2백년 전에 서역을 찾아간 사람이 있었다. 그가 바로 법현법사(法顯法師)이다. 중국 동진(東晋)의 승려로 산서성(山西省) 출신이다. 20세 때 비구(比丘)의 계(戒)를 받아 존경받았는데 언제나 그는 불교 신자들이 지켜야 할 계율(戒律)이 없어서 한탄했다. 그래서 계율을 얻으려고 친구 네 사람과 함께 인도로 갔다. 삼장(三藏, 세 가지 계율)을 얻으려고 떠난 그 해가 서기 399년이었다. 당(唐)나라의 왕유(王維)가,

"서쪽으로 나서면 죽지 않을 수 없다"고 말한 그 서쪽 길로 간 것이다. 돈황(敦煌)으로 들어가 고비 사막을 건너 타림분지에서 코탄을 거쳐 파미르 고원지대를 넘었다. 갈가리크와 카라콜름을 지나 인더스 강 상류에서 인도 북쪽으로 들어갔다.

힌두스탄 평원에서 불적(佛跡)을 찾아보며 순례하면서, 마두라, 구시나가라, 부다가야 ,베난스를 찾아 공부하고 경전을 베꼈다. 유명한 기원정사(祇園精舍)는 7층이였으나 쥐들이 등불을 입에 물고 다니다가 불을 내서 7층 건물이 몽땅 탔다고 하는데, 그 건물은 석가세존이 25년 동안 살았던 집이었다. 법현법사는 갠지스 강 하구 남쪽에서 배를 타고 세일론으로 건너가 거기서 가르쳤다.

5개월 뒤, 법현법사는 자바에 이르고 다시 배로 광주(廣州)로 향했으나 폭풍을 만나 표류하다가 산동(山東)에 간신히 닿았다. 그 14년 사이에 27개국을 돌았다. 법현법사는 나이가 64세 때 장안을 출발하여 인도 여행길에 올랐다. 불적지 순례는 69세부터 72세까지, 그리고 귀국한 것은 그가 77세 때였다. 그는 『법현전(法顯傳)』을 남겼고 여행기인 『불국기(佛國記)』도 남겼다. 동시에 각국의 과학(科學) 지식을 소개했으며,

63권의 불전(佛典)도 중국어로 옮겼고 88세에 입적하였다. 지금도 어려운 그 길을 1,600년 전에 64세 노인이 길을 떠난 큰 모험을 하였던 것이다. 아마 부처님이 크게 기뻐하였을 것이다.

르네상스의 화가 체체안도 늙을수록 원기 왕성하여 100세 때도 그림을 그렸다고 한다. 미켈란젤로도 어렸을 때부터 90세까지 몸과 마음을 잠시도 쉴 시간이 없었다. 13세 때부터 돈을 벌려고 조각, 노동, 그림, 시, 연극 등 해보지 않은 일이 없었다. 저 유명한 시스테나 교회당에 그린 「최후의 만찬」은 57세부터 7년 간 그려서 64세에 끝냈다. 65세 때는 요단강을 건너는 천사를 그리다가 어지러워서 떨어져 대리석 바닥에 몹시 부디쳐 큰 상처를 입었다. 로마의 성 베드로 성당 천장 건축을 교황이 시킨 것은 미켈란제로가 76세 때다. 그때부터 11년 동안 생각하며 일했다고 하니 얼마나 놀라운 일인가?

그는 82세부터 눈이 약해졌고 신결석(腎結石) 통증에 시달려 병석에 누웠고 그가 와병 중에 현장 감독이 잘못하여 다시 공사하는 고통도 겪었다. 86세 지나면서 위통이 자주 발작하고 등과 허리가 아파 자주 누웠다. 88세 되면서는 사다리도 못 올라갔다. 그리고 그 다음 해에 졸도했다. 잠깐 회복하여 공사 현장에 나갔으나 대리석 앞에서 두 번째 발작이 일어나 2월21일 89세의 나이로 의식을 잃었다.

"한 번 더 인생을 살아서 이것저것 사람이나 물건 모두 다 만들고 싶었다."는 이 말은 일평생 독신으로 지낸 거장의 숨이 끊어지기 하루 전에 한 말이다.

일본의 가이바라 에껭(貝原益軒)의 일생은 조용하고 얌전해서 소리없이 흐르는 강을 보는 것 같다.

그는 1630년에 태어났다. 그는 어렸을 때는 매우 약해 언제나 운동 부족이었다. 그 때 일본 사람들의 평균 수명은 30세 정도였다. 보통서른 살이 넘으면 죽는 사람이 많았다. 그는 큰 결심하고 의사가 되었는데 기관지가 약해서 불안한 청춘을 지냈다. 결혼은 35세로 늦었다. 그러나 50세 지나면서 영주 주치의도 하면서 여행을 많이 하며 책을 냈다. 여러가지 명작이 나왔다. 70세에 은퇴했고 84세에 죽었다. 그 동안 모두 31권의 책을 냈다. 유명한 『양생론(養生論)』은 83세 때 쓴 것으로 지금도 유익한 내용이 많다. 84세가 되는 해 4월에 풍으로 반신불수가 되었으나 죽을 때까지 글을 썼다고 한다.

어한 경우에도 최후까지 포기하지 않고 성실하게 노력하는 것은 가장 귀중한 삶의 지혜다. 분수를 지키고 스스로 그런 삶을 살아가는 사람에게 천하의 길이 열려져 있다.

일본 『고사기(古事記)』에 나오는 장수자들

해마다 정초가 되면 앞으로 30년간의 인생 계획을 세울 수 있다면 얼마나 기분이 좋을까! 50세가 지났지만 앞으로 30년을 더 살 수 있으니까 말이다. 30년이라는 세월은 18세기의 유럽 사람들의 평균 수명이었다. 옛날에는 유아 사망, 청년 사망률이 높았다. 하지만 유아 때나 청년 시절에 죽지 않고 살아 남은 사람들은 꽤 오래 살았던 것 같으며. 고희(古稀)나 희수(喜壽)까지 살아 있던 노인들이 동리에 몇 사람씩 있었다. 독일의 베를린 자유 대학의 어느 교수는 중세기 시대의 독일 사람들이 부르던 라이프 사이클 노래를 소개했다.

다섯 살에는 꼬마

열 살에는 소년
스무 살에는 청년
서른 살에는 성년
마흔 살에는 장년
쉰 살에는 안정년
예순 살에는 초로년(初老年)
일흔 살에는 노인
여든 살에는 천진난만하게
아흔 살에는 아이들과 놀고
백 살에는 신(神)과 논다

옛날 교회 세례부를 보면 젊어서 죽은 사람도 많지만 50세 이상도 많고 70세를 넘긴 사람도 많다. 다시 말해서 인생을 순조롭게 살아가면 80세까지는 무난히 산다는 것이다. 인간 생명을 연구하는 학자들은 120세까지 산다고 한다. 요즘은 고전(古典) 번역을 많이 해서 『고사기(古事記)』같은 것도 쉽게 읽게 되었다. 그 책을 펼치면 일본의 개국주(開國主)인 신무천황(神武天皇)으로부터 14대 천황까지 그들이 몇 살까지 살다가 죽었는가를 적어 놓았는데 매우 흥미롭다.

신무천황(神武天皇) 137세, 수정천황(綏靖天皇) 45세,
안령천황((安寧天皇) 49세, 의덕천황((懿德天皇) 45세,
효소천황(孝昭天皇) 93세, 효안천황((孝安天皇) 123세,
효령천황((孝靈天皇) 106세, 효원천황((孝元天皇) 57세,
개화천황((開化天皇) 63세, 숭신천황((崇神天皇) 168세,
수임천황((垂任天皇) 153세, 경행천황((景行天皇) 137세,
성무천황((成武天皇) 95세, 중애천황((仲哀天皇) 52세,

이것이 일본의 초대 천황부터 14대 천황까지의 수명이다. 평균 연령은 94.5세로 매우 오래 살았다. 초대 천황부터 제14대까지 합치면 모두 922년이나 된다. 하지만 이것은 일본 신화에 근거한 것이고 『신일본사(新日本史)』는 계체천황(繼體天皇)(507년) 시대부터 공식적으로 기록되고 있다. 그러니까 평균 수명 94세는 지나치게 과장되었다는 주장이 많다. 맑은 물과 맑은 공기, 무공해의 자연 환경 등 장수할 수 있는 여건도 되었겠지만 정확한 월력도 없고, 또 나이의 계산 방법이 정확하지 않을 수도 있다는 주장도 있다.

그러나 나라 시대의 학자로서 원명(元明)천황의 칙명을 받들어 구전으로 내려오는 신화, 노래, 역사를 정리하여 『고사기(古事記)』를 완성한 오노 야스마로(太安磨呂)의 무덤이 발견되고 일본 열도에서 적어도 5천년 전부터 살던 촌락이 여기 저기서 발견되고 있으니까 언젠가는 엄청나게 오래 살았다는 장수인 기록(長壽人記錄)이 나올지도 모른다.

사람의 평균 수명을 더 오래 연장할 수 있다고 주장하는 사람이 많다. 식생활 및 환경 개선, 그리고 의료 기술의 발달이 계속되기 때문이다. 그러나 사람은 70세가 지나면 거의 모두 신체 장기에 이상이 생긴다. 장수국인 북유럽의 어느 나라는 치매 노인이 40%를 차지하자 크게 부담을 느끼고 있다고 하는데 다른 나라도 이에 대한 준비를 미리 해야 할 것이다. 최근 동맥 경화를 동반한 치매는 바이러스에 감염된 뇌병(腦病)이라고 생각하는 학자들이 늘어나고 있다. 이것은 병원체(病原體)만 알게 되면 치료할 수 있다니 희망적이다.

65세부터 94세 노인까지 모두 3백 명 이상을 만나본 결론은 노인들은 몸은 쇠약해 져도 마음은 매우 젊다는 것이다. 청춘 시절이 엊그제 같은데 머리엔 서리가 내렸다는 사람이 많다. 노인이 치매에 걸리지 않고 병없이 건강하게 활동하면 지금 같은 고령 사회에서 얼마든지 오래 살 수 있다. 그러나 같은 노인이라도 젊은 사람들에게 물려 주어야 한다고 미리 후퇴하는 노인은 빨리 죽는다. 늙었기 때문에 세상이 싫어졌다는 염세주의자(厭世主義者)는 더 허무하다.

아무리 유전 공학이 발전하더라도 늙는 것을 느리게 할 수는 있어도 늙은 것을 젊게 할 수는 없다. 그러나 그것도 이론상 가능하다면서 연구하는 분야가 디옥시라이보 핵산(核酸) 즉, DNA(Deoxyribo nucleic acid) 작업이다. 인간의 수명도 DNA에 따라 달라진다. 하지만 최상의 길은 이 세상에서 얼마나 오래 사느냐가 아니라, 얼마나 가치 있는 인생을 사느냐가 현명한 사람들이 해야 할 일일 것이다.

올드 파 할아버지의 장수 비결(長壽秘訣)

옛날에는 반수(半壽)를 80세로 생각하는 것을 보면 사람은 올드 파(Old Parr) 할아버지와 같이 152세까지 살았던 모양이다. 또 사람은 백살을 살기 힘들기 때문에 백세지후(百歲之後)라는 말은 사후(死後)를 가르키는데, 한나라 고조(高祖)에게 소상국(簫相國)이 한 말이다.

백(百)에서 일(一)을 지운 백수(白壽)는 99세라는 아주 멋있는 말이다. 한편 얼마 전까지 인간 수명은 50세 정도였다. 그래서 달력은 59년에서 다시 환력(還曆)하였다. 70세까지 사는 것은 옛부터 고래희(古來稀)라고 하였다. 일본은 개국신(開國神)인 신무천황(神式天皇)은 137세까지 살았던 최고령자였기에 지금도 그 장수를 부러워하며 비는 사람이 많다. 야마도 조정(大和朝廷)의 초기에 활약한 인물인 다께노우찌 스꾸네

(武內宿彌)는 3백 년을 살았다고 하며 「강담본(講談本)」에 미우라 다이스께(三浦大助)도 함께 장수 기록에 올라 있다.

한편 일본 옛날 이야기의 주인공인 우라시마(浦島)는 용궁(龍宮)에서 살았기 때문에 장수한 것 같다. 용궁의 일 년은 세상에서 백 년이고 삼 년은 삼백 년이라 한다. 에도 시대에는 223세 노인이 살았다는 기록이 있다. 새 거리 에도는 홍분의 거리였기에 그 노인도 홍분 해서 제 나이를 잘못 셌을지 모른다고 이야기하기도 한다.

유럽에서는 18세기부터 장수 기록이 많아졌다. 1724년 독일의 어느 곳 인지는 모르나 데메스파 거리에 사는 페트라스 자르텐은 185살에 죽을 때 95살의 아들이 지켜 보았다고 한다.

1792년 베르겐의 농사꾼 요셉 살린톤은 160세 때 103세의 아들과 젊은 과부와 아홉 살되는 아들이 있었다는 기록이 있다. 또 다른 기록에는 104세의 아들 부축을 받으며 160세의 아버지가 법정 증언을 하였다고 써 놓았으며, 외과 의사 폴레만은 140세로 죽는 날까지 술을 마셨다고 한다. 1842년 르종쿨은 옛날부터 지금까지 오래 산 사람들에 관한 기록을 적어 놓았는데 그 중에서 '올드 파(Old Parr)' 라는 스카치 위스키(Scotch Whisky) 상표로 더 유명한 토마스 파(Thomas Parr) 할아버지의 이야기를 이렇게 적었다.

"파는 영국 알바바리 교구의 농사꾼이었는데 152년 9개월을 살았다. 그렇게 나이가 많았는데도 그는 정력이 왕성하여 120세 때 어떤 과부하고 결혼했고, 140세까지 육체 관계를 가졌다고 한다. 130세까지는 농사짓고 힘든 일을 하였다고 했다. 이런 소문을 들은 귀족 토마스 백작이 그를 런던으로 초청해서 매일 맛있는 음식을 대접하였는데, 그만 일주일만에 죽어 버렸다."

그때가 1635년 12월 16일, 그는 늘 거친 보리빵, 오래된 치즈, 우유, 맥주 등 보잘 것 없는 험한 식사를 했다. 살림은 가난했지만 걱정거리가 없었다. 장수 비결로 혈액순환설(血液循環說)을 강력히 주장한 윌리엄 하베이가 140세까지 섹스를 즐기다가 죽은 올드 파를 해부해 보았다고 한다. 그때 남긴 부검 기록을 보면 올드 파의 갈비뼈는 부드러워서 너무 유연하였고, 팔뚝에는 아직 털이 숭숭 나 있었으며, 고환은 크고 무거웠고, 모든 내장기관이 튼튼했다고 한다. 사망 원인은 토마스 백작이 그를 런던으로 초청하여 식생활 패턴을 바꾸어 기름진 동물성의 맛있는 음식을 많이 먹게 한 때문이라고 하였다.

하베이는 또 140세 사는 동안에 있었던 일을 물어 보았는데 영국 왕실 역사 중 근래의 사건은 잘 기억하는데 옛날 일은 잘 몰라서 그가 정말 몇 살인지는 실제 알 수가 없었다고 한다. 올드 파는 102세 때 어떤 여자와 관계하고 법정에 선 일이 있었다. 그 재판 사건이 있고 50년 뒤에 죽었으니까 152세까지 살았다는 것이며, 만약 102세가 아니고 여자 관계가 충분히 가능한 70세 때 그 여자와 관계하였다고 해도 죽을 때는 120세가 넘은 것은 확실하여 대단히 장수한 것만은 틀림없다.

장수한 사람들의 이야기를 종합해 볼 때 긴 청춘과 생명을 함께 소유하려면, 언제나 마음을 편안하게 가져야 한다. 즐거운 것만 생각하고 나쁜 것은 빨리 잊어 버려야 한다. 생활 환경을 언제나 밝고 유쾌하게 해야 한다. 사람은 밥만 먹으면 오래 사는 것은 절대 아니다.

건강 장수 비결

사람의 노화(老化)에 대한 연구가 부족하기 때문인지 일본에는 장수에 관한 책이 별로 없다. 지금은 백 살까지 사는 사람이 늘어났고 백 살까지 살겠다는 희망도 무척 늘어났다. 유럽에서는 2백년 전부터 고령 인구가 늘어 났고 1900년에 나온 책에도 과거 5백 년간 장수에 관한 책이 150권이나 출판되었다는 기록이 있다. 그런 책에서도 장수 비결은 모두 한결같이 다음 세 가지를 써 놓았다.

- 일을 계속 하라.
- 절제하라.
- 정신적으로 항상 만족하라.

20세기 초에 런던에서 출판된 랩슨 스미스의 책에는 「60세부터 90세까지를 어떻게 행복하게 살 것인가」라는 제목으로 흥미 있는 내용이 많다. 장수한 사람들한테 여러 가지 설문 조사했고, 과거의 기록과 자료들을 모았고, 자기가 의사로써 경험했던 일들을 담았기 때문에 매우 유익하고 필요한 책이다. 먼저 유명인들의 건강 비법 몇 가지를 소개해보면,

영국 수상(首相)을 네 번이나 한 영국 정치가 글래드스톤은 82세 때 네 번째 영국 수상 지명을 받았다. 영국인들은 그가 늙어서 수상을 못할 것이라는 생각은 해본 일이 없었다. 영국 왕도 같은 생각이었다. 그래서 82세의 늙은이를 수상으로 임명했다. 그는 그만큼 건강했다.

그는 의사의 말대로 했다. 식사, 운동, 수면을 의사가 하라는 대로 했다. 밥 먹을 때도 30번 이상 씹어 먹으라고 한 의사의 명령대로 80세 노

인은 꼭 30번씩 씹어 먹었다. 침실은 조용한 곳으로 옮겨 푹 잤고, 아침 식사 전에 오랫 동안 운동했다. 별장에 자주 가서 도끼로 큰 나무를 찍는 일을 즐겨 했다. 그러니 오래 살 수밖에 없지 않은가?

이탈리아 귀족 루이 코로나는 81세 때 책을 출판했는데 그 책에서 제일 주의할 것은 식사라고 하며,

"식사는 조금 하라. 밥 먹은 뒤 금방 노래부를 수 있을 만큼만 먹어라. 밥 먹고 숨이 차서 노래를 못 부르면 죽기 쉽다. 그리고 일찍 자고 일찍 일어나라."고 외쳤다. 코로나는 81세 때 책을 출판했고 그 뒤에도 두 권을 더 냈는데 그가 죽었을 때는 백 살이 넘었다. 유럽이 그토록 비위생적이던 시대에서 말이다. 질병과 병균이 넘쳐도 생활을 현명하고 건강법대로 하면 얼마든지 오래 산다는 것을 보여준 것이다.

그런 사람은 많이 있다. 프랑스 의사들도 건강에 관한 책을 출판한 것이 있는데 거기서도 강조한 것은 다음 두 가지 사항이었다.

- 요리사를 두고 맛있는 음식을 만들어 먹지 말라!
- 젊고 예쁜 여자를 데리고 살면서 섹스에 탐닉하지 말라!

장수한 사람들은 모두가 아침에 일찍 일어나 운동하고, 식사를 조금 먹고, 고기 대신 채소를 많이 먹고, 물을 많이 마신 사람들이다.

부자이면서 몸집이 비대한 영국 귀족이 건강이 나빠져 런던 최고의 명의를 찾아갔을 때, 그 의사가 물었다.

"어떻게 오셨습니까?"

"네, 선생님 사실은 제가 - "

돈 많은 귀족은 한참 동안 설명했다. 귀족의 이야기를 다 듣고 나서 명의가 처방을 내렸다. 거기에는 이렇게 적혀 있었다.

"하루 한 푼으로 가난하게 살아라! 그리고 나가서 직접 일하여 벌어라! 그러면 건강이 회복될 것이다!"

화가 난 귀족은 자기를 모욕했다고 고소하려고까지 생각했으나 다음 순간 다시 생각했다. 다음날 아침부터 귀족의 생활이 아주 달라졌다. 가난한 노동자처럼 일찍 일어나 집 안팎을 청소하고, 통나무를 톱으로 써느라 뻘뻘 땀을 흘리고, 또 닥치는 대로 열심히 일을 하였다. 일을 하고 나서 배가 몹시 고파도 먹는 것은 하루 한 푼으로 살아가는 노동자처럼 빵 한 조각과 험한 음식을 먹었다. 이렇게 얼마 동안을 계속하였더니 자기도 모르는 사이에 배에 살이 빠지고 건강해졌다. 귀족은 그 의사를 찾아가 건강을 찾아준 처방료로 거액을 병원에 기부하였다.

또 재미있는 귀족 부인의 이야기도 있다. 어떤 귀족 부인이 75세 때 넘어져 넙적다리가 부러졌다. 그런데도 그 부인은 고집이 세고 다른 사람에게 의존하는 것이 싫어서 스스로 지팡이를 짚고 매일 열심히 걸어 다녔더니 넙적다리 뼈도 잘 나았고 건강까지 회복되어 오래 살았으며 12년 뒤인 87세 때는 유럽 여행을 했고 행복하게 잘 살다가 죽었다고 한다. 그때 그 부인의 나이가 102세였다.

60세 이상의 노인에게 주는 우정어린 충고가 있다. 이제부터는 즐기던 담배를 좀 끊고, 술을 절제하고, 일이나 운동을 체력이 허락하는 한 열심히 하고. 욕심을 버리고 편안하게 잠을 청해 보라는 것이다.

그렇게 하기 위하여 다음 사항을 유의하면 더욱 좋을 것이다.

- 좀 멋을 부려서 기분을 전환해 볼 것
- 젊은 사람을 많이 만나고 대화를 나눌 것
- 노인 대학이나 취미 클럽에 나갈 것
- 거짓말을 하지 말 것

- 남을 헐뜯지 말 것
- 늙은 부모가 계시면 효도할 것
- 모든 일을 서두르지 말 것
- 돈푼이나 있다고 골동품, 미술품 등에 집착하지 말 것
- 단순하게 살아갈 것

장수 비결도 한두 가지가 아니고 누구에게나 꼭 이것이다, 하는 표준은 없다. 각자가 자기 체질과 성정에 맞게 알아서 해야 한다. 다른 사람이 하는 건강법이 자기에게 잘 맞지 않는데도 무리해서 그 사람이 하는 대로 따라 하다가 빨리 죽는 사람도 있다. 영국 작가 세익스피어는 그의 작품 『멋대로 하라』에서 늙은 집사(執事) 아담의 입을 통하여 이런 말을 하게 했다.

"제가 겉으로는 귀 밑에 서리가 내려 늙어 보여도 아직도 건강합니다. 젊은 여자들을 얼마든지 기쁘게 해줄 자신이 있습니다."

바야흐로 오래 사는 장수 시대가 열렸다. 21세기는 늙은 사람도 모두 젊어져 오래 살겠다고 야단들이다. 꼭 그렇지는 않더라도 노화를 방지할 수 있다는 화두에 모두들 큰 관심을 가지고 기대를 하고 있다.

옛날부터 뭇사람이 지켜오던 전통적 건강법을 무시하면 평균 수명이 30세, 50세이던 그때보다 더 빨리 죽게 될지도 모른다. 그러나 그 인간들이 스스로 생명의 단축을 재촉한다면 그것 또한 자유일 것이다. 그러나 창조주(創造主)는 인간은 모두 자기 수명대로 살도록 정해 놓았다.

모름지기 하늘의 명(命)에 겸손하고 자연의 순리(順理)를 따라야 할 것이다.